Heribert Möllinger

Homöopathische Sprechstunde

Der bessere Weg zur Gesundheit

Herder

Freiburg · Basel · Wien

Gedruckt auf umweltfreundlichem,
chlorfrei gebleichtem Papier

Originalausgabe

Umschlaggestaltung: Joseph Pölzelbauer
Umschlagfoto: © Mauritius
Foto Umschlagrückseite: © Kai-Uwe Schneider, Freiburg

Alle Rechte vorbehalten – Printed in Germany
© Verlag Herder Freiburg im Breisgau 1998
Satz: Fotosetzerei G. Scheydecker, Freiburg im Breisgau
Herstellung Freiburger Graphische Betriebe 1998
ISBN 3-451-04696-2

Inhaltsverzeichnis

Anleitung
zum praktischen Umgang
mit diesem Buch

Um bei akuten Erkrankungen und Gesundheitsstörungen rasch und problemlos ein passendes homöopathisches Arzneimittel auszuwählen, gehen Sie am besten wie folgt vor:

1. Suchen Sie im Inhaltsverzeichnis das Kapitel, das sich der betreffenden Erkrankung widmet, also z.B. bei einer Erkältung im Kapitel „Grippale Infekte". Eine zusätzliche Hilfe bietet auch das Stichwortverzeichnis „Diagnosen – Beschwerden – Krankheitsbezeichnungen", das eine genauere Zuordnung der Beschwerden zu den Krankheitskapiteln erlaubt.
2. Nach der Lektüre des betreffenden Kapitels wählen Sie eine oder zwei Arzneien aus, deren Beschreibung am besten mit Ihren Symptomen in ihrer Gesamtheit übereinstimmt.
3. Schlagen Sie die ausgewählte Arznei im Materia-Medica-Teil (Teil III) nach, und vergleichen Sie das allgemeine Arzneimittelbild mit ihren Krankheitssymptomen.
4. Nehmen Sie die Arznei nach den Dosierungsangaben ein.
5. Beachten Sie für die Beurteilung des Erfolges die Richtlinien aus der Einleitung.
6. Beachten Sie in jedem Fall die Hinweise für die Erkennung der Krankheit und die Einschränkungen für die Selbstbehandlung, wie sie in den Abschnitten 1. bis 3. angegeben sind.
7. Notieren Sie sich am besten die wichtigsten homöopathisch relevanten Symptome vor Beginn der Behandlung, bedienen Sie sich hierzu der Checkliste (Punkt 4 jedes Kapitels).
8. Vor der ersten Behandlung sollten Sie das Einleitungskapitel gründlich studieren, damit Ihnen die Grundprinzipien der homöopathischen Therapie geläufig sind.

I
Einleitung
Grundprinzipien der Homöopathie

Die Entwicklung der modernen Medizin ist von zwei gegensätzlichen Tendenzen geprägt. Zum einen sind wir Zeugen und Nutznießer, aber auch Opfer einer immer rasanter fortschreitenden und sich spezialisierenden technischen Entwicklung. Die Möglichkeiten, in unsere Organismen einzugreifen, scheinen nahezu unbegrenzt. Andererseits wird bei den Patienten selbst immer deutlicher das Bedürfnis nach dauerhafter, sanfter und vor allem natürlicher Behandlung und Heilung spürbar, so daß sich parallel zu den Fortschritten in der klassischen Schulmedizin auch die als „alternativ" bezeichneten Heilmethoden weiter entwickeln und durchsetzen. Zu diesen wird neben Akupunktur, Phytotherapie, Neuraltherapie, Bachblüten-Therapie auch die Homöopathie gerechnet, die aufgrund einiger Besonderheiten eine eigenständige Stellung im Gesamtgefüge der medizinischen Behandlungsmethoden einnimmt. Die „natürliche" Medizin beschäftigt all jene, die sich nicht der Technik anvertrauen wollen und weniger bedrohliche und nebenwirkungsfreie Therapieformen suchen.

Es stellt sich aber die Frage, was denn eigentlich eine natürliche Behandlungsweise sein kann. Die Beantwortung scheint ebenso einfach wie die Frage: Denn natürlich behandelt, wer der Natur quasi freien Lauf läßt, wer die natürlichen Vorgänge durch medizinisches Eingreifen nicht behindert, sie vielmehr unterstützt. Wir wissen aus eigener Erfahrung, daß uns eine generelle Fähigkeit innewohnt, mit Krankheit „selbst fertig zu werden". Eine der geeignetsten Behandlungsweisen für die Unterstützung der Fähigkeit jedes Organismus, auf Erkrankungen selbst reagieren und mit ihnen fertig werden zu können, ist die Homöopathie. Wie keine andere ärztliche Methode ist sie dazu geeignet, die Selbstheilungskräfte des Menschen anzusprechen.

Grundsätzlich ist die Homöopathie eine „medikamentöse Regulationstherapie": Mit homöopathischen Arzneien werden Prozesse im Organismus angeregt, die das aus dem Gleichgewicht gekommene Wohlbefinden durch das Ansprechen körpereigener Regulationsvorgänge wieder herstellen. Homöopatische Arzneien greifen somit nicht selbst in körperliche Vorgänge wie Stoffwechsel oder Infektabwehr ein, sondern sie befähigen den Körper, sich selbst wieder gesund zu machen. Dies dürfte von außen betrachtet der wesentlichste Unterschied zur herkömmlichen Schulmedizin sein, die durch gezieltes Eingreifen mit stark wirksamen Medikamenten dem Körper die Arbeit abnimmt, die er im Rahmen der Erkrankung nicht oder nicht mehr ausreichend bewerkstelligt. Letzteres kann durchaus sinnvoll und notwendig sein, zur Überbrückung lebensbedrohlicher Zustände etwa, wie in der Notfallmedizin oder in der Chirurgie, oder beim Ersatz fehlender Funktionen, wie etwa bei manchen Formen der Zuckerkrankheit (Diabetes), wo der Körper selbst nicht mehr genügend Insulin bereitstellen kann und deshalb diese Funktion durch den medikamentösen Eingriff übernommen werden muß. Häufig genug aber wird dem Körper durch die Segnungen der modernen Medizin Arbeit abgenommen, die er eigentlich ganz gut selbst bewerkstelligen könnte. Durch die fortwährende Entlastung werden die vitalen Reaktionen immer träger. Mit der homöopathischen Regulationstherapie wird dem Körper eine Art Information geboten, mit deren Hilfe er lernt, von seinen eigenen Möglichkeiten besseren und wirkungsvolleren Gebrauch zu machen. In der Homöopathie verbündet sich die Arznei mit den Selbstheilungskräften des Patienten, um die Gesundheit wiederherzustellen, in der Schulmedizin oder Allopathie werden in erster Linie Gegner bekämpft: Bakterien mit Antibiotika, Viren mit antiviralen Mitteln, Krebszellen mit Zytostatika etc.

Die Homöopathie definiert ihre Wirkungsweise am treffendsten durch drei Charakteristika (Grafik I). Es handelt sich um die Behandlung nach der Ähnlichkeitsregel (Similegesetz), um die Verwendung von potenzierten Arzneien sowie um die Gewinnung von Information über heilwirksame Arzneien durch die Arzneimittelprüfung an Gesunden (HAMP). Mit der Arzneimittelprüfung an Gesunden hat die Entdeckung und Entwicklung der Homöopathie begonnen: Am Ende des 18. Jahrhunderts, als es die heute hochentwickelte naturwissenschaftliche

Medizin noch nicht gab, war Samuel Hahnemann von den Mißständen und Ungereimtheiten der damaligen medizinischen Lehre derart frustriert, daß er begann, Arzneien zuerst an sich selbst, dann an Freunden und Kollegen versuchsweise anzuwenden, um hernach die beobachteten Resultate und Wirkungen aufzuzeichnen.

I. **HAMP**
    (homöopathische Arzneimittelprüfung) an Gesunden

II. **Ähnlichkeit** (Similia similibus curentur)

III. **Potenzierung = Dynamisierung**
     (Verdünnen und Verschütteln)

Grafik I: Die drei Grundelemente der Homöopathie

I. Die homöopathische Arzneimittelprüfung an Gesunden

Ein gesunder homöopathischer Arzt oder Behandler nimmt im Selbstversuch solange eine bestimmte Arznei ein, bis er deren Wirkungen an sich beobachten kann. Diese Wirkungen werden detailliert aufgezeichnet und liefern das Basiswissen für die Medikamente und die Grundlage für ihre spätere Verschreibung an Kranken. Hahnemann tat dies zuerst mit unverdünnten Arzneien, später wurden dann potenzierte, also eigentlich homöopathische Arzneien verwendet (siehe unten), und durch zahllose Arzneiprüfungen, die auf diese Weise und später immer besser und präziser durchgeführt wurden, wurde das Basiswissen gelegt für die Anwendung dieser Arzneien am Menschen.

II. Die Ähnlichkeitsregel

Sie liefert das Kriterium der passenden Arznei für den Patienten. Nur ein Arzneimittel, das aufgrund der Gesamtheit seiner Symptome möglichst weitgehend übereinstimmt mit der Gesamtheit der Symptome des Patienten, wird diesen Patienten heilen können. Die Symptome des Patienten werden ihrer Bedeutung nach aufgelistet und mit jenen der Arzneimittel verglichen. Das Arzneimittel, das die größte Ähnlichkeit mit den Symptomen des Patienten aufweist, wird diesen am wahrscheinlichsten heilen. Nicht die Krankheitsdiagnose, sondern die individuellen Symptome des Patienten sind für die Auswahl des passenden Arzneimittels wesentlich. Mit der Ähnlichkeitsregel läßt sich aus den zahllosen in Frage kommenden Mitteln das richtige auswählen. Zuerst wird der Fall aufgenommen, und alle Besonderheiten einer Erkrankung werden nacheinander niedergeschrieben. Das macht der homöopathische Arzt in der Sprechstunde im Rah-

---

Unter dem Gesichtspunkt der Ähnlichkeit werden zwei Symptomreihen miteinander verglichen.

Symptomeninbegriff   **Krankheitssymptome bei Gesunden**
(Patient)   (Arzneimittel)

Liste 1   Liste 2

_____   _____

_____   _____

_____   _____

ÄHNLICHKEIT

_____   _____

Je mehr Ähnlichkeit zwischen beiden Listen besteht, um so passender ist die homöopathische Arznei.

Grafik II: Das Simile-Prinzip

men der Anamnese und körperlichen Untersuchung. Auch im Rahmen der Eigenbeobachtung kann man das versuchen. Dennoch sei gerade hier zu Bedachtsamkeit gemahnt: Fremde Augen sehen oft nüchterner und besser.

Anders als in der Schulmedizin interessieren in der homöopathischen Behandlung gerade die individuellen, eigenheitlichen, besonderen Symptome, die dieser eine Patient und sonst keiner aufweist. Sie sind es, die die Mittelwahl letztlich ermöglichen. Von besonderer Bedeutung ist der Begriff der „Gesamtheit der Symptome". Ähnlich einem Mosaik werden durch die Befragung des Patienten die auffälligen, ungewöhnlichen Symptome zusammengetragen, die das Gesamtbild der individuellen Krankheit ergeben und damit den Vergleich mit Arzneimittelbildern möglich machen. Das dem Gesamtbild der Erkrankung ähnlichste Mittelbild liefert dann das Simile, eben die Arznei, die den Kranken sanft, dauerhaft und nebenwirkungsfrei heilen wird. Oft sind es – vor allem bei akuten Erkrankungen – nur einige wenige charakteristische Symptome, zum Beispiel das auffällige Fehlen von Durst trotz hohen Fiebers bei einem akuten grippalen Infekt, die die entscheidenden Hinweise auf das richtige Mittel liefern. En weiteres Beispiel: In der schulmedizinischen Sprechstunde genügt im Prinzip die Diagnose „unkomplizierter fieberhafter Infekt" mit beispielsweise 39.8 Grad Celsius Fieber, um den schematischen Einsatz eines fiebersenkenden und schmerzlindernden Mittels wie Paracetamol oder Acetylsalicylsäure (Aspirin) zu begründen. In der homöopathischen Sprechstunde beginnt hier erst die eigentliche Arbeit. Der erste Patient mit diesem Fieber schwitzt und wälzt sich unruhig im Bett umher, phantasiert womöglich und macht einen erregten Eindruck. Der zweite ist völlig apathisch, ängstlich und will nur in großen Mengen kaltes Wasser trinken, der dritte dagegen verlangt warmes Wasser in kleinen Schlucken und hält es vor lauter Unruhe in seinem Bett nicht aus. Im ersten Fall verordnen wir Belladonna, im zweiten Aconitum, im dritten Arsenicum album. Damit ist nur ein kleiner Ausschnitt aus dem Spektrum der individuellen Möglichkeiten genannt.

Dieser Teil der Behandlung macht dem Ungeübten die meisten Schwierigkeiten. Deshalb wird in den einzelnen Krankheitskapiteln dieses Buches besonderes Augenmerk auf die ungewöhnlichen, charakteristischen Symptome gelegt. Ein Fragenkatalog erleichtert die genaue Klärung der Befindlichkeit des Patienten, aus der sich die Mittelwahl ergibt. Das richtige Vorgehen in der homöopathischen Sprechstunde ist eine ausgefeilte Technik.

Homöopathische Technik
Anamnese
Gesamtheit der Symptome
Hierarchisierung
Repertorisation
Materia-Medica-Vergleich

Grafik III: homöopathische Technik

1. *Die Anamnese* ist die detailgenaue Befragung des Patienten nach seiner Erkrankung. Dazu ist es sinnvoll, sich eines Frageschemas zu bedienen. Die homöopathische Technik bezeichnet dieses Schema als „vollständiges Symptom", wobei es eben nicht um ein einzelnes Symptom geht, sondern um alle *wichtigen* Symptome, die das individuelle Krankheitsbild ausmachen.

Das vollständige Symptom
**Die vollständige Erfassung aller Bestandteile
der Erkrankung**

Warum	Anlaß, Auslöser, Ursache
Wo	Lokalisation, Ort der Beschwerden
Was	Art der Beschwerde, Empfindung
Wie	Was bessert oder verschlechtert Symptome
Wann	Zeitpunkt von Auftreten, Verschwinden etc.

(Vor allem nützlich bei akuten Erkrankungen)

Grafik IV

Zahlreiche Gesichtspunkte sind also zu berücksichtigen. Vorrangig ist die *auslösende Ursache* einer Erkrankung, wie z.B. kalter Wind, Schreck, Kränkung, Überarbeitung usw. Genaue Angaben über die *Lokalisation (Wo)* der Beschwerden sind ebenfalls unerläßlich. Das *Was*, also die Empfindung, die Art des Schmerzes (z.B. brennend, stechend), Taubheit, Kribbeln, Lahmheit, was auch immer, ist möglichst präzise festzuhalten. Das *Wie* bezieht sich auf die sogenannten Modalitäten der Besserung und Verschlechterung von Symptomen. So ist es für die Mittelwahl entscheidend, ob ein Schnupfen zum Beispiel im warmen Zimmer schlechter, an der frischen Luft aber besser wird, oder umgekehrt. Zu guter Letzt ist auch das *Wann* von Bedeutung; wann haben sich die Symptome bemerkbar gemacht, wann hat es Verschlechterung oder Besserungen gegeben.

2. Mit diesen Symptomen erarbeitet man sich die *Gesamtheit der Symptome* des betreffenden Patienten. Es entsteht ein mehr oder weniger komplettes Gesamtbild der äußeren Erscheinungsform der Krankheit, die nach homöopathischem Verständnis ein inneres, dynamisches Geschehen ist. Das Erfassen dieser Symptomengesamtheit ist das Ziel der Anamnese.

3. Mit *Hierarchisierung* bezeichnet man ein Verfahren, mit dessen Hilfe aus der Gesamtheit der erhobenen Symptome die wichtigsten zur Arzneimittelfindung ausgewählt werden. Dabei nehmen besonders die Symptome der Rubrik *Warum* (Causa) und der Rubrik *Wie* (Modalitäten) einen hohen Stellenwert ein. Die Entscheidung für die besondere Bedeutung einzelner Symptome im Rahmen der Hierarchisierung ist gleichbedeutend mit einer gewissen Vorentscheidung für die in Frage kommenden Mittel.

4. Mit der *Repertorisation* wird das Aufsuchen der ausgewählten Symptome in Nachschlagewerken bezeichnet. Repertorien sind große Symptomverzeichnisse, mit deren Hilfe die Anzahl der in Frage kommenden Arzneimittel auf eine überschaubare Zahl eingegrenzt wird.

5. Der letzte Schritt der Arzneiwahl ist das Studium der *Materia Medica*, der Vergleich der Patientsymptome mit den Arzneimittelbildern.

Dieses Vorgehen mutet sehr aufwendig und umständlich an, und tatsächlich ist die tägliche Arbeit des homöopathischen Arztes oder Behandlers oft zeitraubend und mühevoll. Ein solcher Aufwand ist natürlich zu Hause und für Laien aus den verschiedensten Gründen nicht möglich. Für den häuslichen Gebrauch soll das hier vorliegende Buch einen handhabbaren Einstieg in die große und faszinierende Welt der homöopathischen Therapie ermöglichen, bei beschränkter Arzneiauswahl, Zuordnung nach erkennbaren Krankheitsbildern und leicht identifizierbaren Symptombeschreibungen. Trotz dieser notwendigen Vereinfachungen liefert dieses Buch das Handwerkszeug zu einer sicheren homöopathischen Selbstbehandlung.

III. Die homöopathische Arznei: Potenzierung bedeutet Dynamisierung

Während von konventionell naturwissenschaftlicher Seite die homöopathische Arzneimittelprüfung und sogar auch die Simileregel akzeptiert werden, scheiden sich an der potenzierten homöopathischen Arznei die Geister, und dies aus gutem Grund.

Die Ausgangssubstanz, die pflanzlicher, mineralischer, tierischer oder sonstiger Herkunft sein kann, liegt in der Regel als Urtinktur, also in unverdünnter Lösung vor. Das Lösungsmittel kann Alkohol oder Wasser sein, je nach der gelösten Substanz. Mineralische Ausgangssubstanzen werden in Milchzucker verrieben, dies nennt man Trituration. Um aus einer solchen Substanz ein homöopathisches Mittel zu machen, wird sie *verdünnt und verschüttelt*. Nur diese unmittelbar aufeinanderfolgenden beiden Schritte machen aus einer Ausgangssubstanz eine homöopathische Arznei: Weder bloßes Verdünnen noch bloßes Verschütteln, sondern nur beide Prozesse zusammen liefern ein Medikament, das sich „homöopathisch" nennen darf. Von konventioneller Seite wird dabei gern der Verschüttelungsaspekt außer acht gelassen und nur mit den Verdünnungen in zunehmenden Stufen argumentiert. Wenn man Substanzen 23 mal 1:10 verdünnt, ist nach Avogadro nicht mehr damit zu rechnen, daß sich noch ein einziges Molekül der Ausgangssubstanz in der Lösung befindet. Sie wurde durch die fortwährenden Verdünnungsschritte aus dem Lösungsmittel „herausverdünnt". Materiell läßt sich nichts mehr nachweisen. Daran wird sich mit zunehmenden Verdünnungsschritten jenseits dieses Verdünnungsgrades natürlich nichts mehr ändern: wo nichts mehr ist, kann nicht weiter verdünnt werden. Doch parallel zur Verdünnung läuft ja die Verschüttelung, nach Hahnemann durch zehn kräftige, nach unten geführte Schläge, die am besten auf einen festen, leicht elastischen Gegenstand aufprallen. Durch dieses Verschütteln wird nach modellhaften Vorstellungen sozusagen die Information aus dem materiellen Anteil der Ausgangssubstanz in das Lösungsmittel „hineingeschüttelt", diesem sozusagen eingeprägt. Mit diesem Vorgang wird die Lösung „dynamisiert". Zu diesem Punkt gibt es keine gesicherten wissenschaftlichen Erkenntnisse. Allerdings hat sich die Forschung bislang auch sehr zurückgehalten, da dieser Zweig der Medizin sich keiner großen politischen und wirtschaftlichen Akzeptanz erfreut. Große Gewinnspannen lassen sich mit der wirtschaftlichen Nutzung dieses Verfahrens nicht erzielen.

Ohne die Gesamtsicht dieser beiden Teilaspekte also, nämlich Verdünnung *und* Verschüttelung, läßt sich nicht verstehen, was eine dynamisierte oder potenzierte homöopathische Arznei ist. Die Argumentation, die sich auf den Verdünnungsaspekt beschränkt, zeugt von wissenschaftlicher Arroganz und mangelhafter Information. Aus der rein naturwissenschaftlichen Perspektive ist Wirksamkeit an das Vorhandensein wirksamer und nachweisbarer Moleküle gebunden, eine andere Möglichkeit wird a priori ausgeschlossen. Dies scheint bis heute Grund genug zu sein, die Homöopathie den „alternativen Heilweisen" zuzuordnen.

Anwendung der homöopathischen Arzneien: Potenzwahl und Dosierung

Im Handel sind homöopathische Mittel grundsätzlich als Tropfen (Dilution), Tabletten, Verreibungen (Trituration) oder als Kügelchen (Globuli) erhältlich. Auf den Packungen stehen der Name des Herstellers, der Name der Substanz und die Potenzierungsstufe. Man kann alle dieses Darreichungsformen in D-, C- oder LM(Q)-Potenzen erhalten. Dabei steht D für Dezimalpotenz, C für Centesimalpotenz, LM oder Q für Quinquagintesimalpotenz.

Potenzen und Darreichungsformen

D-Potenzen (dezimale): 1:10 pro Verschüttelungsstufe
C-Potenzen (centesimale): 1:100 pro Verschüttelungsstufe
LM- oder Q-Potenzen (quinquagintesimale): 1:50 000 pro Verschüttelungsstufe

flüssig	dil	Dilution
Pulver	trit	Trituratio (Verreibung)
Tablette	tabl	Tabuletta
Streukügelchen	glob	Globuli

Grafik V

D1: Verdünnung 1+9 (1:10), auf ein Teil Substanz kommen neun Teile Lösungsmittel.
   Dieses Gemisch wird 10 Schüttelschlägen ausgesetzt: D1.
D2: Von dieser D1-Lösung nimmt man wieder 1 Zehntel und versetzt es erneut mit 9 Teilen Lösungsmittel und setzt das Gemisch (Verdünnung 1:100) erneut 10 Schüttelschlägen aus.
D3: Davon erneut 1 Zehntel, versetzt mit 9 Teilen Lösungsmittel (1:1000), zehn Schüttelschläge usw.
Bei D-Potenzen nimmt die Konzentration also mit Zehnerschritten bei steigender Dynamisierung ab. D-Potenzen enthalten relativ lange nachweisbare Konzentrationen der Ausgangssubstanz.
C1: Verdünnung 1+99 (1:100), also auf ein Teil Substanz kommen 99 Teile Lösungsmittel.
   Dieses Gemisch wird zehn Schüttelschlägen ausgesetzt.
C2: Von dieser C1-Lösung nimmt man wieder 1 Zehntel und versetzt es erneut mit 99 Teilen Lösungsmittel.

Das Gemisch (1:10 000) wird erneut 10 Schüttelschlägen ausgesetzt.

C3: Davon erneut 1 Zehntel, versetzt mit 99 Teilen Lösungsmittel (1:1 000 000), 10 Schüttelschläge, usw.

Bei C-Potenzen nimmt mit steigender Potenzierung die Konzentration nachweisbarer Substanz schneller ab als bei D-Potenzen. Bei D-Potenzen ist ab dem 24. Verdünnungsgrad die Substanz nicht mehr nachweisbar, bei C-Potenzen ab der 12. Verdünnungsstufe.

In seiner späten Zeit hat Hahnemann den energetischen Zustand der Arzneien weiter verändert und dabei vor allem versucht, die Substanz mit steigender Potenzierung schneller „herauszuverdünnen".

LM I: erster Verdünnungsschritt 1:50 000, zehn Schüttelschläge.

LM II: zweiter Verdünnungsschritt 1:50 000, zehn Schüttelschläge usw.

LM- oder Q-Potenzen erfreuen sich in den letzten Jahren zunehmender Beliebtheit, in der häuslichen Anwendung kann man sich aber auf D- und C-Potenzen beschränken.

Über die Wahl der richtigen Potenz entscheiden mehrere Faktoren:

1. Ausmaß der Ähnlichkeit
2. Persönliche Erfahrung
3. Akut oder chronisch
4. Organische oder psychische Betonung
5. Ausmaß der vitalen Gefährdung

Grafik VI

Für den Gebrauch unterscheidet man niedrige, mittlere, hohe und höchste Potenzen, wie in der folgenden Grafik VII dargestellt, wobei unterschiedliche Dosierungsweisen zu beachten sind.

Niedrige	mittlere	hohe	Höchstpotenzen
D1-D12	D13-D60	D100-D1000	über D1000
C1-C12	C13-C60	C100-C1000	über C1000

Dosierung

Tabl 3-5x1 tgl	Einmalgabe 1x1	Einmalgabe	Einmalgabe
Glb 3-5x3 tgl	Einmalgabe 1x3-5	Einmalgabe	Einmalgabe
Dil 3x5 tgl	Einmalgabe 1x5	Einmalgabe	Einmalgabe
Trit 3-5 Mssp tgl	Einmalgabe	Einmalgabe	Einmalgabe

Einnahmedauer, Wirkungsdauer:

2-5 Tage	evtl 1x Wdh, 4 Wo	4-8 Wochen

Grafik VII

Schema für LM-Potenzen

niedrige	mittlere	hohe
LM I-XII	LM XIII-XXIV	LM XXV-L

Dosierung und Wirkungsdauer

1x2 tgl	1x2 jd 2. Tag	1x2 wöchentlich

nur in Globuli oder Tropfenform

Grafik VIII

Gerade bei akuten und sehr akuten Erkrankungen hat sich eine besondere Einnahmevariante bewährt, das sogenannte „Verkleppern". Man nimmt 6-8 Globuli der Arznei, für die man sich entschieden hat, und löst sie in einem halben Glas Wasser auf. Wenn von den Globuli nichts mehr zu sehen ist, haben sie sich aufgelöst. Dann verschließt man dieses Glas fest mit dem Schraubverschluß und schüttelt es 10 bis 15 mal kräftig, die Schüttelbewegung soll auf und ab gehen. Von dieser Schüttellösung nimmt man einen Teelöffel voll ein. Dann gibt man wieder einen Teelöffel Leitungswasser hinein und verschüttelt diese nun etwas verdünntere Lösung erneut wie oben angegeben. Davon nimmt man dann wieder einen Teelöffel voll ein, der Abstand zur ersten Einnahme kann 15 bis 30 Minuten betragen. Je akuter die Erkrankung, um so geringer der Zeitabstand. Nach einer weiteren Viertelstunde erfolgt die gleiche Prozedur, wieder wird die entnommene Menge mit Wasser ersetzt und das Gemisch erneut verschüttelt. Mit beginnender Besserung können die Zeitabstände zwischen den Einnahmen vergrößert werden. Dies kann man bis zu einem Tag ausdehnen, länger ist es nicht sinnvoll, da sich nach 24 Stunden ein deutlicher Besserungseffekt eingestellt haben sollte. Wer kein Glas mit Schraubverschluß hat, kann auch ein offenes Trinkglas nehmen und das Verschütteln durch heftiges Umrühren mit einem Plastiklöffel ersetzen.

Verschütteln oder Verkleppern

1. Schritt: 6–8 Globuli in ein halb mit Wasser gefülltes Glas geben.
   Verschließen
   nach Auflösen: 10–15 mal kräftig schütteln.
   davon einen Teelöffel einnehmen
2. Schritt: in die verbliebene Lösung einen Teelöffel Wasser geben.
   Verschließen
   10–15mal kräftig schütteln
   nach ca. 15 min einen Teelöffel einnehmen
3. Schritt: in die verbliebene Lösung einen Teelöffel Wasser geben.
   Verschließen
   10–15mal kräftig schütteln
   nach ca. 15 (30) min einen Teelöffel einnehmen
4. und alle weiteren Schritte
   wie oben verfahren, Zeitabstände mit zunehmender Besserung vergrößern.
5. Bei deutlicher Besserung: Einnahme beenden.
6. Spätestens nach 24 Stunden beenden.

Grafik IX

Wenn das Mittel gut gewählt war und auch die Potenz sehr gut gepaßt hat, wird sich schon bald nach Einnahmebeginn eine Besserung abzeichnen. Dann ist die Einnahmehäufigkeit zu verringern und das Medikament bald abzusetzen. Die Selbstheilungskräfte das Körpers können nun ungestört wirken.

Häufig jedoch kann man zuerst eine leichte Verschlimmerung der Krankheit oder eine andere Reaktion des Patienten beobachten, zum Beispiel zunehmende Müdigkeit, Erschöpfung, Reizbarkeit, Lustlosigkeit oder andere Erscheinungen, die jedoch nach wenigen Stunden oder Tagen wieder abklingen und dann eine allgemeine Besserung nach sich ziehen. Dieses Phänomen wird Erstverschlimmerung oder Erstreaktion genannt. Sie ist trotz der scheinbaren Befindensverschlechterung ein sicheres Anzeichen für eine gute Mittelwahl und einen guten Heilverlauf. Die Erstreaktion ist nach homöopathischem Verständnis keine Verschlimmerung der eigentlichen Krankheit, sondern vielmehr eine durch die homöopathische Arznei hervorgerufene Kunstkrankheit, die die eigentliche Krankheit nach dem Gesetz der Ähnlichkeit beseitigt. Sie signalisiert die Empfindlichkeit des Organismus für die Arznei und das Ansprechen der körpereigenen Reaktionen. Die Ausheilung beginnt in der Regel bald nach dem Auftreten dieser Erstreaktion. Da es nicht immer einfach ist, eine solche Erstreaktion nach Mitteleinnahme von der echten Verschlimmerung der Krankheit zu unterscheiden, ist bei Unsicherheit der Rat des homöopathischen Arztes einzuholen.

Erstreaktion oder Erstverschlimmerung

Die Erstreaktion ist eine durch die Wirkung der homöopathischen Arznei hervorgerufene Kunstkrankheit, die die bestehende tatsächliche Krankheit auslöschen kann.

Grafik X

Einige Regeln zur Beobachtung der homöopathischen Arznei-wirkung:

- Eine Erstreaktion oder Erstverschlimmerung ist bei guter, also passender Verordnung nach der Ähnlichkeitsregel zu erwarten. Falls es jedoch ohne Verschlimmerung zu einer nachhaltigen Besserung kommt, ist auch dies ein günstiges Zeichen.
- Bei einer sehr akuten Erkrankung ist eine Erstverschlimmerung oft nicht zu bemerken.
- Auf eine Erstverschlimmerung muß auf jeden Fall eine deutliche Besserung erfolgen, der Patient muß sich dann besser fühlen als zu Beginn der Behandlung. Eine lange dauernde oder anhaltende Verschlimmerung ist keine Erstreaktion, sondern Anzeichen einer verfehlten Arzneiwahl.
- Wenn sehr rasch eine Besserung erfolgt und dann wieder die alten Symptome auftreten, war entweder die Potenzwahl nicht adäquat, das Mittel wurde nicht lange genug eingenommen, oder es war nicht ähnlich genug. Hier sollte dann der Arzt konsultiert werden.

Gerade über die Erkrankungsdauer bei homöopathischer Behandlung kursieren falsche Vorstellungen. Wer schnell zum Ziel kommen wolle, solle sich schulmedizinisch mit einem „starken" chemischen Mittel behandeln lassen, wer Zeit und Geduld habe, könne es auch homöopathisch versuchen. Diese Ansicht ist irrig. Gerade bei fachgerechter homöopathischer Behandlung wird man immer wieder erstaunlich rasche Heilverläufe erleben Je kürzer eine Erkrankung besteht, um so rascher wird sie bei korrekter homöopathischer Behandlung wieder beendet sein. Ein Fieberzustand, der wenige Stunden andauert, läßt sich auch nach wenigen Stunden mit dem Simile beenden. Ein grippaler Infekt, der über mehrere Tage schleichend begonnen hat, wird sich mit dem geeigneten homöopathischen Mittel über einen vergleichbaren Zeitraum entscheidend bessern lassen.

Chronische Krankheiten werden nach ähnlichen Kriterien behandelt werden. Die wesentlichen Unterschiede liegen in der Erfassung der Gesamtheit der Symptome, im Zeitverlauf der Behandlung sowie in der Potenzwahl. Die Erfassung der Symptome erfordert eine ausführliche Anamnese durch einen geschulten

Homöopathen. Die Zeitdauer der Behandlung erstreckt sich entsprechend dem langen Verlauf der Krankheit über lange und sehr lange Zeiträume; häufig kommen hohe und sogar Höchstpotenzen zum Einsatz. Für die Behandlung chronischer und langdauernder Erkrankungen ist stets ein dafür ausgebildeter und befähigter homöopathischer Arzt aufzusuchen. In diesem Buch geht es einzig um die Behandlung und auch Selbstbehandlung kurzfristiger und akuter Gesundheitsstörungen.

Übrigens erfordert nicht jede Gesundheitsstörung unbedingt den Einsatz eines homöopathischen oder anderen Mittels. Bei banalen Krankheitsbildern ohne große Beeinträchtigung kann man getrost abwarten und den Selbstheilungskräften vertrauen. Man kann übrigens feststellen, daß wiederholte Behandlung von Krankheiten mit homöopathischen Mitteln eben diese Selbstheilungskräfte unterstützt und die allgemeine gesundheitliche Verfassung besser und kräftiger wird. Und auch wenn man im einen oder anderen Fall das Simile nicht findet und die Krankheit über mehrere Tage hinweg von selbst ausheilen muß, hat man wenigstens keine Nebenwirkungen verursacht und die Selbstheilungskräfte nicht durch den Einsatz „chemischer Keulen" geschwächt. In jedem Zweifelsfall, bei jeder unklaren oder bedrohlichen Situation ist der Gang zum Arzt der sicherste Weg, um gesundheitliche Risiken zu vermeiden.

II
Die Krankheiten. Erkennung und homöopathische Behandlung

1. Fieberhafter Infekt. Grippe. Influenza

1. Wesentliche Merkmale

Allgemeines Krankheitsgefühl mit Fieber, Gliederschmerzen, Abgeschlagenheit, Kopfschmerzen, Hitzegefühl oder Frostschauern, Schweißausbrüchen. Auftreten vor allem bei witterungsbedingten, meist durch Viren übertragenen „Grippewellen" oder Influenza-Epidemien, in der Regel in den kalten Monaten des Jahres, aber auch bei plötzlichen Klimawechseln als Sommergrippe. Erkältungen mit grippeartigem Verlauf sind häufig das Vorstadium weiterer infektiöser Erkrankungen, die sich dann nach bakterieller Beteiligung in Mittelohrentzündungen, Nebenhöhlenkatarrhen, Bronchitis und so weiter manifestieren können. Eine unkomplizierte grippale Erkrankung verläuft nach alter medizinischer Weisheit behandelt sieben Tage, unbehandelt eine Woche. Insofern erübrigt sich eigentlich eine Behandlung. Schulmedizinisch werden die typischen schmerzstillenden und fiebersenkenden Grippemittel verabreicht, im Fall einer bakteriell verursachten Organentzündung Antibiotika. Da diese Erkrankungen vor allem im Anfangsstadium als Bagatellen mit guter Heilungstendenz gelten, ist Abwarten oder die Selbstbehandlung mit bewährten Hausmitteln die Regel. Der Arzt wird meist erst bei Auftreten einer der oben genannten oder weiterer Komplikationen aufgesucht. Der Beginn einer solchen Erkrankung führt jedenfalls die wenigsten Patienten direkt zum Arzt. Dabei ist gerade im Anfangsstadium der Einsatz homöopathischer Mittel durchaus aussichtsreich: Er kann nämlich den Verlauf der obligatorischen sieben Tage bei richtiger Mittelwahl abkürzen und auch den Folgeerkrankungen wirkungsvoll vorbeugen.

2. Abgrenzung zu verwandten Krankheitsbildern

Es gibt eine ganze Reihe von Krankheiten, die mit den typischen Grippesymptomen beginnen, die allerdings zum Anfangsstadium ernster und gefährlicher Krankheiten gehören. Diphtherie, Malaria, FSME (Frühsommermeningo-Enzephalitis); Kinderlähmung (Polio), Hepatitis sind nur einige der möglichen Krankheiten, die anfangs wie eine Bagatellinfektion erscheinen können. In der Regel ist die Vorgeschichte ausschlaggebend, ob an eine ernstere Erkrankung gedacht werden muß. Da jedoch eine Grippe oft bei mehreren Personen wellenartig und gehäuft auftritt, ist der Verdacht auf ihr Vorliegen in der Regel mit großer Sicherheit auszusprechen.

Sehr häufig geht ein Infekt, wie er oben beschrieben wurde, einher mit lokalen Erkrankungen, also Grippe mit Schnupfen, mit Halsschmerzen, mit Ohrenschmerzen, mit Durchfall, mit Bronchitis und so weiter. Entweder treten beide Ausdrucksformen dieser Erkrankung gleichzeitig auf, oder kurz nach den grippalen Allgemeinsymptomen folgt die Organmanifestation. In diesem Fall ist nicht nur dieses Kapitel über die allgemeinen Grippesymptome zu studieren, sondern ergänzend muß im jeweiligen Organkapitel nachgeschlagen werden. Es ist dann das jeweils ähnlichste Mittel zuerst anzuwenden, je nach lokaler Ausprägung der Symptome muß aber unter Umständen bald ein passendes Folgemittel eingesetzt werden.

3. Wann ist unbedingt ein Arzt hinzuzuziehen?

Ein Arzt ist immer dann zu konsultieren, wenn der begründete Verdacht besteht, daß sich hinter der Grippe eine andere, schwere Krankheit verbirgt (s. o. unter 2.), oder aber wenn Intensität und Verlauf so schwer erscheinen, insbesondere bei hohem und höchstem Fieber (mehr als 40 Grad), daß die Gesundheit akut gefährdet erscheint. Insbesondere Säuglinge und Kleinkinder, aber auch alte Menschen können durch eine an sich harmlose Influenza lebensgefährlich erkranken. Wenn bei Verordnung des anscheinend passenden homöopathischen Mittels nicht in kurzer Zeit, maximal innerhalb von zwei bis drei Tagen, eine deutliche Besserung zu erkennen ist, sollte man die Selbstbehandlung aufgeben.

4. Wichtige, homöopathisch relevante Symptome, Merkmale, Modalitäten

Die Diagnose „akuter grippaler Infekt" allein erlaubt noch nicht den sinnvollen Einsatz eines homöopathischen Heilmittels. Nehmen Sie sich fünf Minuten Zeit, um durch genaue Beobachtung des Patienten und seiner individuellen Symptome Klarheit zu gewinnen. Folgende Beobachtungen sind dabei wichtig:

1. Klimatische Bedingungen zum Zeitpunkt des Auftretens: Kälte, Wärme, Wetterwechsel etc.
2. Zeitpunkt des Auftretens der ersten Symptome
3. Reihenfolge des Auftretens der Symptome
4. Tempo der Entwicklung des Krankheitsbildes: schnelle oder allmähliche Entwicklung
5. Tageszeit der Besserung bzw. Verschlechterung der Beschwerden (tags, nachts etc.)
6. Bedingungen der Besserung und Verschlechterung von Symptomen (Liegen, Gehen, Kühlung, Erwärmung, frische Luft, Essen, Trinken können bessern oder verschlechtern)
7. Allgemeine und seelische Verfassung des Patienten
8. Schwitzen, Durst, Appetit, Ausscheidung, Farbe und Beschaffenheit von Haut und Schleimhäuten
9. Begleitsymptome, auffällige Besonderheiten
10. Welche Körperteile und Organe sind vor allem betroffen (Lokalisation)

Notieren Sie sich anhand dieser „Checkliste" die wichtigsten Merkmale und suchen Sie dann unter den Beschreibungen der einzelnen in Frage kommenden Mittel das passendste heraus. Mit diesem Mittel wird die Behandlung bzw. die Selbstbehandlung begonnen. Stets sind die allgemeinen, psychischen und auffälligen Symptome den lokalen und typischen vorzuziehen. Typische Symptome sind solche, die in der Regel bei fieberhaften Infekten auftreten, also Fieber, Kopfschmerzen, Krankheitsgefühl und so weiter.

5. Differenzierung der wichtigsten homöopathischen Arzneimittel

Aconitum (Acon)

Kann häufig bei abruptem Beginn eines grippalen Infektes eingesetzt werden, der von starkem Durst, starken Frostschauern, hohem Fieber, Unruhe und Angst begleitet ist. Häufig war er die Folge von plötzlicher Abkühlung durch kalte trockene Winde, aber auch von Schockeinwirkungen.

- heftige Symptome bei sonst robusten und kräftigen Menschen
- Zustand von Furcht, Angst, Schrecken, Unruhe; psychisch und physisch aufgeregt, gequält
- plötzlicher und heftiger Beginn
- Auslöser: plötzliche Abkühlung, trockene, kalte Winde, Zugluft; Schreck; sehr heißes Wetter
- Erstauftreten oder Verschlechterung abends und nachts. Verschlechterung im warmen Raum
- Erleichterung an der frischen Luft
- plötzliches, starkes Absinken der Kräfte; will nicht berührt werden; verträgt nichts
- „eisig": Gefühl wie von eisigem Schreck, der in die Glieder fährt, eine eisige Faust
- nur für die erste Phase
- Trockenheit und intensive Hitze und Röte von Haut und Schleimhäuten
- massiver Durst, vor allem auf Kaltes; alles schmeckt bitter außer kaltem Wasser

♦ **Potenzwahl und Dosierung:**

Bei guter Ähnlichkeit beginnt man am besten mit 5 Globuli in C30, bei starkem Fieber kann man dies nach einer halben Stunde noch einmal wiederholen. Auch C6 oder D12 sind gute Potenzen, vor allem, wenn man sich noch nicht so sicher ist, dann muß das Mittel aber öfter gegeben werden: Zuerst 3 Globuli, eine halbe Stunde später wieder 3, eine Stunde später 3, zwei Stunden später 3. Dann kann erst mal abgewartet werden. Verschütteln bzw. verkleppern, wie auf Seite 21 beschrieben, ist die beste Behandlungsmethode.

Belladonna (Bell)

Ebenso wie Acon ist Bell ein sehr effektives Mittel für die allerersten Stunden und Tage eines Infektgeschehens, das plötzlich und heftig eingesetzt hat. Fast immer ist die Haut heiß und rot, oft mit massivem Schwitzen (im Gegensatz zur trockenen Hitze von Acon). Rotes Gesicht, alles scheint zu pulsieren, es besteht ein erregter Zustand, eventuell mit Fieberphantasien. Unruhiger Schlaf, Trockenheit von Mund und Rachen, oft mit Abneigung gegen Wasser, Schmerzen aller Art, die plötzlich auftreten und ebenso plötzlich wieder verschwinden. Keine Angst oder Furcht wie bei Acon, dagegen Überempfindlichkeit aller Sinne. Kopf heiß, Hände und Füße kalt.

- plötzlicher heftiger Beginn
- nachts anhaltendes Fieber mit steigenden Temperaturen
- kein Durst bei Fieber, aber starkes Verlangen nach Limonade
- brennende, stechende, dampfende Hitze
- Muskeln und Glieder zucken im Schlaf
- Verschlechterung bei jeder Erschütterung, v. a. des Bettes, bei Bewegungen der Bettdecke
- brennende Trockenheit von Mund und Kehle
- Pupillen erweitert, glänzende „Fieberaugen"
- Schmerzen beginnen plötzlich und hören plötzlich wieder auf
- Überwiegen der Kopfsymptome
- sehr gut wirksam bei Kindern, bei Kinderkrankheiten im ersten Stadium
- starke Hitze der Körperoberfläche, Schweißbildung, vor allem an bedeckten Teilen
- besondere Beziehung zu Hals und Rachen (siehe unter „Halsentzündungen")
- oft Betonung der rechten Seite

♦ **Potenzwahl und Dosierung:**
Es gelten die gleichen Einnahmeregeln wie bei Aconitum.

Ferrum phosphoricum (Ferr-p)

Hitze, Röte, Brennen, Trockenheit, Schweißneigung etc. sind wie bei jedem grippalen Infekt zwar vorhanden, aber nicht so heftig und stark ausgeprägt wie bei Acon oder Bell. Es eignet sich hervorragend für den Beginn solcher Infekte, ohne die Ängste von Acon oder die erregte Heftigkeit von Bell aufzuweisen. Der Beginn ist etwas langsamer, wenn auch nicht so schleichend wie bei Gels. Wenn kein Mittel deutlich angezeigt erscheint, ist oft ein erster Versuch mit Ferr-p ratsam. Häufig ist es wirksam bei den ersten Anzeichen von Rückfällen nach eben überwundener Krankheit. Häufige Begleiterscheinungen einer Ferr-p-Grippe sind Ohrenschmerzen und Nasenbluten.

- pulsierende Kopfschmerzen, Besserung durch kalte Kompressen
- Beginn ähnlich wie Acon, aber weniger heftig
- Fieber vor allem nachts und in den frühen Morgenstunden, sowie von 16–18 Uhr
- ausgesprochene reizbare Schwäche
- Gesicht abwechselnd blaß und rot
- Hitzewallungen und Röte des Gesichts bei sonst blassen Menschen
- bei grippalen Infekten einzusetzen, wenn sonst kein klares Mittelbild aufscheint
- oft Betonung der rechten Seite
- Typus: blasse Haut und Schleimhäute, nervös, geschwächt, leichtes Erröten; rote Flecken
- Beginn oft mit Frösteln und großem Durst
- Jede Anstrengung verschlechtert den Zustand und einzelne Symptome

♦ **Potenzwahl und Dosierung:**
Ferr-p wird am besten in Globuli eingenommen, und zwar über 3–5 Tage, je nach Rückbildung der Beschwerden. Bei deutlicher Besserung der Erkrankung kann das Mittel bald abgesetzt werden. D6, C6 oder D12 3–4x3 Globuli.

Gelsemium (Gels)

Während bei den bisherigen drei Mitteln die Symptome mehr oder weniger rasch und heftig einsetzen, bietet sich bei der typischen Gels-Symptomatik ein gänzlich anderes Bild. Die Symptome entwickeln sich sehr langsam über viele Stunden hinweg, der Patient wird zunehmend träge, schläfrig und scheut jede Bewegung. Er kann keinen klaren Gedanken mehr fassen und vor Erschöpfung fast die Augen nicht mehr aufhalten. Häufig findet sich als Auslöser ein Wetterumschwung hin zu warmem oder heißem Wetter, aber auch die Anspannung vor Prüfungen oder öffentlichem Auftreten kann zu solchen Infekten führen. Nervenschwäche ist ganz ausgeprägt. Ein wichtiges Merkmal ist die ausgeprägte Durstlosigkeit trotz erhöhter Temperatur. Patienten, die bei akuten Erkrankungen viel Durst haben und dauernd trinken, benötigen in der Regel kein Gels, auch wenn die übrigen Merkmale passen. Kali-p wäre dann vorzuziehen.

- allmählicher Beginn der Erkrankung, allmähliche Entwicklung der Symptome
- ausgesprochene Schwäche, Erschöpfung, Müdigkeit, kann die Augen nicht offenhalten
- ausgesprochene und auffällige Durstlosigkeit
- nach plötzlichem Einsetzen feuchtwarmer oder heißer Witterung
- nach Schreck, schlechten Nachrichten, Erregung
- bei Erwartungsspannung, vor Prüfungen, Auftritten, wichtigen Terminen etc.
- Schwindel, Benommenheit, Zittern
- Muskelschwäche, Gliederschmerzen, vor allem den Rücken heraufziehend
- Schmerzen vom Nacken in den Kopf ziehend, mit Stirnkopfschmerzen
- Besserung an der frischen Luft, in Ruhe, durch reichliches Wasserlassen
- dumpfer, schwerer Kopfschmerz („Matschkopf") mit schweren Augenlidern
- apathisch, will in Ruhe gelassen werden
- Gesicht heiß, dunkelrot, Aussehen wie berauscht
- subjektiver Zustand deutlich schlechter als objektiver Befund (Höhe des Fiebers etc.)
- nervöses Frösteln, das den Rücken hinauf und hinunter läuft
- Verschlechterung im Laufe das Nachmittags

♦ **Potenzwahl und Dosierung:**
Bei deutlicher Ähnlichkeit: Globuli in C30 1x5, eventuell nach 12 Stunden wiederholen. Oder verkleppern und in ca. einstündigen Abständen 5–6 Gaben am ersten Tag einnehmen, dann abwarten.

Einfache Variante, wenn man nicht ganz sicher ist: D12 Globuli, 3x3 über 2–3 Tage, die Wirkung wird bei Gels entsprechend der allmählichen Entwicklung der Krankheit erst nach mehreren Stunden bis Tagen deutlich spürbar sein.

Kalium phosphoricum (Kali-p)

Dieses Mittel steht in gewisser Nähe zum eben beschriebenen Gels, vor allem hinsichtlich der langsamen Entwicklung der Beschwerden und der ausgeprägten nervösen Erschöpfung. Ein wichtiges Mittel für jüngere Menschen, vor allem Heranwachsende, Schüler, Studenten, Rekonvaleszente und für all jene, die nervlich überstrapaziert sind und deswegen an einem akuten Infekt erkranken.

- allgemeine Schwäche und Trübsinn
- geringe Temperatur, manchmal auch Untertemperatur
- Mattigkeit und Depression, nervös, reizbar, fährt leicht hoch
- Schwindel und Kopfschmerzen, vor allem Hinterkopfschmerz
- Ohrengeräusche im Verlauf der Erkrankung
- Lahmheit im Rücken und in den Extremitäten
- bei mangelnder Erholung nach einer akuten Infektionskrankheit
- Folgen von geistiger Überanstrengung, Ärger, Streit
- jede körperliche und vor allem geistige Antrengung verschlimmert
- bei sonst eher schüchternen, nervösen Menschen, die leicht erröten

♦ **Potenzwahl und Dosierung:**
Kali-p kann wie Ferr-p eingesetzt werden.

Mercurius solubilis (Merc)

Merc ist in der Regel nicht für die allerersten Anfangsstadien einer grippalen Erkrankung geeignet, sondern für den weiteren Verlauf. Merc gilt unter Homöopathen als sogenanntes „Polychrest", das ist ein Mittel, das gegen sehr viele Krankheiten, vor allem mit chronischem Verlauf, gut eingesetzt werden kann. Auch in der Behandlung der akuten grippalen Erkrankungen ist es oft hilfreich, möglicherweise, weil es in Anbetracht der hohen Amalgambelastung vieler Patienten schon bald nach dem Beginn einer akuten Erkrankung zu Entgiftungsreaktionen des Körpers kommt, die dann häufig das Mercuriusbild (Quecksilber, das auch in Amalgam enthalten ist) aufweisen.

- Verschlechterung nachts, durch Bettwärme
- starkes bis extremes Schwitzen, besonders nachts, Patient muß mehrfach die Kleidung wechseln; gelber Schweiß

- Schwitzen bringt keine Erleichterung
- übler Geruch des Schweißes und anderer Absonderungen
- starke Müdigkeit, Erschöpfung, Zittern
- „menschliches Thermometer", empfindlich gegen Hitze und Kälte
- starker Speichelfluß, übelriechend
- bei Grippe oft Hautrötung, hochrotes Gesicht mit öligem Schweiß
- Tendenz zu Ungeduld und Reizbarkeit
- bei anhaltender Trockenheit der Haut, völlig ohne Schweiß, ist Merc nicht das richtige Mittel
- starker Bezug zu Halsentzündungen (siehe dort)
- folgt gut auf Bell, wenn die genannten Symptome vorhanden sind

♦ **Potenzwahl und Dosierung:**
Entweder einmalig 5 Globuli in C30, oder D12, 3x3 über einige Tage, am besten aber Verkleppern von C30 oder D12 und Einnahme in zunehmenden Zeitabständen, wie auf Seite 21 beschrieben.

Pyrogenium (Pyrog)

Dieses Mittel ist für einen eher heftigen Krankheitsverlauf mit starken Symptomen angezeigt. Das Krankheitsgefühl ist intensiv und wird von starken bis stärksten Gliederschmerzen begleitet. Oft zeigen sich Unruhe und eine depressive, pessimistische Stimmung. Der Patient fühlt sich wie vergiftet, die Ausscheidungen riechen faulig.
- Schüttelfrost bei Erkältung und Fieber, große Schwäche
- hohe, teils rasch wechselnde Temperaturen, oft mit Schweiß, der nicht bessert
- starkes Zerschlagenheitsgefühl, Knochenschmerzen, Gliederschmerzen
- übelriechende Absonderungen und faulige Ausscheidungen
- kalte Extremitäten, heißer Kopf, der pulsierend schmerzt
- depressive Stimmung; Patient nimmt den Zustand schwerer, als er tatsächlich ist

♦ **Potenzwahl und Dosierung:**
Zu Beginn der Erkrankung 5 Globuli in C30, nach ½ Stunde kann wiederholt werden. Oder aber, die einfachere Variante:

einen Tag lang D12-Globuli, 5x3, 3x3 am zweiten Tag, dann sollte eine Besserung zu erkennen sein.

Nachfolgend in knapper Vorstellung zwei weitere Mittel, die bei grippalen Erkrankungen hilfreich sein können.

Bryonia (Bry)

hat durch die eher langsame Entwicklung, die große Mattigkeit und Ruhebedürftigkeit, die häufige Auslösung durch Wetterwechsel, und dabei eher zu feuchtwarmem Wetter, gewisse Ähnlichkeit zu Gels, hier dagegen ist der Patient sehr durstig.

- die Bryonia-Grippe entwickelt sich über mehrere Stunden bis Tage
- der Patient ist mürrisch, reizbar, will in Ruhe gelassen werden
- macht sich trotz seiner Erkrankung ständig Sorgen ums Geschäft
- trockene Schleimhäute mit sehr starkem Durst
- schlechter morgens, bei der geringsten Bewegung, bei Wärme, heißem Wetter
- besser durch absolute Ruhe und kalte Getränke
- besser durch Liegen auf der schmerzenden Seite, durch Druck
- leichte, reichliche Schweißabsonderung
♦ **Potenzwahl und Dosierung:**
Bei klarem Bild 5 Globuli in C30. Oder D12 3x3 Globuli über drei bis vier Tage. Die deutlichen psychischen Symptome müssen sich wie stets zuerst bessern, dann stimmt das Mittel auf jeden Fall.

Rhus toxicodendron (Rhus-t)

Vor allem wegen seiner Affinität zu naßkalter Witterung, die ja oft Grippewellen auslöst, und wegen deutlicher Modalitäten ein sehr hilfreiches Grippemittel.

- reichlicher Schnupfen zu Beginn, mit Rötung und Schwellung des Halses
- Beginn der Erkrankung bei naßkalter Witterung
- Rachen und Kehlkopf fühlen sich unerträglich wund und rauh an
- alle Symptome schlimmer von Abend bis Mitternacht
- alle Symptome schlimmer durch Entblößen des Körpers

- starke Bewegungsunruhe, Bewegung bessert
- reißende Schmerzen, die die Oberschenkel hinabziehen
- Gliederschmerzen besser durch Bewegung, schlechter in der Ruhe
- Neigung zu Herpesbildung bei Infekten
♦ **Potenzwahl und Dosierung:**
Globuli in D12, 5x3 am ersten, 3x3 am zweiten und dritten Tag.

6. Zusätzliche Maßnahmen

Oberstes Gebot bei einem starken grippalen Infekt ist die Bettruhe bei gut gelüftetem Zimmer. Auf reichlich Flüssigkeitszufuhr ist unbedingt zu achten, vor allem bei Kindern, die durch hohes Fieber und Schweiß leicht in eine allgemeine Austrocknung geraten können, ebenso bei älteren Menschen. Keine Angst vor Fieber: Dies ist eine notwendige und sinnvolle Reaktion des Körpers zur Bekämpfung der Erreger und in der Regel für sonst gesunde Individuen bis zu einer Temperatur von ca. 40 Grad Celsius nicht gefährlich. Erst bei längerer Überschreitung dieser Grenze dürfen fieberunterdrückende Maßnahmen wie Wadenwickel oder fiebersenkende Arzneimittel angewandt werden, letztere aber sind ein absoluter Notbehelf. Sie unterdrücken die Abwehr des Körpers und dienen nur zur Überbrückung, nicht aber der Heilung der Krankheit. In diesen ernsteren Fällen sollte ein Arzt eingeschaltet werden. Hausmittel (Lindenblütentee, Wickel und Ähnliches) sollen die Ausscheidung und Entgiftung anregen, das Fieber nicht künstlich hochtreiben, es andererseits nicht unterdrücken. Der Selbstheilungsprozeß des Körpers soll nicht gehemmt, sondern allenfalls gefördert werden.

2. Halsschmerzen. Mandelentzündungen

1. Wesentliche Merkmale

Entzündungen im Bereich des Rachens und der Mandeln, die plötzlich oder allmählich, mit und ohne Fieber auftreten können, oft mit Schwellung der Lymphknoten (Halsdrüsen) im äußeren Halsbereich. Schmerzen in Ruhe, beim Kauen, beim Schlucken. Der Blick in den geöffneten Rachen zeigt eine mehr oder minder deutliche Rötung, oft mit vergrößerten Mandeln. Häufig erkennt man Schleimbelag, weißliche oder schmutziggraue Beläge auf Mandeln und Rachenschleimhaut oder eitrige Ansammlungen in Form von weißen Flecken auf den Mandeln. Das Zäpfchen kann geschwollen sein, die Bögen auf den Seiten können rot und ebenfalls angeschwollen sein. Oft, aber längst nicht immer, tritt eine Halsentzündung im Zusammenhang mit fiebrigen Erkältungskrankheiten oder grippalen Infekten auf. Halsentzündungen können von Viren, oft aber auch von Bakterien, häufig von Streptokokken, dem sogenannten Scharlacherreger, ausgelöst werden. Im Anfangsstadium oder bei leichter und mittelschwerer Symptomatik ist auf jeden Fall ein Versuch mit homöopathischer Behandlung lohnend und aussichtsreich. Die Auslöser von Halsentzündungen sind die gleichen wie bei einem grippalen Infekt, nämlich klimatische Einflüsse wie Erkältung etc., häufig auch Ansteckung mittels Tröpfcheninfektion. Vor allem Kinder, die noch mit der Ausbildung ihres lymphatischen Systems und damit ihrer Infektabwehr beschäftigt sind, haben häufig Halsentzündungen. Im Fall von chronischer Vergrößerung und Entzündung der Mandeln wurden und werden diese oft operativ entfernt, wobei dies viel zu häufig geschieht, denn die Mandeln haben als erster Filter für die hereinströmende Atemluft eine wichtige Abwehrfunktion. Die schulmedizinisch korrekte Behandlung sieht bei nichtbakteriellen Infektionen Schmerzmittel, entzündungshemmende und fiebersenkende Medikamente vor, bei bakteriellen, eitrigen Infekten ergänzt durch Antibiotika, im Fall von Streptokokken wird in der Regel Penicillin verschrieben.

2. Abgrenzung zu verwandten Krankheitsbildern

Die Entzündungen im Rachenbereich sind relativ leicht zu erkennen und geben selten zu Verwechslungen Anlaß. Es ist aber zu betonen, daß es in diesem Bereich einige schwerwiegende Erkrankungen gibt, von denen die Diphtherie, eine schwere Kinderkrankheit mit durchaus lebensbedrohlichem Verlauf, die gefährlichste darstellt. Aber auch das Pfeiffersche Drüsenfieber, eine Viruskrankheit, die nicht nur die Halsorgane, sondern alle Drüsenorgane des Körpers befallen kann, kann durchaus schwere und komplizierte Verlaufsformen annehmen.

3. Wann ist unbedingt ein Arzt hinzuzuziehen?

Vor allem die Diphtherie ist eine Krankheit, die unbedingt der ärztlichen Behandlung und Überwachung bedarf, in der Regel stationär im Krankenhaus. Die Krankheit entwickelt sich oft sehr rasch, und wenn der berechtigte Verdacht auf die Möglichkeit einer Diphtherie besteht, sollte unbedingt der Arzt eingeschaltet werden. Auch das Pfeiffersche Drüsenfieber beginnt wie eine normale Halsentzündung, die genaue Diagnose ist nur durch Blutuntersuchungen möglich und deshalb dem Arzt vorbehalten. Auch beim Verdacht auf eine Streptokokkeninfektion ist von einer Selbstbehandlung unbedingt abzuraten, ebenso beim Pfeifferschen Drüsenfieber. Eine homöopathische Behandlung ist zwar durchaus möglich, wegen der Gefahr von Komplikationen sollte dies aber durch einen fachkundigen Arzt und nicht per Selbstbehandlung geschehen. Streptokokkeninfektionen können sich über das Blut schädlich auf das Herz, auf Gelenke und auch auf die Nieren auswirken.

4. Wichtige, homöopathisch relevante Symptome, Merkmale, Modalitäten

Wie immer bei einer homöopathischen Behandlung suchen wir nach den individuellen Ausprägungen einer Krankheit. Die Diagnose infektiöse Rachenentzündung oder Angina tonsillaris ermöglicht keine erfolgreiche Behandlung. Zur besseren Auffindung entsprechender Symptome und Merkmale sei hier wieder eine „Checkliste" wichtiger Beobachtungen aufgestellt.

1. Witterungseinflüsse zum Zeitpunkt des Krankheitsausbruchs
2. Zeitpunkt und Reihenfolge des Auftretens der ersten und der weiteren Symptome
3. Tempo der Entwicklung der Beschwerden, schnelle oder allmähliche Entwicklung
4. Tageszeit der Besserung/Verschlechterung der Beschwerden (morgens, mittags, nachts etc.)
5. Bedingungen der Besserung/Verschlechterung von Beschwerden (Ruhe/Bewegung/Kühlung/Erwärmung/frische Luft/ Zimmerluft/Schlucken/Trinken/Essen etc.)
6. Allgemeine und seelische Verfassung
7. Schweiß, Durst, Appetit, Ausscheidung, Farbe und Beschaffenheit von Haut und Schleimhäuten
8. Begleitsymptome, auffällige, besondere, unerklärbare Symptome
9. Welche Seite ist vor allem betroffen, breitet sich die Entzündung von einer auf die andere Seite aus?
10. Charakter der Empfindung, des Schmerzes (stechend, brennend etc.)
11. Aussehen von Mandeln und Halsschleimhäuten (Farbe, Schwellung, Eiter etc.)

Natürlich sind nie zu allen diesen Punkten genaue Beobachtungen zu machen, aber mit einigen wenigen klaren Merkmalen hat man oft drei oder vier präzise Symptome, mit denen man ein Mittel relativ genau bestimmen kann.

5. Differenzierung der wichtigsten homöopathischen Arzneimittel

Aconitum (Acon)

Mittel der ersten Stunden eines plötzlich beginnenden, sehr akuten Halsinfekts, mit starken Schmerzen, häufig im Rahmen eines heftig verlaufenden Allgemeininfektes mit hohem Fieber. Aber auch plötzlich einsetzende, starke Halsschmerzen ohne oder mit wenig Fieber können Acon verlangen. Für die Anwendung von Acon sind die allgemeinen Kennzeichen wichtiger als die lokalen Symptome.

- starke, plötzlich einsetzende Halsschmerzen, Rachen rot, trocken, wie eingeschnürt
- starke Halsschmerzen nach plötzlicher, starker Abkühlung, eventuell nach vorheriger Erhitzung
- Auslöser: kalte, trockene, eisige Winde, starke Erhitzung, Schreck, Furcht, Schock
- Halsschmerzen am schlimmsten abends und nachts
- massiver Durst, vor allem nach kaltem Wasser
- Mandeln geschwollen und trocken, Schmerzen stechend, prickelnd
- lebhafte Röte des Gaumensegels und des Zäpfchens
- Hitze, Röte und Trockenheit von Haut und Schleimhäuten
- Besserung im Freien, Verschlechterung im warmen Zimmer (allgemein)

♦ **Potenzwahl und Dosierung:**

Bei guter Ähnlichkeit beginnt man am besten mit 5 Globuli in C30, bei starken Schmerzen oder hohem Fieber kann man dies nach einer halben Stunde noch einmal wiederholen.

Auch C6 oder D12 sind gute Potenzen, vor allem, wenn man sich noch nicht so sicher ist, dann muß das Mittel aber öfter gegeben werden. Also zuerst 3 Globuli, eine halbe Stunde später 3, eine Stunde später 3, zwei Stunden später 3, und dann erst einmal abwarten.

Wie bei allen Akutfällen bietet sich das Verschütteln bzw. Verkleppern an, wie auf Seite 21 beschrieben. Wenn nach einem halben Tag keine Besserung erfolgt ist, sollte das Mittel aufgrund der Symptome gewechselt werden. Im Zweifelsfall ist es besser, einen Arzt zu rufen.

Apis mellifica (Apis)

Die Wirkungen dieses Mittels lassen sich gut analog den Wirkungen eines Bienenstichs verstehen. Die Entwicklung der Symptome erfolgt schnell, heftig, führt zu Unruhe und starken, stechenden Schmerzen, es entwickelt sich eine glasig-hellrote Schwellung und Entzündung, die außerordentlich berührungsempfindlich ist und keine Wärme verträgt, sondern unbedingt nach Kühlung verlangt.

- brennende, stechende Schmerzen im Rachen

- glasig-rote Schwellung von Zäpfchen und Rachenschleimhaut: als ob beim Hineinstechen Wasser herauslaufen würde
- Zäpfchen stark vergrößert, hängt wie ein Sack herunter
- auffälliges Fehlen von Durst
- starke Unruhe, Weinen, oft Schreien
- Verschlechterung durch Berührung und Wärme, Hitze
- Besserung durch Kühlung, kalte Getränke, Eis
♦ **Potenzwahl und Dosierung:**
Je besser die Ähnlichkeit, um so höher kann die Potenz sein. Bei guter Ähnlichkeit kann man mit C30 rasche und gute Heilverläufe erzielen. Wenn nicht genügend Sicherheit besteht, beginnt man am besten mit C6, 5x3 Globuli am ersten Tag, 3x3 am zweiten Tag. Noch besser aber ist das Verkleppern, wie auf Seite 21 beschrieben.

Belladonna (Bell)

Hitze, Rötung, Trockenheit, Pulsieren und Brennen sind die Hauptcharakteristika von Bell im Bereich des Halses und Rachens. Wie immer bei Bell hat die Symptomatik relativ plötzlich eingesetzt und entwickelt sich rasch und kräftig, oft, aber nicht immer, mit hohem Fieber. Häufig nach Abkühlung in durchschwitztem Zustand. Oft ist die rechte Seite des Halses zuerst betroffen, dann zusätzlich Ausbreitung nach links. Das Schlukken ist außerordentlich schmerzhaft; manchmal kommt die Flüssigkeit wieder zur Nase heraus.
- Entzündung des Rachens; hellrote Erdbeerzunge, brennende Trockenheit
- Entzündung und Schwellung der Mandeln, hellrot, vor allem rechts, später auch links
- rasche Verschlimmerung der Entzündung
- Zusammenschnürungsgefühl. Beim Versuch zu schlucken, kommt das Wasser zur Nase heraus
- trotz Trockenheit Abneigung gegen Flüssigkeiten, wegen der starken Schluckbeschwerden
- allgemein: Gesicht und Haut rot und heiß, Pupillen erweitert, ausgeprägte Hitze und Trockenheit
- nachts anhaltendes Fieber mit steigenden Temperaturen
- Verschlechterung bei jeder Erschütterung, vor allem des Bettes, bei Bewegungen der Bettdecke

- Schmerzen beginnen plötzlich und enden ebenso plötzlich
- sehr gut wirksam bei Kindern
♦ **Potenzwahl und Dosierung:**
Die Einnahme von Bell erfolgt nach den gleichen Kriterien wie die von Acon.

Gelsemium (Gels)

Die Symptome entwickeln sich sehr langsam, der Patient wird zunehmend träge, schläfrig und scheut jede Bewegung. Er kann keinen klaren Gedanken mehr fassen, vor Erschöpfung fast die Augen nicht mehr aufhalten. Häufig findet sich als Auslöser ein Wetterumschwung zu warmem oder heißem Wetter, aber auch nervliche Anspannung vor Prüfungen oder öffentlichem Auftreten kann zum Auftreten solcher Halsentzündungen führen. Nervenschwäche ist ganz ausgeprägt. Ein ganz wichtiges Merkmal ist aber eine ausgeprägte Durstlosigkeit trotz erhöhter Temperatur. Die allgemeinen Symptome sind deutlicher als die lokalen Halssymptome.

- langsamer, allmählicher Beginn, häufig in milden Wintern oder bei Wetterwechsel nach feuchtwarm
- Schwäche, Lahmheit, Erschöpfung, Durstlosigkeit
- Kopfschmerzen, Kälteschauer im Rücken, Gliederschmerzen
- Schluckbeschwerden durch Schwäche der Schluckmuskulatur
- Schmerzen strahlen in die Ohren aus, Kloßgefühl
- Abneigung gegen Getränke, Verschlechterung durch warme Getränke und warme Speisen
- gerötetes Gesicht, trockene Lippen; starkes Schlafbedürfnis
♦ **Potenzwahl und Dosierung:**
D12 Globuli, 3x3 über 2–3 Tage, Gels wirkt entsprechend der allmählichen Entwicklung der Krankheit erst nach mehreren Stunden bzw. nach einem bis zwei Tagen. Auch Verkleppern wie auf Seite 21 beschrieben, ist eine gute Anwendung für dieses Mittel. Bei ganz deutlicher Symptomatik kann eine Einmalgabe C30 (1x5) versucht werden, dann abwarten.

Hepar sulfuris (Hep)

Dieses Mittel eignet sich eher für das zweite Stadium von Erkrankungen, zum Beispiel, wenn eine Halsentzündung sich festgesetzt hat und eventuell sogar zur Eiterung übergeht. Auch für die Anwendung von Hep finden sich charakteristische Merkmale, vor allem das der Überempfindlichkeit. Hep-Patienten sind überempfindlich gegen Berührung, gegen Schmerz und vor allem gegen Kälte. Wenige Mittel weisen dieses Ausmaß an Kälteempfindlichkeit und Verfrorenheit auf. Auf den geringsten Anlaß reagiert ein solcher Patient unwirsch, ungehalten, gereizt, ähnlich wie Bryonia, wenn es in seiner Ruhe gestört wird. Umgekehrt fühlt sich der Patient wohler, wenn er es warm hat, wenn er zum Beispiel seinen Kopf oder Hals umhüllen kann. Oft kommt es als äußeres Anzeichen beginnender Eiterung erneut zu heftigem, reichlichem, oft auch ausgesprochen unangenehm riechendem Schwitzen.

– Überempfindlichkeit gegen Kälte, gegen den geringsten Luftzug
– Überempfindlichkeit gegen jede Berührung, gegen Schmerzen
– Übergang einer Entzündung in Eiterung
– beim Schlucken Gefühl eines Splitters oder eines Pfropfens im Hals
– Reizbarkeit: der Kranke wird wütend beim geringsten Anlaß und ist schwer zu pflegen
– Verschlechterung durch trockene, kalte Winde, kühle Luft, den leisesten Luftzug
– Verschlechterung durch Liegen auf der schmerzenden Seite
– Besserung durch Wärme, Einhüllen, nach dem Essen, durch feuchtes Wetter
– hastiges, gereiztes Sprechen, Essen etc.

♦ **Potenzwahl und Dosierung:**
Bei guter Ähnlichkeit C30, 1x5, kann nach ca. einer Stunde wiederholt werden. Oder D12, 5x3 Globuli am ersten Tag, 3x3 am zweiten und dritten Tag. Verkleppern wie auf Seite 21 angegeben ist die beste Variante.

Lac caninum (Lac-c)

Dieses Arzneimittel ist ebenfalls erst einige Tage nach Beginn der Krankheit sinnvoll einzusetzen, nämlich dann, wenn sich die charakteristischen Symptome ausgebildet haben. Hervorzuheben ist die Eigenschaft, daß die Beschwerden in regelmäßigen Abständen die Seite wechseln: einmal schmerzt es rechts, dann wieder links, dann wieder rechts und so weiter, und oft wandern die Schmerzen auch auf der jeweiligen Seite. Dieser typische, regelmäßige Wechsel der Seiten rechtfertigt auf jeden Fall die Anwendung von Lac-c.

- Halsentzündungen mit einem Gefühl, als würde sich der Rachen verschließen, Erstickungsangst
- Der Hals ist sehr empfindlich gegen äußere Berührung
- Schlucken ist fast unmöglich, Schmerz strahlt zum (linken) Ohr aus
- Ausbildung von weißlichen, porzellanartigen Belägen auf den Mandeln
- Schmerzen und Beläge wandern von einer Seite zur andern und wieder zurück
- Der Rachen ist trocken, rauh; er fühlt sich an „wie verbrüht"
- Halsentzündung mit Steifheit des Nackens und der Zunge
- Halsentzündung mit Kitzeln, das zu dauerndem Husten reizt

♦ **Potenzwahl und Dosierung:**
Am besten D12 Globuli, 5x3 am ersten Tag, 3x3 bei beginnender Besserung am zweiten Tag, oder Verkleppern mit Gaben in steigendem Abstand, wie auf Seite 21 beschrieben.

Lachesis (Lach)

Auch für die Anwendung dieses Mittels gibt es klare Symptome und Richtlinien, wobei die Bevorzugung der linken Seite, die morgendliche Verschlechterung, die bläulichrote Verfärbung der Schleimhäute und die ausgeprägte Hitzeempfindlichkeit hervorzuheben sind. Heiße Getränke verschlimmern die Beschwerden.

- Halsentzündung, die Schmerzen sind frühmorgens beim Erwachen am schlimmsten
- Die linke Seite ist ausschließlich oder zuerst betroffen
- dunkelrote bis blaurote Farbe der Schleimhaut
- Schmerzen schlimmer durch heiße Getränke
- Schmerzen schlimmer durch leeres Schlucken, Schlucken von Speichel und Getränken, feste Speisen werden toleriert
- Die geringste Berührung des äußeren Halses erzeugt starke Schmerzen
- Der Kragen kann nicht weit genug sein, Enges am Hals ist unerträglich
- Oft besteht während der Erkrankung eine erhebliche Geschwätzigkeit, und das Zeitgefühl kommt durcheinander
- teilweise heftiger Krankheitsverlauf

♦ **Potenzwahl und Dosierung:**
Bei klarer Symptomatik kann durchaus ein Start mit 5 Globuli in C30 gewagt werden, auch zum Verkleppern. Aber auch D12, 5x3, 3x3, oder verkleppert, ist sinnvoll, wenn eine andere Potenz nicht greifbar ist, oder wenn man Vorsicht walten lassen will. Lach wirkt sehr rasch und kann nach spätestens zwei Tagen abgesetzt werden.

Lycopodium (Lyc)

Auch dieses Mittel für das zweite Stadium eine Halsentzündung hat sehr charakteristische Eigenschaften, die seine Anwendung relativ sicher machen. Im Gegensatz zu Lach ist hier ähnlich wie bei Bell vorwiegend die rechte Halsseite befallen, häufig greift die Entzündung von da auf den ganzen Hals über.

- langsam sich entwickelnde Halsentzündung, die rechts beginnt
- Verschlimmerungszeit morgens ab 4 Uhr und nachmittags 16–20 Uhr
- Ausbreitung von rechts über den ganzen Hals und von da abwärts
- Abneigung gegen Kaltes, Verlangen nach warmen Getränken, die bessern
- Der Rachen kann extrem schmerzhaft sein
- Trockenheit des Halses, oft ohne Durst, mit Stechen beim Schlucken
- zunehmende Schwellung und Vereiterung der Mandeln mit Geschwüren
- Halsentzündung zusammen mit Blähungen, Aufstoßen, Durchfall

♦ **Potenzwahl und Dosierung:**
Wird wie Lachesis dosiert.

Mercurius solubilis (Merc)

Merc ist eines der wichtigsten Mittel für fortgeschrittene Hals- und Mandelentzündungen, vor allem, wenn Eiterung beginnt oder schon eingetreten ist. Oft ist die rechte Seite etwas stärker befallen, die Patienten haben einen starken und unangenehmen bis widerlichen Mundgeruch. Hervorzuheben sind die starke Temperaturempfindlichkeit, die ausgeprägte nächtliche Ver-

schlimmerung und die Tendenz zu starkem, übelriechendem Schwitzen.
- fortgeschrittene Halsentzündungen mit widerlichem Geruch und schlechtem Geschmack im Mund
- vermehrte Speichselsekretion, der Speichel läuft aus dem Mund
- wunder, rauher, brennender Hals, Schluckschmerzen
- starke, dunkelrote Schwellung der Rachenschleimhaut
- Verschlechterung durch Erwärmung oder Abkühlung
- Verschlechterung nachts, durch Bettwärme. Erwachen durch Schmerzen, Schweiß
- starkes bis extremes Schwitzen, schlimmer nachts, Patient muß mehrfach die Kleidung wechseln
- gelber, übelriechender Schweiß; übler Geruch der Absonderungen
- Schwitzen bringt keine Erleichterung
- starke Müdigkeit, Erschöpfung, Zittern
♦ **Potenzwahl und Dosierung:**
Entweder einmalig 5 Globuli in C30, oder D12, 3x3 einige Tage, am besten aber Verkleppern von C30 oder D12 und Einnahme in zunehmenden Zeitabständen, wie auf Seite 21 beschrieben.

Phytolacca (Phyt)
Wir haben es hier ebenfalls mit einem Mittel zu tun, das seine Hauptverschlimmerungszeit nachts hat. Phytolacca gilt allgemein als gutes Drüsenmittel.
- dunkelrote Hals- und Rachenentzündung, starke Schwellung der Mandeln
- Gefühl eines Klumpens im Hals beim Schlucken
- Heißes kann nicht geschluckt werden, Besserung nach kalten Getränken
- Völlegefühl und Trockenheit im Rachen
- oft rechts schlimmer
- Auch die äußeren Halsdrüsen sind stark geschwollen und empfindlich
- Einschießende Schmerzen, die sich zu den Ohren erstrecken
- Hitzegefühl im Rachen
- feurig-rote Zunge, die sich verbrannt anfühlt
- Folgen von Durchnässung, bei Regenwetter, schlimmer nachts

♦ Potenzwahl und Dosierung:
Dieses Mittel gibt man am besten in C6 oder D12, 5x3 am ersten Tag, 3x3 am zweiten und dritten Tag. Die Besserung erfolgt allmählich, sollte am zweiten Tag abzusehen sein. Auch hier gilt: Verkleppern und Gabe in steigenden Intervallen am ersten Tag, danach drei bis fünf mal täglich ist die beste Lösung.

6. Zusätzliche Maßnahmen

Bei einem starken Infekt mit Halsentzündung ist die Bettruhe bei gut gelüftetem Zimmer oberstes Gebot. Auf die besonderen Temperaturbedürfnisse und -empfindlichkeiten des Kranken sollte dabei geachtet werden, ebenso auf reichliche Flüssigkeitszufuhr, vor allem bei Kindern, die durch hohes Fieber und Schweiß leicht in eine allgemeine Austrocknung geraten können, ebenso bei älteren Menschen. Keine Angst vor Fieber, wie im Kapitel „grippale Infekte" dargelegt. Als zusätzliche Maßnahme empfiehlt sich Gurgeln mit folgender Lösung: Myrrhen-Tinktur, davon 30–40 Tropfen in einem halben Glas Wasser lösen, eine Messerspitze Salz zugeben. Es ist unbedingt zu beachten, daß dieses Gemisch nicht geschluckt wird, es führt nämlich zu Erbrechen. Die Benutzung von entzündungshemmenden Sprays oder antiseptischen Gurgellösungen ist nicht empfehlenswert, da sie nur das Beschwerdebild unklar machen und die Verordnung des homöopathischen Mittels unnötig erschweren. Der häufige Gebrauch von Antibiotika ist ebenfalls abzulehnen, da die Abwehr dadurch eher untergraben wird. Auch werden die Erreger durch den häufigen Kontakt mit Antibiotika eher resistent. Heiße oder kalte Wickel, Lutschen von Eis oder Anwendung heißer Flüssigkeiten soll je nach den Bedürfnissen des Kranken eingesetzt und keinesfalls erzwungen werden.

3. Ohrenschmerzen, Ohrenentzündungen

1. Wesentliche Merkmale

Schmerzen und Entzündungen eines oder beider Ohren, der Ohrmuschel, des Gehörgangs oder des Innenohrs, oft fortgeleitet aus dem Rachenraum über die Eustachische Röhre. Diese kann mit Schleim angefüllt sein, was zu Hörstörungen führt. Auch im Innenohr hinter dem Trommelfell kann sich Flüssigkeit, Schleim oder Eiter ansammeln, was zu Schmerzen, Hörstörungen, gar zur Perforation mit Entleerung nach außen führen kann. Entzündungen des Ohrs können für sich allein auftreten, oft erscheinen sie aber im Zusammenhang mit einem grippalen Infekt, mit Entzündungen von Hals, Nase und Nasennebenhöhlen. Sie können ein- oder beidseitig auftreten, die Schmerzen können auch mehrfach die Seite wechseln. Ohne Instrumente kann man ins Ohr nicht hineinsehen, lediglich die eventuelle Röte und Druckempfindlichkeit der Ohrmuschel kann einen äußeren Hinweis auf eine Entzündung geben. Die Untersuchung des Gehörgangs und des Innenohrs ist nur durch den Arzt möglich.

Ohrenentzündungen können außerordentlich schmerzhaft sein, der rasche Griff zu schmerzstillenden Mitteln und Antibiotika ist naheliegend und verständlich. Die Erfahrung lehrt indes, daß diese Behandlung oft nur kurzfristig wirksam ist. Häufig treten solche Erkrankungen immer wieder auf und werden chronisch, so daß operative Maßnahmen häufig das letzte Mittel sind. Das kann aber durch rechtzeitige und konsequente homöopathische Behandlung verhindert werden. Häufig erkranken Kinder und Kleinkinder, vor allem wenn sie unter chronisch vergrößerten Mandeln und Polypen leiden. Das führt zu einer schlechten Durchlüftung der Innenräume und somit einer besonderen Anfälligkeit für Ohreninfekte. In solchen Fällen ist eine konstitutionelle Behandlung durch einen erfahrenen homöopathischen Arzt der Selbstbehandlung vorzuziehen. Dennoch sollen hier die wichtigsten homöopathischen Behandlungsmöglichkeiten dargestellt werden, denn oft entstehen schmerzhafte Ohrenentzündungen relativ rasch und immer im ungünstigsten Moment, so daß viele Eltern eine Selbstbehandlung versuchen, ehe sie den ärztlichen Notdienst aufsuchen.

2. Abgrenzung zu verwandten Krankheitsbildern

Die in der Regel plötzlich auftretenden Ohrenschmerzen sind sehr charakteristisch. Im Fall von Hörstörungen aber, vor allem wenn diese bereits seit längerer Zeit bestehen, sollte auf jeden Fall der Hausarzt oder gar ein Facharzt zu Rate gezogen werden. Dahinter kann sich auch eine schwerwiegende Störung des Innenohrs und der Sinneszellen verbergen. Ohrenentzündungen können auf die knöcherne Umgebung, vor allem hinter dem Ohr, übergreifen, eine Entwicklung, die sehr bedrohlich ist und unbedingt ärztliche Überwachung und Behandlung erfordert. Auch an das Vorhandensein von Fremdkörpern im Gehörgang muß bei Ohrenschmerzen von Kindern gedacht werden.

3. Wann ist unbedingt ein Arzt hinzuzuziehen?

Ohrenschmerzen, die auf die Selbstbehandlung nicht innerhalb von maximal zwei Tagen deutliche Besserung zeigen, müssen ärztlich behandelt werden. Länger bestehende Hörstörungen müssen fachärztlich abgeklärt werden, und auch das Auftreten und längere Fortbestehen von Absonderungen aus dem Ohr bedarf der ärztlichen Kontrolle. Das Auftreten von schleimigem oder eitrigem Ausfluß aus dem Ohr mag zwar dramatisch aussehen, ist aber eine Ausleitung des Körpers nach außen, und zeigt den Beginn der Heilung des Infekts an. Der Defekt im Trommelfell schließt sich nach Abheilung des Infekts in der Regel von selbst. Ein akut auftretender Gehörverlust (Hörsturz), vor allem im Zusammenhang mit Schwindel, sollte auf jeden Fall zur HNO-fachärztlichen Untersuchung führen, wobei gerade in diesem Fall die schulmedizinischen Behandlungsmöglichkeiten schnell erschöpft sind. Häufig sind auch fortgeleitete Zahnschmerzen der Backenzähne Ursache für starke Ohrenschmerzen. Dann muß ein Zahnarzt konsultiert werden.

4. Wichtige, homöopathisch relevante Symptome, Merkmale, Modalitäten

Wie stets sind es die individuellen Besonderheiten im Krankheitsverlauf, die erkannt werden müssen, soll das angezeigte Simile rasch zur Besserung führen.

1. witterungsbedingte Auslöser wie kaltes Wasser, kalter Wind etc.
2. Zeitpunkt und Reihenfolge des Auftretens der ersten und weiterer Symptome
3. befallene Seite, Ausbreitung von einer Seite auf die andere, eventuell mehrfach Seitenwechsel
4. Aussehen der jeweiligen Gesichtshälfte, des Ohres
5. Charakter des Schmerzes, der Ohrgeräusche
6. Tageszeit von Besserung und Verschlechterung der Beschwerden
7. Bedingungen von Besserung/Verschlechterung, wie z.B. Lage, Körperhaltung, Erwärmung, Abkühlung, frische Luft, Ruhe/Bewegung etc.)
8. allgemeine und seelische Verfassung
9. Schweiß, Durst, Appetit, Ausscheidung, Schlaf etc.
10. Begleitsymptome, auffällige, sonderbare, unerklärliche Symptome

Stets genügen einige wenige, charakteristische Symptome, mit deren Gesamtheit dann der Vergleich mit den in Frage kommenden Mitteln angestellt werden kann.

5. Differenzierung der wichtigsten homöopathischen Arzneimittel

Aconitum (Acon)

Mittel der ersten Stunden plötzlich beginnender, sehr akuter Ohrenschmerzen, häufig im Rahmen eines heftig verlaufenden Allgemeininfektes mit hohem Fieber. Auch plötzlich einsetzende, starke Ohrenschmerzen ohne oder mit wenig Fieber können Acon verlangen, wenn andere charakteristische Symptome vorhanden sind. Auslöser und allgemeine Kennzeichen sind für die Anwendung von Acon wichtiger als die lokalen Symptome.
– starke Ohrenschmerzen mit plötzlichem Beginn, äußeres Ohr rot, heiß, schmerzhaft, geschwollen
– starke Ohrenschmerzen nach plötzlicher, starker Abkühlung, eventuell nach vorheriger Erhitzung
– Ohrenschmerzen abends und nachts am schlimmsten
– massiver Durst, vor allem nach kaltem Wasser

- Hitze, Röte und Trockenheit von Haut und Schleimhäuten
- Besserung im Freien, Verschlechterung im warmen Zimmer
- sensibel gegen Geräusche, Musik ist unerträglich
- Angst und Unruhe
- lebhafte, durch nichts zu lindernde Schmerzen, die vor Mitternacht schlimmer sind
- Auslöser: kalte, trockene, eisige Winde, starke Erhitzung, Schreck, Furcht, Schock

♦ **Potenzwahl und Dosierung:**
Bei guter Ähnlichkeit beginnt man am besten mit 5 Globuli in C30, bei starken Schmerzen oder hohem Fieber kann man dies nach einer halben Stunde noch einmal wiederholen. Auch C6 oder D12 sind gute Potenzen, vor allem, wenn man sich noch nicht sicher ist. Dann muß das Mittel aber öfter gegeben werden. Also zuerst 3 Globuli, eine halbe Stunde später 3, eine Stunde später 3, zwei Stunden später 3, dann sollte abgewartet werden. Am besten ist bei allen Akutfällen das Verschütteln bzw. Verkleppern, wie auf Seite 21 beschrieben.

Belladonna (Bell)

Hauptmittel bei sehr akuter Ohrenentzündung mit plötzlichem Beginn. Hitze, Rötung, Trockenheit, Pulsieren und Brennen. Wie immer bei Bell hat sich die Symptomatik rasch und heftig entwickelt, oft, aber nicht immer, mit hohem Fieber. Häufig nach Abkühlung in durchschwitztem Zustand. Die Kinder schreien vor Schmerzen.

- akute Mittelohrentzündung, scharfe Schmerzen in und um die Ohren herum
- überraschender Beginn, häufig nachts, auch aus dem Schlaf heraus
- große Empfindlichkeit des Gehörs, leicht aufgeschreckt durch Geräusche
- rasches Verschlimmern der Entzündung
- schmerzhaftes Kauen und Gähnen
- oft nur rechts oder Beginn rechts
- allgemein: Gesicht und Haut rot und heiß, Pupillen erweitert, ausgeprägte Hitze und Trockenheit
- nachts anhaltendes Fieber mit steigenden Temperaturen
- sehr gut wirksam bei Kindern

50

- Verschlechterung bei jeder Erschütterung, vor allem des Bettes, bei Bewegungen der Bettdecke
- Schmerzen beginnen plötzlich und enden ebenso plötzlich
♦ **Potenzwahl und Dosierung:**
Die Einnahme von Bell erfolgt bei Infekten nach den gleichen Kriterien wie jenen von Acon.

Chamomilla (Cham)

Chamomilla ist vorrangig als Kindermittel bekannt, häufig bei Ohrenentzündungen. Es ist wegen seiner allgemeinen und psychischen Charakteristik gut zu erkennen. Es bestehen bei jeder Erkrankung Nervosität und Übellaunigkeit mit Unruhe und Überempfindlichkeit.

- einseitige, heftige Ohrenschmerzen, Hitze und Röte der Wange auf der gleichen Seite
- plötzlicher Beginn mit hohem Fieber
- Reizbarkeit und Übellaunigkeit, die Schmerzen scheinen unerträglich
- nur Herumtragen oder Wiegen bessert die Beschwerden, nichts ist recht
- Trost und Zureden verschlechtern das Befinden deutlich
- große Geräuschempfindlichkeit, vor allem gegen Musik
- anfallsartige Ohrenschmerzen, die das Kind schreien lassen
- Wärme verschlimmert die meisten Symptome, Abneigung gegen warme Umschläge
- Stiche im Innern des Ohres, besonders beim Bücken
- das Kind will nicht angefaßt oder angesprochen werden
♦ **Potenzwahl und Dosierung:**
Cham hilft oft am besten in C30, 1x5 Globuli zuerst, dann verkleppert in wachsenden Abständen, wie auf Seite 21 beschrieben. Wenn die Ohrenschmerzen im Zusammenhang mit Zahnungsbeschwerden auftreten, kann auch eine häufigere Wiederholung der Gabe innerhalb weniger Tage angezeigt sein. Gerade bei starken Schmerzen von Kindern kann Cham, wenn es angezeigt ist, in höheren Potenzen erforderlich sein. Wenn Cham D12, 3x5 Globuli innerhalb eines Tages nicht bessert, sollte auf jeden Fall die C30 einmal gegeben werden, ansonsten stimmt das Mittel nicht. Es besteht relative Ähnlichkeit zum Bild von Bell.

Ferrum phosphoricum (Ferr-p)

Ferr-p ist eines der Hauptmittel für akute Ohrenentzündungen, die ähnlich, aber nicht so heftig verlaufen wie die von Acon und Bell. Während Acon und Bell klar umrissene Anwendungskriterien hinsichtlich Ursache und Symptomcharakteristik aufweisen, ist das Symptomenbild von Ferr-p nicht so eindeutig. Es eignet sich wie Acon und Bell gut für den Beginn einer Ohrenentzündung.

- Jeder Pulsschlag wird in Kopf und Ohren gefühlt
- anfallsweise Schmerzen mit Pulsieren und Ohrgeräuschen, oft durch nasses Wetter ausgelöst
- abwechselnd Blässe und Röte des Gesichts
- pulsierende Kopfschmerzen, besser durch kalte Kompressen
- Fieber vor allem nachts und in den frühen Morgenstunden, sowie von 16–18 Uhr
- ausgesprochene reizbare Schwäche
- einzusetzen, wenn sonst kein klares Mittelbild aufscheint
- Beginn oft mit Frösteln und großem Durst
- jede Anstrengung verschlechtert
- Verschlechterung nachts und von 4–6 Uhr; rechts betont
- Besserung durch kalte Anwendungen
- Typus: blasse Haut und Schleimhäute, nervös, geschwächt, leichtes Erröten; rote Flecken

♦ **Potenzwahl und Dosierung:**
D6, C6 oder D12 3–4 mal 3 Globuli, 3–5 Tage.

Hepar sulfuris (Hep)

Dieses Mittel eignet sich eher für das zweite Stadium der Erkrankung, nämlich dann, wenn eine Ohrenentzündung sich festgesetzt hat und eventuell sogar in Eiterung übergeht. Auch für die Anwendung von Hep finden sich klare charakteristische Merkmale. Überempfindlichkeit auf allen Ebenen: Hep-Patienten sind überempfindlich gegen Berührung, gegen Schmerz und vor allem gegen Kälte.

- extreme Empfindlichkeit gegen Berührung
- der Gehörgang ist mit weißem, käsigem, blutigem Eiter gefüllt
- Überempfindlichkeit gegen Kälte, gegen den geringsten Luftzug; Verfrorenheit
- Überempfindlichkeit gegen jede Berührung, gegen Schmerzen

- kleine Pusteln im Gehörgang und auf der Ohrmuschel
- Übergang einer Entzündung in Eiterung
- Gefühl eines Splitters oder eines Pfropfens im Ohr
- Reizbarkeit; der Kranke wird beim geringsten Anlaß wütend und ist schwer zu pflegen
- Verschlechterung durch trockene, kalte Winde, kühle Luft, den leisesten Luftzug
- Verschlechterung durch Liegen auf der schmerzenden Seite
- Besserung durch Wärme, Einhüllen, nach dem Essen, durch feuchtes Wetter
- Hastiges, gereiztes Sprechen, Essen etc.

♦ **Potenzwahl und Dosierung:**
D12 Globuli, 5x3 am ersten, 3x3 am zweiten Tag, dann sollte die Wirkung offensichtlich sein. Verkleppern und Einnahme in wachsenden Abständen ist zwar die umständlichste, aber sicher auch die beste Variante.

Kalium sulfuricum (Kali-s)

Dieses Mittel ist oft einzusetzen, wenn Pulsatilla angezeigt erscheint, aber ohne Wirkung bleibt. Wie dieses ist es nützlich bei nicht ganz akuten Zuständen. Oft ist bei Ohrenbeschwerden auch die Haut um die Ohren betroffen.

- Ohrenentzündungen mit wäßriger oder eitriger, gelber, dicker, scharfer Absonderung
- Ohrenentzündung mit brennenden oder stechenden Schmerzen
- Verschlimmerung abends
- Verschlechterung durch Wärme, im warmen Zimmer, durch Zugluft
- Hast, Reizbarkeit, Überempfindlichkeit, Lärmempfindlichkeit
- vor allem die linke Seite ist betroffen
- Besserung durch Bewegung, vor allem im Freien
- Besserung durch frische Luft und im Freien
- oft gleichzeitig Gelenkschmerzen, häufig wandernd

♦ **Potenzwahl und Dosierung:**
Am besten Globuli in D12, 3x3 über zwei bis vier Tage.

Lachesis (Lach)

Auch für die Anwendung dieses Mittels gibt es klare Symptome und Richtlinien. In der Regel ist zuerst die linke Seite betroffen, und erst später kommt die rechte hinzu. Unerläßliche Symptome sind außerdem die morgendliche Verschlimmerung und die Wärme- und Berührungsempfindlichkeit.

- Ohrenentzündung; die Schmerzen sind frühmorgens beim Erwachen am schlimmsten
- Die linke Seite ist ausschließlich oder zuerst betroffen
- oft in Verbindung mit Halsschmerzen
- unangenehmes Klopfen, Knacken, Klingeln in den Ohren
- teigiges, übelriechendes Ohrenschmalz
- die geringste Berührung scheint unerträglich, stärkerer Druck oder Bohren mit dem Finger erleichtert
- Wärme und Zuspruch bessern, Bücken verschlechtert
- Beginn oft bei Wetterwechsel von kalt nach warm, Hitze
- Besserung durch Liegen auf dem betroffenen Ohr
- Oft besteht während der Erkrankung eine erhebliche Geschwätzigkeit, und das Zeitgefühl kommt durcheinander

♦ **Potenzwahl und Dosierung:**
Bei klarer Symptomatik kann durchaus ein Start mit 5 Globuli in C30 gewagt werden. Die C30 kann auch zum Verkleppern benutzt werden. Aber auch D12, 5x3, 3x3 oder verkleppert, ist sinnvoll, wenn eine andere Potenz nicht greifbar ist, oder wenn man Vorsicht walten lassen will. Lach ist ein sehr rasch wirkendes Mittel und kann nach spätestens zwei Tagen abgesetzt werden.

Lycopodium (Lyc)

Auch dieses Mittel für das zweite Stadium einer Ohrenentzündung hat sehr charakteristische Eigenschaften, die seine Anwendung relativ sicher machen. Im Gegensatz zu Lach ist hier ähnlich wie bei Bell vorwiegend das rechte Ohr befallen, häufig greift die Entzündung von da auf das andere Ohr über.

- langsam sich entwickelnde Ohrenentzündung, die rechts beginnt, oft mit Schnupfen einhergehend
- Ausbreitung vom rechten zum linken Ohr
- Schneuzen und Schlucken verschlimmern die Ohrenschmerzen
- Verschlimmerungszeit morgens ab 4 Uhr und nachmittags 16–20 Uhr
- Abneigung gegen Kaltes, Verlangen nach warmen Getränken, die bessern

- Ohrenentzündung zusammen mit Blähungen, Aufstoßen, Kollern, Durchfall
- Empfindlichkeit gegen kalte Luft und Zugluft
- dicke, gelbe, übelriechende Absonderung; Ekzem in und hinter den Ohren

♦ **Potenzwahl und Dosierung:**

D12, 5x3 am ersten Tag, je 3x3 an den beiden folgenden, oder verkleppert, ist sinnvoll, wenn eine andere Potenz nicht greifbar ist, oder wenn man Vorsicht walten lassen will.

Mercurius solubilis (Merc)

Merc ist auch bei der Entzündung des Ohrs kein Mittel der ersten Krankheitsstunden, sondern wird etwas später eingesetzt. Charakteristisch sind für Merc die deutliche nächtliche Verschlimmerung, die starke Wetterfühligkeit, sowohl, was warmes als auch was kaltes Wetter angeht, die starke Schweißbildung, der starke Speichelfluß, der starke und unangenehme Geruch der Absonderungen. Die allgemeinen Symptome sind für die Anwendung wichtiger als die Lokalsymptome.

- Ohrenschmerzen mit Verschlechterung nachts durch Bettwärme
- stechende Schmerzen, vom Rachen sich in die Ohren ausbreitend
- Spannung, Ohrenklopfen, rasche Entwicklung der Ohrenschmerzen
- Mittelohrentzündung, beginnend mit Gefühl von Blockierung und Verstopfung, evtl. Ohrensausen
- dicke, übelriechende Absonderung, gelb, blutig
- starkes bis extremes Schwitzen, schlimmer nachts; Patient muß mehrfach die Kleidung wechseln; gelber Schweiß
- Schwitzen bringt keine Erleichterung
- starke Müdigkeit, Erschöpfung, Zittern
- „menschliches Thermometer"; empfindlich gegen Hitze und Kälte
- übler Geruch des Schweißes und anderer Absonderungen
- Tendenz zu Ungeduld und Reizbarkeit
- folgt gut auf Bell, wenn die genannten Symptome vorhanden sind
- deutliche allgemeine und lokale Verschlechterung nachts

♦ **Potenzwahl und Dosierung:**
Entweder einmalig 5 Globuli in C30, oder D12, 3x3 einige Tage, am besten aber Verkleppern von C30 oder D12 und Einnahme in zunehmenden Zeitabständen, wie auf Seite 21 beschrieben.

Pulsatilla (Puls)

Pulsatilla wird bei Ohrenentzündungen häufig benötigt und ist auch sonst eines der oft verschriebenen homöopathischen Mittel. Im Vordergrund steht eine ausgeprägte Wechselhaftigkeit der Symptome, verschiedene Organe können abwechselnd betroffen sein, es erfolgt ein rascher Seitenwechsel der Beschwerden. Die allgemeinen Symptome sind sehr wichtig.

- Ohrenentzündung mit heftigen Schmerzen, die nachts schlimmer sind
- Schmerzen, als wenn etwas aus dem Ohr herausgedrückt würde
- Mittelohrentzündungen mit dicker, gelber, reichlicher Absonderung, übelriechend; Krusten im Gehörgang
- Hören schwierig, wie bei Ohrverstopfung
- äußeres Ohr geschwollen und rot, oft auch die gleichseitige Wange rot
- Besserung im Freien, bei langsamer Bewegung, tagsüber
- Verschlimmerung abends und nachts
- Verschlimmerung in der Zimmerwärme
- heiße Füße, streckt sie aus der Decke heraus
- auffallendes Fehlen von Durst trotz Fieber und Mundtrockenheit
- Der Patient ist auffallend milde, jammervoll, weinerlich, trostbedürftig
- beständiger Wechsel der Symptome: mal hier, mal dort Schmerzen, ständiger Seitenwechsel

♦ **Potenzwahl und Dosierung:**
Am besten gibt man Puls in D12, 5x3 Globuli am ersten Tag, 3x3 am zweiten und am dritten. Man kann auch die D12 verkleppern, bei sehr guter Ähnlichkeit auch C30 (siehe unter Acon in diesem Kapitel).

Silicea (Sil)

Silicea ist eines der wichtigen Mittel für Zustände von chronischer Eiterung oder wenn eine akute Entzündung in das eitrige

Stadium übergeht, so auch bei den Ohren. Neben Merc und Hep das dritte große Eiterungsmittel in der Homöopathie.

- Ohrenentzündungen nach längerem Schnupfen, der über die Eustachischen Röhren in die Ohren gedrungen ist
- übelriechende Absonderung aus den Ohren, oft mit schlechtem Hören verbunden
- Tubenkatarrh mit Jucken und Ohrensausen
- Ohrenentzündung mit Perforation des Trommelfells
- Ohrenschmerzen mit vergrößerten Lymphdrüsen, vergrößerter Ohrspeicheldrüse (Parotis)
- Alle Prozesse neigen dazu, in chronische Eiterung überzugehen
- allgemeine Empfindlichkeit gegen äußere Reize
- Geräuschempfindlichkeit und Dröhnen in den Ohren
- Neigung zu nächtlichem Schweiß am Kopf, kühl, klebrig
- Verschlimmerung in der Kälte, im Winter, bei Zugluft; Hände und Füße kalt
- Mangel an Lebenswärme; Erschöpfung von Geist und Körper; erkältet sich leicht
- Besserung durch Wärme, durch Einhüllen des Kopfes, im Sommer
- nachgiebig, ängstlich, Mangel an Stehvermögen, gleichzeitig eigensinnig und dickköpfig
- schlecht ernährte Kinder mit großem Kopf und magerem Körper

♦ **Potenzwahl und Dosierung:**
Am besten in D12, 3x3Globuli, mehrere Tage, die Besserung braucht bei diesem langsam und tief wirkenden Mittel einige Zeit.

Spigelia (Spig)

Spigelia ist ein gutes Mittel für neuralgieartige Schmerzen im Kopfbereich, vorzugsweise links, im Versorgungsbereich des Trigeminus, also Schläfe, Ohr, Auge, linker vorderer Kopf- und Gesichtsbereich. Oft im Zusammenhang mit funktionellen Herzbeschwerden.

- Ohrenschmerzen nach Baden oder Tauchen
- Ohrenschmerzen mehr links, zusammen mit Nervenschmerzen im linken Gesichts- und Kopfbereich

57

- Ohrenschmerzen mit Zahnschmerzen
- Verschlimmerung der Schmerzen durch Berührung, Bewegung, Erschütterung
- Besserung durch Liegen auf der rechten Seite mit erhöhtem Kopf
- Ohrenschmerzen bohrend, stechend, wie ein Pflock
- Unruhe und Jammern, aber große Angst vor dem Arzt

♦ **Potenzwahl und Dosierung:**
Bei guter Ähnlichkeit ist ein Versuch mit 1x5 Globuli C30 gerechtfertigt, ansonsten aber D12, am ersten Tag 4–5x3 Globuli, am zweiten nochmals 3x3. Bei starken Schmerzen dieser Art ist eine rasche Besserung verlangt, sonst muß das Mittel gewechselt oder ein Arzt aufgesucht werden.

6. Zusätzliche Maßnahmen

Bei Ohrenschmerzen ist die Eigenbehandlung nur im Akutfall anzuraten, bis ärztliche Hilfe erreichbar ist. Auch beim Nachlassen der Beschwerden sollte sicherheitshalber ein fachmännischer Blick ins Ohr erfolgen. Als Akutmaßnahmen werden warme oder kalte Umschläge angewandt, Zwiebelsäckchen sind ein altes Hausmittel, das oft gute Resultate aufweist. Es gibt schmerzstillende Ohrentropfen aller Art, die jedoch in Eigenregie mit Vorbehalt anzuwenden sind. Sie unterdrücken die akuten Symptome, aber unterdessen verstärkt sich das eigentliche Krankheitsgeschehen. Die allgemeinen Maßnahmen sind bekannt: Bettruhe bei gut belüftetem Zimmer, Vermeiden von Zugluft, ausreichend Flüssigkeitszufuhr. Der Umgang mit Fieber und allgemeinen Infektsymptomen wurde im Kapitel „Fieberhafte Infekte" eingehend besprochen. Gerade im Bereich des Ohrs führt der häufige Einsatz von Antibiotika zum Entstehen chronischer Zustände, die operative Maßnahmen nötig machen. Im Akutfall mit starken Schmerzen ist natürlich der Einsatz relativ harmloser Schmerzmittel sinnvoll, wenn das passende homöopathische Mittel nicht vorhanden oder nicht identifizierbar ist.

4. Schnupfen. Nasennebenhöhlenerkrankungen

1. Wesentliche Merkmale

Jeder hat schon einmal einen Schnupfen gehabt, mit Niesen, Augentränen, Verstopfung der Nase, reichlicher Absonderung. Schnupfen ist lästig, und man möchte ihn möglichst schnell wieder loswerden. Schnupfen ist ein katarrhalisches Symptom, und Katarrh bedeutet nichts anderes als vermehrte Schleimhautabsonderung als Versuch des Körpers, ungebetene Eindringlinge wie Viren, Bakterien, Staubpartikel loszuwerden. Im griechischen Wortsinn bedeutet Katharsis Reinigung oder Läuterung, und auf die Körpersprache übertragen heißt dies nichts anderes als ein Reinigungsversuch des Körpers. Es liegt auf der Hand, daß jeder Versuch, diesen Reinigungsvorgang zu unterdrücken, schädliche Auswirkungen haben muß. Schnupfen und Schleimhautschwellungen und -entzündungen werden heute sehr schnell mit Nasensprays, Tropfen, entzündungshemmenden Mitteln etc. unterdrückt. Dabei wäre es oft vernünftiger, den Dingen einfach ihren „Lauf" zu lassen und ein paar Tage auf die Selbstheilungskräfte des Körpers zu vertrauen. Allzu oft wandert nämlich die Krankheit, der durch solche „Behandlungen" der Ausweg nach außen verwehrt wurde, nach innen und resultiert dann in chronischen Entzündungen der Nase und der Nasennebenhöhlen. Die homöopathische Behandlung wird keine Unterdrückung dieser physiologischen Ausleitung erzeugen, sondern die Selbstheilungstendenzen des Körpers und der Schleimhäute unterstützen, die Katharsis im Sinn einer eventuellen Erstverschlimmerung kurzzeitig sogar anregen. Um so schneller kommt es dann zur Abheilung, vorausgesetzt, das Mittel war richtig gewählt. Viele Menschen leiden heute unter chronischen Erkrankungen der Nasennebenhöhlen (Sinusitis), mit chronischem Schnupfen, Druckgefühl an der Nasenwurzel, Stirnkopfschmerzen oder Gesichtsschmerzen, behinderter Nasenatmung etc. Die konsequente homöopathische Behandlung kann hier nicht nur akut, sondern auch auf Dauer Abhilfe schaffen.

2. Abgrenzung zu verwandten Krankheitsbildern

Diese Erkrankungen sind von Symptomatik und Verlauf her sehr typisch und geben wenig Anlaß zu Verwechslung. Bei behinderter Nasenatmung und chronischer Verstopfung könnte es sich um eine angeborene Mißbildung handeln, die aber schon äußerlich leicht zu erkennen ist, oder um eine Seitabweichung der Nasenscheidewand (Septumdeviation), wie sie angeboren oder nach einer Verletzung aufgetreten sein könnte. Außerdem können Polypen und andere Geschwülste die Nasenwege verlegen. Es können die Luftwege durch Fremdkörper verlegt sein, was bei Kindern häufiger vorkommen kann (Perlen, Münzen, Papierstücke etc.). Natürlich kann ein Schnupfen auch eine allergische Ursache haben, dies ist aber eine komplexe Erkrankung und kann nur auf der Basis einer Konstitutionstherapie behandelt werden. Da diese Form der homöopathischen Behandlung viel Erfahrung und eine ausführliche Anamnese benötigt, ist dafür auf jeden Fall ein kompetenter homöopathischer Behandler zu Rate zu ziehen.

3. Wann ist unbedingt ein Arzt hinzuzuziehen?

Ein banaler Schnupfen führt die wenigsten Menschen direkt zum Arzt, in der Regel wird zuerst einmal eine Selbstbehandlung versucht oder einfach abgewartet. Alle Zustände, die über einen akuten Schnupfen hinausgehen, werden in der Regel früher oder später zum Arzt führen. Eine solche chronische Erkrankung der Nasennebenhöhlen ist auch für den erfahrenen Homöopathen durchaus nicht einfach zu behandeln, so daß der Laie von vornherein Selbstbehandlungsversuche unterlassen sollte. Fremdkörper und Polypen etc., die die Nasenatmung behindern, müssen durch den Facharzt entfernt werden. Frakturen und andere Verletzungen bedürfen ebenfalls der fachmännischen Versorgung. Wie immer ist der Arzt dann aufzusuchen, wenn das Krankheitsbild nicht innerhalb weniger Tage eine deutliche Besserungstendenz erkennen läßt.

4. Wichtige, homöopathisch relevante Symptome, Merkmale, Modalitäten

Die Diagnose „akuter Schnupfen" allein erlaubt noch nicht den sinnvollen Einsatz eines homöopathischen Heilmittels. Um dieses zu finden, suchen wir vor allem nach den individuellen Krankheitsmerkmalen. Stets sind die allgemeinen, psychischen und auffälligen Symptome den lokalen und typischen vorzuziehen.

1. Klimatische Bedingungen zum Zeitpunkt des Auftretens: Kälte, Wärme, Wetterwechsel etc.
2. Zeitpunkt des Auftretens der ersten Symptome
3. Reihenfolge des Auftretens der Symptome
4. Tempo der Entwicklung des Krankheitsbildes: schnelle oder allmähliche Entwicklung
5. Tageszeit der Besserung bzw. Verschlechterung der Beschwerden (tags, nachts etc.)
6. Bedingungen der Besserung und Verschlechterung von Symptomen (Liegen, Gehen, Kühlung, Erwärmung, frische Luft, Essen, Trinken können bessern oder verschlechtern)
7. allgemeine und seelische Verfassung des Patienten
8. Schwitzen, Durst, Appetit, Ausscheidung, Farbe und Beschaffenheit von Haut und Schleimhäuten
9. Begleitsymptome, auffällige Besonderheiten
10. Schnupfen eher mit Verstopfung der Nase oder mit Absonderung
11. Qualität, Farbe, Konsistenz der Absonderung, zeitliches Auftreten von Absonderung oder Verstopfung
12. Welche Nasenseite ist bevorzugt befallen; eventuell Wechsel je nach Lage

5. Differenzierung der wichtigsten homöopathischen Mittel

Allium cepa (All-c)

Jeder weiß aus eigener Erfahrung, welche Reaktionen dieses Mittel, nämlich die Küchenzwiebel auslöst. Schon bald nach dem Aufschneiden einer Zwiebel fangen die Augen an zu brennen, die Nase juckt und läuft ohne Ende. Die Absonderung ist scharf und brennend und färbt die Nasenlöcher rot an, sie werden wund. Zu guter Letzt hilft nur noch die Flucht ins Freie, wo die Symptome innerhalb kurzer Zeit verschwinden. Wir haben es hier mit einer klassischen Arzneiprüfung zu tun, die die meisten Menschen schon an sich durchgeführt haben. Dementsprechend ist die Symptomatik, die bei einem akuten Schnupfen durch All-c geheilt wird, folgende:

- wäßriger, scharfer Schnupfen
- Reizung der Nasenschleimhäute, Wundheitsgefühl innen und am Naseneingang
- reichliche Absonderung, wäßrig, fließend, leicht wundmachend
- Verschlechterung im warmen Raum und in feuchter Luft sowie abends
- häufigste Ursache: Feuchtigkeit oder feuchtkalter Wind, aber auch Durchnässung der Füße
- Niesen, Brennen, Schmerzen in den Stirnhöhlen
- gleichzeitige Reizung der Augen mit Tränenfluß, Röte und Brennen
- eventuell Ausbreitung des Schnupfens zum Kehlkopf mit Jucken und Heiserkeit
- Besserung der Symptome im Freien
- die Symptome beginnen oft links und erstrecken sich später nach rechts
- Träufeln aus der Nase, Tropfen an der Nasenspitze, wunde Oberlippe

♦ **Potenzwahl und Dosierung:**
Bei guter Ähnlichkeit C30 verschütteln bzw. verkleppern, wie auf Seite 21 beschrieben. Wenn nach einem halben Tag keine Besserung erfolgt ist, sollte das Mittel aufgrund der Symptome gewechselt werden. Aber auch D12 3x3 über zwei bis drei Tage ist eine gute Möglichkeit, bei gegebener Ähnlichkeit rasch und sicher zum Erfolg zu kommen.

Arsenicum album (Ars)

Dieses Mittel ist in nicht-homöopathischer toxischer Zubereitung ein äußerst wirksames Gift, in früheren Zeiten wurde es vor allem an Königshäusern häufig dazu benutzt, unliebsame Konkurrenten aus dem Weg zu räumen. Für den homöopathischen Einsatz sind viele charakteristische, vor allem allgemeine

Merkmale von Bedeutung.
- starker Fließschnupfen, auch mit Nasenverstopfung, tröp-
felnde Absonderung
- Brennen, Beißen, Wundschmerz in der Nase
- Die Nasenabsonderungen fressen die Oberlippe wund und
verursachen Schorf
- rasche allgemeine Entkräftung, Schwäche
- Angst, Unruhe, der Patient hält es im Bett nicht aus
- Verschlimmerung nachts, vor allem nach Mitternacht
- starke Frostigkeit, Kälte ist unerträglich
- Besserung durch Wärme, Verschlechterung durch jede Abkühlung
- unaufhörlicher Durst auf kleine Mengen, schluckweises Trinken warmer Flüssigkeiten lindert
- Furcht vor allem Möglichen: unheilbar krank zu sein, vor Einbrechern etc.

♦ **Potenzwahl und Dosierung:**
Ars darf wegen seiner Giftigkeit nicht zu tief potenziert werden,
am besten beginnt man die Behandlung mit D12, 3x3 Globuli
über wenige Tage. Bei guter Ähnlichkeit wird eine Einmalgabe
von 5 Globuli C30 genügen. Arsenpatienten sind grundsätzlich
mit ihrem Gesundheitszustand nicht zufrieden, dennoch sollte
ein wirksames Mittel nach Besserung nicht weiter eingenommen
werden, auch wenn der Patient nach der guten Wirkung darauf
besteht.

Cinnabaris (Cinnb)

Zinnober hat seinen Wirkungsbereich weniger beim akuten
Schnupfen als vielmehr bei der immer wiederkehrenden Verstopfung der Nase und den Erkrankungen der Nasennebenhöhlen. Charakteristisch ist der Druck an der Nasenwurzel. Es
ist gut wirksam bei akuten, subakuten oder chronischen
Schleimhautentzündungen der Augen und der Nase.
- schleimig-eitriger Schnupfen mit Druck an der Nasenwurzel
- Stirnhöhlenschmerzen, schlimmer nachts, durch Feuchtigkeit
und Temperaturänderung
- Schnupfen mit geröteten Augen
- Absonderung schmutzig-gelber Schleimklumpen aus den inneren Nasenlöchern

- der Druck einer Brille auf der Nase wird nicht ertragen
- Mundtrockenheit beim Erwachen aus dem Schlaf
- Besserung an der frischen Luft und in der Sonne
♦ **Potenzwahl und Dosierung:**
Am besten Globuli in D6, 3x3, oder auch als Tabletten, 3x1, über einige Tage nehmen.

Ferrum phosphoricum (Ferr-p)

Die Schnupfensymptome von Ferr-p sind wie die allgemeinen Infektsymptome eher uncharakteristisch. Der Beginn etwa ist nicht sehr heftig, das Fieber mehr oder oder weniger hoch, Hitze, Röte, Brennen, Trockenheit, Schweißneigung und alle weiteren Merkmale, die für die Mittelwahl so wichtig sind, sind nicht sehr deutlich ausgeprägt. Dennoch gibt es einige Merkmale, die die Anwendung dieses Mittels vor allen anderen notwendig machen.
- Schnupfen im allerersten Stadium
- Beginn oft mit Frösteln und großem Durst mit dem Schnupfen
- Stirnkopfschmerz mit Schnupfen, gefolgt von Nasenbluten, welches dann bessert
- pulsierende Kopfschmerzen, gebessert durch kalte Kompressen
- ausgesprochen reizbare Schwäche
- Gesicht abwechselnd blaß und rot
- Hitzewallungen und Röte des Gesichts bei sonst blassen Menschen
- oftmals Betonung der rechten Seite
- Typus: blasse Haut und Schleimhäute, nervös, geschwächt, leichtes Erröten; rote Flecken
- Jede Anstrengung verschlechtert
♦ **Potenzwahl und Dosierung:**
Ferr-p wird am besten in D6, C6 oder D12 3–4 mal 3 Globuli über 3–5 Tage eingenommen, je nach Rückbildung der Beschwerden. Bei deutlicher Besserung des Krankheitsgeschehens soll die Medikation bald beendet werden.

Kalium bichromicum (Kali-bi)

Ausgesprochen wichtiges Mittel für Erkrankungen aller Schleimhäute, vor allem der oberen Luftwege, und dort vor allem der

Nase und ihrer Nebenhöhlen, für das zweite Stadium eines akuten Schnupfens oder für langwierige Verläufe.
- Schnupfen mit Druck an der Nasenwurzel, erstreckt sich in die Stirnhöhlen
- große Mengen gelben, fadenziehenden, klebrigen, eitrigen Schleims
- häufiges Niesen, Völlegefühl im Gesicht
- Schnupfen schlimmer abends und im Freien
- morgens Verstopfung der Nase und blutige Absonderung
- Besserung durch warmes Wetter
- empfindliche, geschwürige Nasenlöcher
- Schnupfen mit Stirnkopfschmerz, Verschlechterung durch Berührung
- Schnupfen mit Geruchsverlust, häufiges Räuspern
- extremes Verstopfungsgefühl an der Nasenwurzel
- allgemeine Schwäche, an Lahmheit grenzend
- wenig Fieber
♦ **Potenzwahl und Dosierung:**
Am besten Globuli in D12, 3x3 über zwei bis drei Tage.

Kalium sulfuricum (Kali-s)

Dieses Mittel ist oft einzusetzen, wenn Pulsatilla angezeigt erscheint, aber ohne Wirkung bleibt. Wie dieses ist es nützlich bei nicht ganz akuten Zuständen. Sowohl Wärme als auch Zugluft verschlimmern die Beschwerden
- Schnupfen mit wäßriger oder eitriger, gelber, dicker, scharfer Absonderung
- abendliche Verschlimmerung
- verstopfte Nase durch Wärme, im warmen Zimmer, durch Zugluft
- Schnupfen häufig mit klopfenden Schmerzen über den Augen, die durch Bewegung schlimmer werden
- Besserung durch frische Luft und im Freien, durch Bewegung im Freien
- Hast, Reizbarkeit, Überempfindlichkeit
- vor allem die linke Seite ist betroffen
- oft gleichzeitig Gelenkschmerzen, häufig wandernd
♦ **Potenzwahl und Dosierung:**
Am besten Globuli in D12, 3x3 über zwei bis drei Tage.

Mercurius solubilis (Merc)

Merc ist in der Regel nicht für die allerersten Anfangsstadien eines Schnupfens oder einer Nasennebenhöhlenentzündung geeignet, sondern für den weiteren Verlauf. Charakteristisch sind für Merc die deutliche nächtliche Verschlimmerung, die starke Wetterfühligkeit sowohl, was warmes als auch kaltes Wetter angeht, die starke Schweißbildung, der starke Speichelfluß, der starke und unangenehme Geruch der Absonderungen. Die allgemeinen Symptome sind für die Verordnung von Merc wichtiger als die Schnupfensymptome.

– heftiger Stockschnupfen; Verstopfung der Nase
– Fließschnupfen mit Ausfluß wäßrigen, wundfressenden Schleims
– häufiges Niesen mit starkem Speichelfluß
– Schwellung und Rötung der Nase, die beim Anfassen schmerzt
– Verschlechterung nachts durch Bettwärme
– starkes bis extremes Schwitzen, schlimmer nachts, Patient muß mehrfach die Kleidung wechseln; gelber Schweiß
– Schwitzen bringt keine Erleichterung
– starke Müdigkeit, Erschöpfung, Zittern
– „menschliches Thermometer", empfindlich gegen Hitze und Kälte
– übler Geruch des Schweißes und anderer Absonderungen
– Tendenz zu Ungeduld und Reizbarkeit
– starker Bezug zu Halsentzündungen
♦ **Potenzwahl und Dosierung:**
Entweder einmalig 5 Globuli in C30, oder D12, 3x3 über einige Tage, am besten aber Verkleppern von C30 oder D12 und Einnahme in zunehmenden Zeitabständen, wie auf Seite 21 beschrieben.

Nux vomica (Nux-v)

Nux-v ist eines der wichtigsten homöopathischen Mittel mit sehr weitem Einsatzspektrum, es kann praktisch für jede Art von Erkrankung in Frage kommen, wenn die allgemeinen Charakteristika des Arzneimittelbildes zu sehen sind. Oft treten akute Erkrankungen, wie grippale Infekte oder Schnupfen und Nebenhöhlenerkrankungen im Anschluß und als direkte Folge exzessiver Lebensführung jeder Art auf, wozu auch geistige Überanstrengung gehört, neben Genußmittelabusus etc. Nux vomica ist sehr kälteempfindlich mit gleichzeitigem Verlangen nach frischer Luft.

- Schnupfen im ersten Stadium, durch trockene, kalte Witterung verursacht
- Schnupfen mit Trockenheit und Verstopfung der Nase, Schweregefühl in der Stirn und ungeduldige Laune
- tagsüber Fließschnupfen, nachts Stockschnupfen
- Schnupfen schlechter im warmen Raum, besser an der frischen Luft
- Frost und Hitze wechseln abends, mit großer Hitze von Gesicht und Kopf
- der Patient ist mürrisch, übellaunig, ungeduldig, reizbar
- Verlangen nach Genußmitteln, die nicht gut vertragen werden
- allgemeine Verschlechterung morgens, der Patient kommt nur schwer aus dem Bett
- allgemeine Besserung abends, vor allem geistige Arbeit gelingt abends und nachts am besten
- überreizte Nerven, heftige Reaktionen

♦ **Potenzwahl und Dosierung:**
Am besten in D12, Globuli, 3x3 über einige Tage, kann aber bei guter allgemeiner Übereinstimmung durchaus auch in höheren Potenzen in Einmalgaben verabreicht werden.

Pulsatilla (Puls)

Pulsatilla wird bei Schnupfen und Sinusitis häufig eingesetzt. Das Mittel hat bei Kindern mit wiederkehrendem Schnupfen häufig eine gute Wirkung und ist auch sonst eines der oft verschriebenen homöopathischen Mittel. Die ausgeprägte Wechselhaftigkeit der Symptome, das Fehlen von Durst trotz Fiebers sind weitere Charakteristika von Pulsatilla.

- Schnupfen mit Geruchs- und Geschmacksverlust
- Schnupfen abwechselnd trocken oder fließend, die Nasenseiten sind abwechselnd betroffen
- Verstopfung der Nase gegen Abend, gelbe oder gelbgrüne Absonderungen morgens
- Fließschnupfen im Freien, Stockschnupfen im Zimmer
- Besserung im Freien, bei langsamer Bewegung, tagsüber

- Verschlimmerung abends und nachts
- Verschlimmerung in der Zimmerwärme
- heiße Füße, die aus der Decke herausgestreckt werden
- auffallendes Fehlen von Durst trotz Fieber und Mundtrockenheit
- der Patient ist auffallend milde, jammervoll, weinerlich und trostbedürftig
- beständiger Wechsel der Symptome, ständiger Seitenwechsel
♦ **Potenzwahl und Dosierung:**
Am besten gibt man Puls in D12, 5x3 Globuli am ersten, 3x3 am zweiten und dritten Tag. Man kann auch D12 verkleppern, bei sehr guter Ähnlichkeit auch C30 (siehe auf Seite 21)

Weitere Mittel, die bei Schnupfen in Frage kommen:

Aconitum (Acon)

Die allgemeinen Infektsymptome von Acon sind im Kapitel über fieberhafte Infekte dargestellt, Acon kann auch im Anfangsstadium eines Schnupfens angezeigt sein.
- plötzlicher heftiger Schnupfen zu Beginn eines Infekts
- Schnupfen, verursacht durch kalte, trockene Winde
- trockene Nase; Kopfschmerzen, Brausen in den Ohren, Fieber, Durst
- Schnupfen besser im Freien, schlechter durch Reden
- Fließschnupfen, häufiges Niesen, Absonderung einer klaren, heißen Flüssigkeit
- plötzlicher und heftiger Beginn
♦ **Potenzwahl und Dosierung:**
D12, am ersten Tag 3x5 Globuli, dann 3x3.

Belladonna (Bell)

Auch Bell kann zu Beginn eines Schnupfens angezeigt sein, wenn die allgemeinen Infektkriterien gegeben sind.
- plötzlicher, heftiger, heißer Schnupfen zu Beginn eines Infekts
- der Geruchssinn ist bald scharf, bald dumpf
- häufiges, trockenes Niesen mit Kitzeln
- heftiger, plötzlicher Beginn
- nach plötzlicher Abkühlung oder Durchnässung oder bei plötzlicher Erhitzung

- eingebildete Gerüche, Vibrieren in der Nasenspitze
- Nase rot, geschwollen, Nasenbluten, rotes Gesicht

♦ **Potenzwahl und Dosierung:**
D12, am ersten Tag 3x5 Globuli, dann 3x3.

Bromium (Brom)

Brom hat eine deutliche Wirkung auf die Atemwege, besonders Kehlkopf und Trachea; vergrößerte Ohrspeicheldrüsen, Kropf. Erstickungsgefühl, wundmachende Absonderungen, reichliche Schweiße und große Schwäche

- erst Verstopfung des rechten, dann des linken Nasenlochs
- Fließschnupfen mit ätzender Wundheit der Nase
- Fließschnupfen mit häufigem, starkem Niesen
- Druck an der Nasenwurzel; Schmerzhaftigkeit der Nase
- Verschlimmerung abends bis Mitternacht, beim Sitzen im Zimmer
- Verschlimmerung durch warmes, feuchtes Wetter
- Besserung durch jede Bewegung, an der Seeluft

♦ **Potenzwahl und Dosierung:**
Globuli in D6 oder D12, am ersten Tag 5x3, dann 3x3 über zwei bis drei weitere Tage.

6. Zusätzliche Maßnahmen

Fließen lassen, Schleimhäute in Ruhe lassen, Flüssigkeitszufuhr zur besseren Unterstützung der Absonderung, das sind bei einem harmlosen Schnupfen die wichtigsten Maßnahmen. Vor allem bei längeren Verläufen und Übergreifen auf die Nebenhöhlen sind ausgiebiges Trinken und Inhalationen mit Salzwasser zur besseren Schleimabfuhr sinnvoll. Schleimhautabschwellende Mittel sind auf die Dauer schädlich. Vor ausgiebigem Gebrauch ätherischer Öle ist zu warnen, da auf Dauer die Schleimhäute ausgetrocknet werden. Überdies behindern Stoffe wie Minze, Eucalyptus, Menthol oder Kampher die homöopathischen Mittel in ihrer Wirkung.

5. Augenerkrankungen. Augenentzündungen

1. Wesentliche Merkmale

Es geht hier vor allem um die akuten Infektionen des Auges, wie sie im Rahmen eines banalen Infekts auftreten können, sowie um andere Reizzustände und um einfache Verletzungen. Das Auge ist ein komplex aufgebautes Organ, und seine speziellen Erkrankungsformen, wie zum Beispiel grauer oder grüner Star, Weit- oder Kurzsichtigkeit, um nur einige wenige zu nennen, gehören in die Obhut des Facharztes, wobei in vielen Fällen der Homöopath die Mitbehandlung übernehmen kann. In diesem Abschnitt geht es um die akuten Erkrankugen des Auges, wie sie im Rahmen einer Erkältung oder eines Infektes auftreten können, oder wie man sie bei allerlei alltäglichen Reizungen sehen kann, außerdem um die Folgen von Prellungen, Stößen, Einwirkungen von Fremdkörpern, die zu ähnlichen Erscheinungen führen können. Das „rote Auge" kann außer den genannten Ursachen andere Gründe haben, die eine Behandlung notwendig machen, aber vor jede Behandlung gehört eine Diagnose, eine Benennung der Krankheit und ihrer Ursache, und gerade bei Erkrankungen des Auges ist dies in der Regel dem Fachmann vorbehalten.

2. Abgrenzung zu verwandten Krankheitsbildern

Angeborene Störungen und Mißbildungen können schon bei Neugeborenen und Kindern Symptome hervorrufen, die den oben genannten ähneln. Viele Erkrankungen des Auges können als Symptom unter anderem auch eine Rötung der Bindehaut und Absonderungen nach sich ziehen, die zugrundeliegende Ursache ist ohne spezielle Untersuchung häufig nicht zu erkennen. Da nicht nur die äußeren, sondern auch die inneren Augenabschnitte betroffen sein können, ist bei jeder nicht ohne weiteres erklärbaren Störung an eine solche von außen nicht erkennbare Krankheit zu denken.

3. Wann ist unbedingt ein Arzt hinzuzuziehen?

Bei jedem Fall von unklarer Schmerzhaftigkeit, von Rötung und anderen Entzündungszeichen, von Störungen des Sehens und des Gesichtsfeldes, von vorübergehendem oder dauerndem Verlust des Sehens auf einem oder beiden Augen, von anscheinend harmlosen, aber länger bestehenden Symptomen, ist der Facharzt zu konsultieren. Nicht selten sind Kopfschmerzen, etwa beim Arbeiten oder Lesen, die ersten Anzeichen einer Erkrankung des Auges. Viele Erkrankungen, wie etwa der graue oder der grüne Star, sind heute gut konventionell zu behandeln. Fremdkörper, die nicht von selbst durch die Tränen herausgewaschen werden oder sich leicht entfernen lassen, sollten unverzüglich durch den Facharzt entfernt werden. Auch bei Verletzungen sollte zumindest im Fall auftretender Beeinträchtigungen des Sehens das Auge fachärztlich untersucht werden. Hängende Lider oder Probleme beim Öffnen oder Schließen der Augen sollten ebenso zum Arzt führen wie eine eingeschränkte Beweglichkeit der Augäpfel. Natürlich kann eine solche Aufzählung nur unvollständig sein, sie soll aber zur Vorsicht im Umgang mit Störungen dieses so wichtigen Organs Anlaß geben.

4. Wichtige, homöopathisch relevante Symptome, Merkmale, Modalitäten

Die homöopathische Behandlung des Auges richtet sich wie üblich nach den charakteristischen Symptomen.

1. Ursache der Erkrankung, also Wind, Schlag, Stoß, Erkältung etc.
2. Klimatische Bedingungen zum Zeitpunkt des Auftretens
3. Zeitpunkt des Auftretens der ersten Symptome, Tempo der Symptomentwicklung
4. Tempo der Entwicklung des gesamten Krankheitsbildes, schnelle oder allmähliche Ausbildung
5. Tageszeiten der Besserung oder Verschlechterung
6. Bedingungen der Besserung bzw. Verschlechterung der Symptome, der Rötung, der Schmerzen etc. (Liegen, Stehen, Gehen, Kühlung, Erwärmung, frische Luft, Essen, Trinken, Bewegung, Ruhe etc.)
7. Empfindungsqualität, also brennend, juckend etc.

8. allgemeine und seelische Verfassung des Patienten
9. Allgemeinsymptome wie Schwitzen, Durst, Appetit, Ausscheidung, Aussehen von Haut und Schleimhäuten
10. Begleitsymptome der Augenerkrankungen an anderen Körperstellen
11. Art und Beschaffenheit der Absonderungen des betroffenen Auges (gelb, zäh, flüssig etc.)
12. Seite, eines oder beide Augen, welches zuerst
13. Reaktion auf Licht (besser im Dunkeln oder bei Licht?)

5. Differenzierung der wichtigsten homöopathischen Arzneimittel

Aconitum (Acon)

Acon ist wie stets bei einer akuten Erkrankung das Mittel für die erste Phase. Der heftige Beginn und die kräftigen Symptome sind unerläßlich für seine Anwendung.

- erstes Entzündungsstadium, Auge rot, geschwollen, schmerzhaft, trocken
- heftige Symptome sonst robuster und kräftiger Menschen
- nach chirurgischen Eingriffen, nach Einwirkung von kaltem Wind, nach schockartigen Erlebnissen
- starke Rötung, Hitzegefühl, Schwellung und Rötung der Lider, starke Gefäßzeichnung der Augen
- äußerste Schmerzhaftigkeit und Lichtempfindlichkeit
- Augapfel empfindlich gegen Bewegung; Gefühl, als würde er herausgepreßt
- Zustand von Furcht, Angst, Schrecken, Unruhe, aufgeregt
- hohes Fieber, Frostschauer, starker Durst
- Erstauftreten oder Verschlechterung abends oder nachts
- Verschlechterung im warmen Raum; Besserung im Freien
- Trockenheit und intensive Hitze und Röte von Haut und Schleimhäuten

♦ **Potenzwahl und Dosierung:**
Bei guter Ähnlichkeit kann mit 5 Globuli C30 begonnen werden, bei starken Symptomen kann man dies nach einer halben Stunde wiederholen. Am besten ist Verkleppern wie auf Seite 21 beschrieben. C6 oder D12, am ersten Tag 5x3 Globuli, sind eine gute Alternative.

Belladonna (Bell)

Ebenso wie Acon ist Bell ein gut geeignetes Mittel für die ersten Stunden einer akuten Augenerkrankung, die plötzlich und heftig eingesetzt hat.

- „Rotes Auge": Lidrandentzündung und Bindehautentzündung, Trockenheit der Augen
- verdickte rote Lider und brennende Schmerzen der Augen
- krampfartige Schmerzen bei Augenbewegungen, starke Lichtempfindlichkeit
- Augenschmerzen bessern sich im dunklen Zimmer
- Tränenfluß, brennende Tränen, mit starker Lichtempfindlichkeit
- Pulsieren tief in den Augen, schlimmer beim Hinlegen; Pupillen erweitert
- Augen hervortretend, starr, glänzend, Schwellungsgefühl
- plötzlicher Beginn der Symptome, die auch plötzlich aufhören können
- plötzlicher, heftiger Beginn aller Symptome, rasches Ansteigen des Fiebers
- Überempfindlichkeit aller Sinne, der Patient ist erregt und phantasiert
- heiße, trockene Haut, später massives Schwitzen

♦ **Potenzwahl und Dosierung:**
Am besten ist es , bei guter Ähnlichkeit 6–8 Globuli C30 zu verkleppern, wie auf Seite 21 beschrieben. Auch die Verwendung von D12 ist sinnvoll, 5x3 am ersten Tag, dann 3x3 einen weiteren Tag, C6 oder D6 in gleicher Weise.

Calcium carbonicum (Calc)

Calc ist eines der ganz wichtigen homöopathischen „Konstitutionsmittel", das vor allem bei Kindern häufig von hervorragender Wirkung ist. Es paßt gut für blonde, rundliche Kinder, die zu starker Schweißbildung neigen, vor allem am Kopf, in der Entwicklung eher langsam sind und häufige Infekte haben, mit dickem Schnupfen, vergrößerten Lymphknoten, Mandelentzündungen, Husten etc. Es ist für Augenerkrankungen vor allem im Kindesalter häufig das Mittel der Wahl.

- oberflächliche Entzündung der Augen, Entzündung der Lidränder

- dicke, eitrige, wundmachende Absonderung, mit brennenden Schmerzen
- längerdauernde Entzündung der Augen mit Ausfallen der Wimpern
- harte und geschwollene Lider
- Gerstenkörner mit Verhärtung und Verklebung
- eitrige Augenentzündung von Neugeborenen, hartnäckig wiederkehrend
- verschlossene, geschwollene, rote, schmerzhafte, juckende Augenlider, die am Morgen verklebt sind
- für dicke Kinder mit großem Kopf und dickem Bauch, deren Fontanellen offen bleiben
- vergrößerte und verhärtete Lymphknoten
- Kopfschweiß, vor allem nachts; kalte, feuchte Füße
♦ **Potenzwahl und Dosierung:**
D12-Globuli, 3x3 über 4–5 Tage, werden in den meisten Fällen eine gute Wirkung erzielen. Zur Stabilisierung einer bestehenden Infektneigung kann über 8–10 Tage, vor allem bei Kindern, eine LM VI versucht werden.

Euphrasia (Euphr)

Schon der deutsche Name „Augentrost" belegt die Wirkung der pflanzlichen Substanz auf die Augen. Heuschnupfen und Allergien, die sich vor allem auf die Augen konzentrieren, Erkältungskrankheiten, die in erster Linie Augensymptome hervorrufen, aber auch Störungen am Auge ohne erkennbare Ursache können nach Euphrasia verlangen. Überanstrengung der Augen durch Lesen, durch Arbeit am Bildschirm, durch „Verblitzen" sind häufig Ursachen für Störungen, die gut mit Euphr zu behandeln sind.
- Augen brennend, gereizt, Lichtempfindlichkeit mit ständigem Blinzeln
- katarrhalische Bindehautentzündung; Absonderung von scharfen Tränen oder scharfem Eiter
- die Augen tränen ständig
- die Tränen sind scharf und reizend, gleichzeitig besteht milder Fließschnupfen
- akute Enzündung der Lidränder mit scharfer, schleimig-eitriger Absonderung

- kalte Luft und Wind verursachen Tränenfluß, später Verkleben der Lider
- verschwommenes Sehen, besser durch Wischen der Augen
- Lähmigkeit der Augenmuskeln durch Erkältung
- Rötung und Gefühl von Brennen im Bereich der Bindehäute, oft links schlimmer als rechts
- Verschlechterung der Beschwerden durch Lesen, Licht, im warmen Zimmer
- Besserung an der frischen Luft

♦ **Potenzwahl und Dosierung:**
Globuli in C6 oder D12, 3x3, über mehrere Tage.

Hepar sulfuris (Hep)

Für dieses Mittel der zweiten Entzündungsphase gelten die allgemeinen Kennzeichen starker Reizbarkeit, Empfindlichkeit gegen kalte Luft, Zugluft, Wind, und der Neigung zu Eiterbildung. Wie in den Kapiteln über Halsschmerzen oder Schnupfen nachzulesen, folgt Hep häufig gut nach Akutmitteln wie Bell, Ferr-p, Acon.

- Bindehautentzündung; Hautausschläge der Lider und ihrer Umgebung; Lidrandentzündung
- Augenerkrankungen mit Eiterbildung
- das Auge ist empfindlich gegen Licht und Luft, es muß bedeckt werden
- intensive Lichtscheu, reichlicher Tränenfluß
- starke Rötung von Hornhaut und Bindehaut, heftige Schmerzen, Besserung durch Wärme
- die Augen sind extrem empfindlich gegen alle Außenreize und Schmerzen
- alles verschlimmert sich durch jeden Luftzug und Kälte
- der Patient ist frostig, reizbar, mürrisch, empfindlich gegen jede Störung

♦ **Potenzwahl und Dosierung:**
C6, 3x3, oder D12, 3x3, sind bei den genannten Krankheitsbildern eine geeignete Dosierung, über 3–4 Tage.

Mercurius solubilis (Merc)

Wie Hep ist Merc eines der großen Polychreste und Eiterungsmittel, das in der zweiten Phase zahlreicher Enzündungsformen seinen wichtigen Platz hat. Es wird vor allem auf Grund der Allgemeinsymptome ausgewählt.

- Lidrandentzündung, mit der Tendenz, chronisch und langwierig zu werden
- intensive Bindehautentzündung mit reichlichem Fluß heißer, brennender, wundmachender Tränen
- starke Lichtempfindlichkeit, Lider geschwollen, gerötet, krustig
- Absonderungen aus dem Auge schleimig, eitrig, dünn, scharf, wundmachend
- Augenentzündung nach Einwirkung von Feuer, Hitze, schlechter durch Licht, durch Kälte
- in der Erkrankungsphase Neigung zu starkem, übelriechendem Nachtschweiß
- alle Absonderungen sind sehr übelriechend
- nächtliche Verschlimmerung der Symptome
- starke Empfindlichkeit gegenüber Wetterumschwüngen
♦ **Potenzwahl und Dosierung:**
Bei guter Ähnlichkeit ist ein einmaliger Versuch mit 5 Globuli C30 durchaus möglich und aussichtsreich. Im Normalfall ist man jedoch mit D12-Globuli, 3x3 über 3–4 Tage, gut beraten.

Nux vomica (Nux-v)

Nux-v ist eines der wichtigsten Konstitutionsmittel mit einem sehr breiten Einsatzspektrum, es ist für eine Vielzahl von Erkrankungen wirksam. Auch hier sind für seine Anwendung die allgemeinen Charakteristika ausschlaggebend, es paßt am besten bei Personen mit Reizbarkeit, Überreiztheit, Streß, Ärger, Überarbeitung, übermäßigem Gebrauch von Kaffee, Alkohol, Nikotin und anderen Genußmitteln, Schlafmangel. Nux-v ist ein Mittel gegen die sogenannten Folgen des modernen Lebens.

- heftige Augenschmerzen mit roter Bindehaut nach Überanstrengung
- schmerzendes, trockenes Gefühl in den inneren Augenwinkeln
- durch exzessiven Lebenswandel beeinträchtigte Sehkraft
- Verkrampfungen der Lidränder, die Lider brennen und jucken
- lichtscheu, morgens schlimmer
- Frühlingsbindehautentzündung mit Lichtempfindlichkeit, schlimmer morgens
- nach übermäßigem Gebrauch von Medikamenten

- alle Symptome sind morgens schlimmer, der Patient fühlt sich abends deutlich wohler und leistungsfähiger
- besser nach kurzem Schlaf, abends, in der Ruhe
- ungeduldige, nörgelnde, reizbare Menschen

♦ **Potenzwahl und Dosierung:**

Bei deutlicher Ähnlichkeit C30, 1x5 abends und 1x5 am darauffolgenden Morgen, dann abwarten, ansonsten auch D12 oder C6, 3x3 Globuli über 3 Tage.

Pulsatilla (Puls)

Puls ist ein sehr gutes Augenmittel. Überhaupt dürfte es eines der meistverordneten homöopathischen Konstitutionsmittel sein. Die wichtigsten Kennzeichen sind die auffallende Durstlosigkeit, die abendliche Verschlechterung, die Weinerlichkeit und Trostbedürftigkeit bei Erkrankungen, sowie die Besserung im Freien.

- Gefühl von Trockenheit der Augen
- leichte Lichtempfindlichkeit
- dicke, gelbe, reichliche, milde Absonderungen
- Jucken und Brennen in den Augen mit Tränenfluß und Schleim
- Lider entzündet und verklebt; Gerstenkörner
- Verschlechterung in der Wärme und im warmen Zimmer
- Besserung an der frischen Luft und bei Bewegung, aber Windempfindlichkeit
- Verschlechterung abends und nachts
- warme Menschen, die häufig nachts die Füße unter der Decke hervorstrecken
- auffälliges Fehlen von Durst bei fieberhaften Erkrankungen
- häufig wechselnde Symptome und Seiten (erst das eine Auge, dann das andere, dann wieder das erste etc.)

♦ **Potenzwahl und Dosierung:**

D12-Globuli, auch D6, C6, 3x3 über 3–5 Tage.

Staphisagria (Staph)

Auch dieses Mittel, das deutliche allgemeine und psychische Charakteristika aufweist, ist häufig für Augenleiden angezeigt. Oft besteht eine ausgeprägte Nervosität und Reizbarkeit, Erkrankungen treten nach Ärger, Kränkungen, Beleidigungen auf, die nicht verkraftet wurden. Allgemein besteht eine große Empfindlichkeit und Sensibilität.

- Gerstenkörner und andere Schwellungen der Augen, immer wiederkehrend
- oft sind die inneren Augenwinkel betroffen
- trockene Lidränder, mit harten Knoten an den Lidkanten
- Rötung der Lider, mit spannenden Schmerzen, vor allem abends
- Folgen von Kränkung oder Beleidigung
- Folgen von Ärger, von sexuellen Exzessen
- unerwartete, ungestüme Wutausbrüche von eigentlich freundlichen, lieben Menschen
- sehr empfindlich auf das, was andere sagen
- Geschichte von jahrelangem, still ertragenem Kummer

♦ **Potenzwahl und Dosierung:**
D12, 3x3 Globuli; wenn die psychische Seite der Verursachung ausgeprägt ist, kann auch LM VI, 1x2 Globuli täglich, über 8–10 Tage versucht werden.

Symphytum (Symph)

Symph ist ein sehr wichtiges Mittel für Verletzungen des Augapfels durch Prellungen, beispielsweise durch einen Tennisball.
- Folgen von Verletzungen und Prellungen des Auges
- „blaues Auge", Schmerz durch einen Schlag
- Schmerzen mit Druckgefühl in der Augenhöhle
- Schwellung der Lider und Empfindlichkeit gegen Bewegung
- Verlangen, die Augen zu reiben

♦ **Potenzwahl und Dosierung:**
Direkt nach der Verletzung verwende man Arnika C30 oder besser C200, 1x5 Globuli, danach Symph D6, 3x3 Globuli, bis zum Abklingen der Beschwerden. Der Besuch beim Augenarzt ist unerläßlich.

6. Zusätzliche Maßnahmen

Verletzungen

Fremdkörper können unter dem Wasserhahn aus dem Auge gespült werden, oft unterstützt gleichzeitiges sanftes Massieren des anderen Auges das Austreiben. Eigenmächtiges Hantieren mit Pinzetten ist gefährlich. Nach Verletzungen sollte das Auge grundsätzlich fachmännisch untersucht werden. Für die Erstversorgung kann man z.B. Mull auf das Auge legen und eine Augenklappe anbringen. Keinesfalls sollen vor einer Untersuchung Augentropfen oder -salben benutzt werden.

Infektionen

Regelmäßiges Entfernen der Absonderungen und Reinigung der Verklebungen ist sicher hilfreich, man nimmt dazu ein weiches Tuch mit Babyöl. Wenn das Auge gegen Zugluft oder Licht sehr empfindlich ist, kann es mit einer Augenklappe geschützt werden.

6. Heiserkeit. Stimmprobleme

1. Wesentliche Merkmale

Heiserkeit und andere Stimmprobleme treten entweder im Rahmen eines Infekts der oberen Luftwege auf oder als direkte Folge einer Überstrapazierung der Stimme. Im ersten Fall ist ein im Kehlkopf ausgelöster Husten das Begleitsymptom oder Hauptsymptom. Die üblichen Infektzeichen wie Fieber, Abgeschlagenheit, Gliederschmerzen, Halsschmerzen, Husten etc. lassen die Heiserkeit als Teil des allgemeinen Infektgeschehens erkennen. Im zweiten Fall versagt die Stimme den Dienst, ohne daß weitere Krankheitszeichen vorliegen, also bei Sängern, Rednern, Lehrern etc. Die unterschiedlichen Ursachen sind für Diagnose und Therapie im konventionellen Bereich, aber auch vor allem für den homöopathischen Therapieansatz wichtig. Die Schulmedizin beschränkt sich im Fall einer Heiserkeit aufgrund von Stimmüberstrapazierung im wesentlichen auf Schonung und abschwellende Maßnahmen, während im Infektfall die üblichen Mittel wie Antibiotika und entzündungs- und schmerzlindernde Medikamente eingesetzt werden. Die Homöopathie kann für beide Formen von Stimmproblemen ausgezeichnete Mittel zur Verfügung stellen, wenn die Symptome hinsichtlich der Ähnlichkeit mit den Arzneimittelbildern gut übereinstimmen.

2. Abgrenzung zu verwandten Krankheitsbildern

Heiserkeit kann über die oben skizzierten Ursachen hinaus auch nach nach einer Schilddrüsenoperation oder nach einer schweren Krankheit im Kehlkopfbereich (u. a. Krebs) entstehen. Häufig leiden Raucher unter chronischen Stimmbandproblemen. Hier ist allerdings die Rede von der akut auftretenden Heiserkeit. Auch psychische Probleme können sich im Rahmen eines akuten Stimmversagens äußern. Dann wird unter ganz anderen Gesichtspunkten behandelt als bei einem Infekt oder einer bloßen Überanstrengung der Stimme.

3. Wann ist unbedingt ein Arzt hinzuziehen?

Ein Arzt, in der Regel ein HNO-Facharzt, ist dann hinzuzuziehen, wenn die Heiserkeit länger andauert oder nach einer kurzen Behandlung nicht nachläßt. Gerade bei Rauchern ist eine plötzlich auftretende Heiserkeit immer Anlaß für eine gründliche Untersuchung. Auch das Auftreten einer Stimmstörung nach einer Operation im Halsbereich muß vom Arzt untersucht werden.

4. Wichtige, homöopathisch relevante Symptome, Merkmale, Modalitäten

Vorrangig sind die Ursachen, die Modalitäten der Besserung und Verschlechterung, sowie die auffälligen, unerklärlichen, sonderlichen, also „ichnahen" Symptome zu erforschen. Stets sind die allgemeinen, psychischen, auffälligen Symptome den lokalen und für die Krankheit typischen vorzuziehen.

1. Ursache der Heiserkeit: Überanstrengung der Stimme, Erkältung, Zugluft etc.
2. Klimatische Bedingungen zum Zeitpunkt des Auftretens. Kälte, Wärme, Wetterwechsel etc.
3. Zeitpunkt des Auftretens der ersten Symptome, der Heiserkeit
4. Heiserkeit schmerzhaft oder schmerzlos
5. Qualität der Stimmänderung (hoch, tief, stimmlos, Stimme leise etc.)
6. Tempo der Entwicklung des Krankheitsbildes: schnelle oder allmähliche Entwicklung
7. Tageszeit der Besserung bzw. Verschlechterung der Heiserkeit (tags, nachts etc.)
8. Bedingungen der Besserung und Verschlechterung der Heiserkeit (Liegen, Gehen, Kühlung, Erwärmung, frische Luft, Essen, Trinken können bessern oder verschlechtern)
9. allgemeine und seelische Verfassung des Patienten
10. Schwitzen, Durst, Appetit, Ausscheidung, Farbe und Beschaffenheit von Haut und Schleimhäuten
11. Begleitsymptome, die mit der Heiserkeit auftreten, auffällige Besonderheiten

5. Differenzierung der wichtigsten homöopathischen Arzneimittel

Argentum nitricum (Arg-n)

Arg-n ist für ausgesprochen nervöse, impulsive Menschen geeignet, die sich beim Sprechen überanstrengt haben und deshalb heiser sind, vor allem für Redner oder Sänger, die an wiederkehrenden akuten oder an chronischen Stimmproblemen wie Heiserkeit, Husten, Stimmverlust etc. leiden. Gerade Personen, die Arg-n benötigen, leiden zudem an ausgesprochen starkem Lampenfieber.

- chronische Kehlkopfentzündung bei Rednern und Sängern
- Schmerz wie von einem Splitter im Hals
- völliger Stimmverlust nach Überanstrengung der Stimme
- Husten beim Versuch, laut zu sprechen
- Wundheit in Kehlkopf und Halsgrube, vor allem morgens
- Kitzeln, Jucken und Brennen im Kehlkopf
- starke Erwartungsangst vor öffentlichen Auftritten (Lampenfieber)
- Verschlechterung durch Hitze, Besserung durch Abkühlung

♦ Potenzwahl und Dosierung:

Bei akuter Heiserkeit und den oben aufgezählten Symptomen ist es oft sinnvoll, 1x5 Globuli C30, eventuell eine halbe Stunde später wiederholt, einzunehmen. Dies kann von Rednern und Sängern auch vor dem Auftritt versucht werden als Prophylaxe. Auch C6 oder D12, 3x3 Globuli, bei normaler Heiserkeit nach längerem Sprechen ist aussichtsreich.

Arum triphyllum (Arum-t)

Sowohl für Heiserkeit durch Überanstrengung nach Sprechen, Schreien, Singen, aber auch ohne ersichtlichen Grund, ein wirkungsvolles und häufig angezeigtes Mittel. Häufig besteht eine Neigung zu allergischen Reaktionen von Haut und Schleimhäuten mit Schleim und dauernder Kehlkopfreizung. Häufig sieht man rissige Lippen und Mundwinkel.

- akute Heiserkeit, akutes Stimmversagen bei Sängern, Rednern, durch Schreien
- anfangs schmerzlose Heiserkeit, später mit trockenem, rauhem Gefühl in Hals und Kehlkopf

- die Stimme versagt plötzlich während des Sprechens wegen mangelnder Kontrolle über die Stimmbänder.
- Verschlechterung durch Sprechen oder Singen
- die Stimme ist unsicher und verändert ständig die Tonlage.
- reichliche Sekretion und große Schleimansammlung in der Luftröhre
- chronisches Stimmversagen
- Empfindlichkeit des Kehlkopfs gegen Berührung

♦ **Potenzwahl und Dosierung:**
D12 bzw. C6 bzw. D6 als Globuli 3x3 über 2–3 Tage einzunehmen.

Causticum (Caust)

Ein Mittel, das bei vielen Beschwerden in den oberen Luftwegen eingesetzt wird, vor allem bei Husten und Bronchitis, aber eben auch oft bei akuten oder chronischen Stimmproblemen. Wegen der Ähnlichkeit der Symptome ist es oft ein gutes Folgemittel nach Acon.

- Heiserkeit schlimmer morgens
- Heiserkeit nach Einwirkung von trockenem, kaltem Wind, bei Winterwetter mit trockener Kälte
- kratzendes Brennen und Wundheit in Kehlkopf und Brust
- dauernder Zwang, sich zu räuspern, es kann aber kaum Schleim hochgebracht werden
- Lähmung von Kehlkopfmuskeln und Stimmbändern, kein lautes Wort ist möglich
- Heiserkeit bei Rednern oder Sängern nach Überanstrengung der Stimme
- Stimmlosigkeit wie durch Schwäche der Kehlkopfmuskeln
- Heiserkeit mit Kitzelhusten, gelindert durch einen Schluck kaltes Wasser
- Verschlechterung bei trockenem, kaltem Wetter
- Besserung bei feuchtem, auch naßkaltem Wetter, Feuchtigkeit bessert grundsätzlich

♦ **Potenzwahl und Dosierung:**
Globuli in D12, 3x3 über wenige Tage, auch C6 oder D6, können bei guter Ähnlichkeit versucht werden. Folgt häufig gut auf Acon (1. Tag Acon C30 1x5 oder D12 3x3 Globuli, ab dem zweiten Tag Caust, wie oben angegeben).

Drosera (Dros)

Dros ist vor allem ein Hustenmittel mit starker Beziehung zum Kehlkopf, das auch bei akuten Stimmproblemen gut eingesetzt werden kann. Es ist ein außerordentlich wichtiges Mittel für spastischen Husten und Keuchhusten.

- die Stimme ist rauh, heiser, hohl, nach unten gerutscht (Baßstimme)
- rauhes, scharriges, zum Husten reizendes Trockenheitsgefühl im Kehlkopf
- Brust- und Halssymptome schlimmer durch Sprechen oder Singen
- Gefühl, als ob etwas in der Brust das Ausatmen verhindern würde
- anhaltende Heiserkeit nach Masern
- Zusammenschnürungsgefühl in Kehlkopf und Brust, schlimmer durch Sprechen, besser beim Gehen
- Heiserkeit mit krampfartigem Husten, siehe auch unter Hustensymptome
- der Patient faßt sich beim Schlucken oder Husten unwillkürlich an den Hals
- Auswurf von zähem, manchmal blutstreifigem Schleim
- Heiserkeit und Atemnot, durch Sprechen ausgelöst

♦ **Potenzwahl und Dosierung:**

D12-Globuli, am ersten Tag 5x3, dann 3x3, auch C6 oder D6 ist eine gute Potenzwahl.

Ferrum phosphoricum (Ferr-p)

Ebenso wie bei anderen Erkrankungen der oberen Luftwege ist Ferr-p dann zu versuchen, wenn keine besonders charakteristischen Symptome deutlich auf ein Mittel hinweisen. Nasenbluten oder andere Absonderungen mit Blutbeimengung sind häufig.

- schmerzhafte Heiserkeit bei Sängern und Rednern
- Heiserkeit nach Überanstrengung der Stimme
- Heiserkeit verschlechtert sich durch Sprechen
- Heiserkeit durch Kälte, Nässe, Zugluft
- Heiserkeit bei akutem grippalem Infekt, Gesicht blaß und rot abwechselnd
- Heiserkeit mit viel Schleim und Rasseln in der Brust

- Gefühl von Trockenheit und Schwellung im Hals, Schmerzen beim Schlucken, Heiserkeit
- Heiserkeit und kurzer, krampfartiger, schmerzhafter Husten
- allgemeine Schwäche, jede Anstrengung verschlechtert den Zustand

♦ **Potenzwahl und Dosierung:**
D6, 5x3 Globuli am ersten Tag, anschließend 3x3 über vier bis fünf Tage. Oder D6–Tabletten, 5x1, ab dem zweiten Tag 3x1.

Phosphorus (Phos)

Dies ist eines der großen Konstitutionsmittel, das für viele Erkrankungen in Betracht kommen kann. Schlanke, freundliche, sensible, empfindliche Personen profitieren von seiner Wirkung besonders. Oft besteht großer Durst, die Patienten liegen ungern auf der linken Seite und sind empfindlich gegen jede Art von Wetterwechsel. Hungern verschlechtert ebenso deutlich wie Essen bessert. Häufig besteht eine ausgesprochene Erkältungsneigung.

- große Empfindlichkeit des Kehlkopfes mit Brennen
- Rauhheit im Kehlkopf mit Trockenheitsgefühl und starkem Durst
- Schmerzhaftigkeit im Kehlkopf, die das Reden verhindert
- Heiserkeit, pelziges Gefühl, kein lautes Wort kann gesprochen werden
- Heiserkeit und übergroße Nervenschwäche, bis zur Stimmlosigkeit
- Heiserkeit, die sich zum Abend hin verschlechtert und bis zum Stimmverlust geht
- Stimmverlust durch Katarrh oder auch nervös bedingt
- Heiserkeit mit Husten, besser durch kalte Speisen oder kalte Getränke

♦ **Potenzwahl und Dosierung:**
Globuli in D12, 5x3 am ersten Tag, danach 3x3 über drei bis fünf Tage. Wenn vom Typus her gute Ähnlichkeit besteht, lohnt sich durchaus ein Versuch mit C30 1x5 Globuli.

Spongia (Spong)

Gute Wirkung im Kehlkopfbereich. Passend bei eher rundlichen Personen und vor allem bei Kindern mit deutlich tastbar vergrößerten Halslymphdrüsen, die Wärme schlecht vertragen.

- heisere, gebrochene Stimme, die beim Sprechen oder Singen versagt
- sehr schnell erscheinende Heiserkeit mit Halsschmerzen und trockenem, rauhem, bellendem Husten
- Heiserkeit mit Erstickungsgefühl und ohnmachtsähnlichen Zuständen
- Heiserkeit mit geschwollenen Lymphknoten im Halsbereich
- der Kehlkopf ist empfindlich gegen Berührung und bei Drehung des Halses
- Sprechen schmerzt im Kehlkopf, plötzliches Versagen der Stimme
- Zusammenschnürungsgefühl, Kitzeln und Trockenheit in der Kehle
- Husten schmerzhaft, häufiges Räuspern
- ♦ **Potenzwahl und Dosierung:**
C6 oder D12, 3x3 über einige Tage.

6. Zusätzliche Maßnahmen

Bei akuter Heiserkeit infolge einer Erkältung oder eines Infektes gelten die allgemeinen Regeln bei Erkältungskrankheiten. Redner und Sänger müssen ihre Stimme schonen, bei anhaltenden Beschwerden ist der Gang zum HNO-Arzt anzuraten. Gurgeln hilft nicht viel, da die Gurgellösung den Kehlkopf nicht erreicht, wohl aber Inhalationen von heißem Wasserdampf mit Salzzusatz, gelegentlich auch mit Kamille, Salbei oder Myrrhen-Tinktur. Die Zumischung von ätherischen Ölen, vor allem über längere Zeit, ist nicht zweckmäßig, einerseits, weil mit der Zeit eine Schleimhautaustrocknung und -reizung auftritt, andererseits, weil ätherische Öle homöopathische Mittel in ihrer Wirkung behindern.

7. Husten. Bronchitis

1. Wesentliche Merkmale

Erkrankungen der oberen Luftwege gehören zu den häufigsten Gesundheitsproblemen, mit denen wir in unserem täglichen Leben konfrontiert werden. Husten als Symptom ist der Versuch des Körpers, ungebetene Eindringlinge wie Viren, Bakterien, Pilze, Staub und andere Fremdkörper von der Schleimhautoberfläche der Atemwege zu entfernen und so den ungestörten Gasaustausch zwischen Luft und Blut zu sichern. Auch die Schleimproduktion der Atemwege ist ein solcher Ausleitungsversuch des Körpers. Es liegt auf der Hand, daß die symptomorientierte Unterdrückung dieser Abwehrvorgänge den Bestrebungen des Körpers entgegengesetzt ist. Husten und Schleimproduktion, eventuell auch die Verengung der Atemwege, die einen schnelleren Luftstrom herstellen soll, sind die Hauptkennzeichen dieser Erkrankungen, die als Entzündung von Kehlkopf, Luftröhre, Bronchien oder Lungengewebe auftreten. Nun sind diese Symptome für sich genommen nicht sehr spezifisch und nicht ausreichend, um zu entscheiden, ob es sich um ein relativ harmloses Infektgeschehen oder eine schwerwiegende Gesundheitsstörung handelt. Phänomene wie Heiserkeit, Husten etc. können nicht nur im Rahmen eines normalen Infekts auftreten, sondern auch Hinweis sein auf das Bestehen einer Lungentuberkulose, einer schweren Lungenentzündung, eines Tumors, schweren Asthmas, das Vorhandensein von Fremdkörpern etc. Diese Erkrankungen zeigen außer den Symptomen Husten, Enge, Schleimproduktion auch noch andere Merkmale, anhand derer der Arzt sie differenzieren kann. Manchmal sind Labor- und Röntgenuntersuchungen zur Diagnosestellung nötig.

2. Abgrenzung zu verwandten Krankheitsbildern

Die akute Bronchitis oder Tracheobronchitis, also die Entzündung der Luftwege vom Kehlkopf bis in die Bronchien, muß unterschieden werden von anderen Erkrankungen mit ähnlicher Symptomatik. Wann immer der geringste Verdacht auf das Vorliegen einer ernsteren Störung besteht, ist der Arzt zu konsultieren: Chronische Bronchitis in all ihren Erscheinungsformen, Asthma, Lungenüberblähung (Emphysem), Lungenentzündung (Pneumonie), herzbedingte Erkrankungen der Lunge (Stauung, Ödem), Tuberkulose, Tumoren sowie andere seltenere Erkrankungen der Lunge.

3. Wann ist unbedingt ein Arzt hinzuzuziehen?

Bei länger bestehendem Husten, bei Atemnot, bei starkem nächtlichem Schwitzen, bei unerklärlichem Gewichtsverlust, bei allgemeiner Schwäche und Abgeschlagenheit, bei blutigem Auswurf, bei länger anhaltendem Fieber, bei jeder Störung, die beunruhigt und über Husten und vermehrte Schleimproduktion hinausgeht, ist der Arzt einzuschalten. Vor allem Raucher sollten sich in regelmäßigen Abständen einer ärztlichen Untersuchung unterziehen.

Es muß hier nicht weiter ausgeführt werden, daß Rauchen für den Organismus im allgemeinen und die Atemwege im besonderen sehr belastend ist.

4. Wichtige, homöopathisch relevante Symptome, Merkmale, Modalitäten

Die unkomplizierten Erkrankungen der oberen Luftwege lassen sich homöopathisch gut behandeln. Sie unterstützen das Abwehrverhalten des Körpers und verkürzen nicht selten den Krankheitsverlauf. Die Diagnose „akute Bronchitis" allein erlaubt noch nicht den sinnvollen Einsatz eines homöopathischen Heilmittels. Um dieses zu finden, suchen wir vor allem nach den individuellen Krankheitsmerkmalen. Folgende Beobachtungen sind dabei wichtig:

1. Klimatische Bedingungen zum Zeitpunkt des Auftretens. Kälte, Wärme, Wetterwechsel etc.
2. Zeitpunkt des Auftretens der ersten Symptome, der Hustensymptome
3. Husten schmerzhaft oder schmerzlos
4. Tempo der Entwicklung des Krankheitsbildes: schnelle oder allmähliche Entwicklung
5. Tageszeit der Besserung bzw. Verschlechterung des Hustens (tags, nachts etc.)

6. Bedingungen der Besserung und Verschlechterung des Hustens (Liegen, Gehen, Kühlung, Erwärmung, frische Luft, Essen, Trinken können bessern oder verschlechtern)
7. allgemeine und seelische Verfassung des Patienten
8. Schwitzen, Durst, Appetit, Ausscheidung, Farbe und Beschaffenheit von Haut und Schleimhäuten
9. Begleitsymptome, die beim Husten auftreten, auffällige Besonderheiten
10. Qualität des Hustens (bellend, hackend, trocken, rasselnd etc.)
11. Art und Beschaffenheit der Absonderung, des Schleims (zäh, fädig, blutig etc.)

5. Differenzierung der wichtigsten homöopathischen Arzneimittel

Aconitum (Acon)

Kann häufig zu Beginn eines grippalen Infektes mit Husten eingesetzt werden, vor allem bei plötzlichem, abruptem Beginn mit viel Durst, starken Frostschauern, hohem Fieber, Unruhe und Angst.

- Husten durch Brennen oder Stechen in Kehlkopf und Luftröhre
- trockener, bellender Husten bei Masern
- trockener, kruppartiger Husten, der aus dem Schlaf weckt
- Husten bessert sich durch Liegen auf dem Rücken, verschlimmert sich durch Liegen auf der Seite
- heftige Symptome sonst robuster und kräftiger Menschen, plötzlicher und heftiger Beginn
- Zustand von Furcht, Angst, Schrecken, Unruhe
- psychisch und physisch aufgeregt, gequält
- Auslöser: plötzliche Abkühlung, trockene, kalte Winde, Zugluft; Schreck; sehr heißes Wetter; schockartige Erlebnisse
- Erstauftreten oder Verschlechterung abends und nachts; Verschlechterung im warmen Raum
- Besserung im Freien
- plötzliches, starkes Absinken der Kräfte; will nicht berührt werden; verträgt nichts
- „eisig": Gefühl wie von eisigem Schreck, der in die Glieder fährt, eine eisige Faust

- kurze Wirkdauer, nur für die erste Phase
- Trockenheit und intensive Hitze und Röte von Haut und Schleimhäuten
- massiver Durst, vor allem auf Kaltes; alles schmeckt bitter außer kaltem Wasser.

♦ **Potenzwahl und Dosierung:**
Bei guter Ähnlichkeit beginnt man am besten mit 5 Globuli in C30, bei starkem Fieber kann man dies nach einer halben Stunde noch einmal wiederholen. Auch C6 oder D12 sind gute Potenzen. Zuerst 3 Globuli, eine halbe Stunde später 3, eine Stunde später 3, zwei Stunden später nochmals 3, dann kann erst mal abgewartet werden. Am besten wie bei allen Akutfällen: Verschütteln bzw. verkleppern. Siehe hierzu die Anweisung auf Seite 21.

Antimonium tartaricum (Ant-t)

Die Symptome sind sehr charakteristisch mit rauhem, rasselndem Atemgeräusch wegen starker Schleimbildung und einem feucht klingenden Husten. Gut geeignet für eine milde, sehr schleimige Bronchitis, aber der erfahrene homöopathische Arzt wird dieses Mittel auch für schwerere Verläufe einsetzen können.

- reichlich Schleim in der Brust, aber wenig Kraft, ihn auszuwerfen
- Entzündung der Atemwegsschleimhäute, beginnend im Kehlkopf, wird in Luftröhre und Bronchien heftig
- Husten Tag und Nacht, in kurzen Abständen wiederkehrend
- Husten feucht und rasselnd, aber ohne Auswurf
- rauhes, rasselndes Atemgeräusch in Brust oder Kehlkopf
- Husten und Bronchitis älterer Patienten, vor allem in den Wintermonaten
- heftiger Husten nach jeder Mahlzeit, endet im Erbrechen der Speisen
- Atemnot, die durch Auswurf gebessert wird
- Keuchhusten; Kinder mit Rasseln in der Brust
- nächtlicher Husten mit Auswurf von dickem, gelbem, zähem Schleim
- Husten gebessert durch Auswurf, bei aufrechtem Sitzen
- Husten schlechter nach Mitternacht, nach Zorn, durch Schlafen in feuchten Räumen, durch Warmwerden im Bett

♦ **Potenzwahl und Dosierung:**
Bei sehr akuter Bronchitis unter den obengenannten Symptomen C30 Globuli verschüttelt, wie in der Anleitung auf Seite 21 beschrieben. Sonst am ersten Tag D12, 5x3 Globuli, am zweiten und dritten Tag 3x3.

Arsenicum album (Ars)

Ars gilt als großes homöopathisches Mittel mit ausgesprochen breitem Wirkungsspektrum und eignet sich ausgezeichnet bei Husten und Bronchitis, wenn die charakteristischen Arsen-Merkmale gegeben sind. Für die Verschreibung von Arsen sind die allgemeinen Merkmale wichtiger als die eigentlichen Hustensymptome.

- ängstliches, kurzes Atmen mit schwieriger Schleimabsonderung und Trockenheit
- Brennen und Zusammenziehung im Kehlkopf
- Husten mit stockendem Atem und Auswurf von schaumigem Schleim in Klumpen, salziger Auswurf
- allgemeine rasche Entkräftung, Schwäche
- starke Frostigkeit, Kälte ist unerträglich, nur Kopfschmerzen bessern sich durch Gehen in kühler Luft
- Besserung durch Wärme, Verschlechterung durch jede Abkühlung
- unaufhörlicher Durst auf kleine Mengen; schluckweise werden warme Flüssigkeiten getrunken, die lindern
- ausgeprägte ängstliche Unruhe; der Patient hält es im Bett nicht aus
- deutliche nächtliche Verschlimmerung, sowohl lokal als auch allgemein, vor allem nach Mitternacht
- Furcht vor allem Möglichen: unheilbar krank zu sein, vor Einbrechern etc.
- Mischung zwischen Niedergeschlagenheit und Gereiztheit

♦ **Potenzwahl und Dosierung:**
Ars darf wegen seiner Giftigkeit nicht zu tief potenziert werden, am besten beginnt man die Behandlung mit D12, 3x3 Globuli, über wenige Tage. Bei guter Ähnlichkeit wird eine Einmalgabe von 5 Globuli C30 genügen. Arsenpatienten sind grundsätzlich mit ihrem Gesundheitszustand nicht zufrieden. Dennoch soll ein Mittel, das gut gewirkt hat, nicht weiter eingenommen werden.

Belladonna (Bell)

Wie beim grippalen Infekt ist Bell auch beim akuten Husten ein sehr effektives Mittel für die allerersten Stunden und Tage eines Infektgeschehens, das plötzlich und heftig eingesetzt hat. Die Hustensymptome sind nicht so charakteristisch wie die allgemeinen und die Infektsymptome.

- anfallsartiger, trockener Husten mit Trockenheit des Halses
- Husten schlimmer abends und im erstenTeil der Nacht
- Trockenheit von Nase, Hals, Rachen, Kehlkopf, Luftröhre mit kitzelndem, trockenem Husten
- plötzlicher heftiger Beginn mit starken Kopfschmerzen, die beim Husten schlimmer werden
- nachts anhaltendes Fieber mit steigenden Temperaturen
- brennende, stechende, dampfende Hitze
- Muskeln und Glieder zucken im Schlaf
- Verschlechterung bei jeder Erschütterung, vor allem des Bettes, bei Bewegungen der Bettdecke
- brennende Trockenheit von Mund und Kehle
- Pupillen erweitert, glänzende „Fieberaugen"; Überempfindlichkeit aller Sinne
- Schmerzen beginnen plötzlich und enden ebenso plötzlich
- Überwiegen der Kopfsymptome
- starke Hitze der Körperoberfläche, Schweißbildung, vor allem an bedeckten Körperteilen
- ausgeprägte Beziehung zum Hals
- oft Betonung der rechten Seite
- sehr gut wirksam bei Kindern, bei Kinderkrankheiten im ersten Stadium

♦ **Potenzwahl und Dosierung:**

Die Einnahme von Bell erfolgt nach den gleichen Kriterien bei akuten und sehr akuten Infekten wie jenen von Acon. Im Akutzustand bewährt sich oft am besten das Verkleppern bzw. Verschütteln. Kurzfristiges Einnehmen von Bell C30, aber auch D12, 5x3 Globuli am ersten, 3x3 am zweiten Tag, ist bei gegebener Ähnlichkeit gut wirksam.

Bromium (Brom)

Die deutlichste Wirkung zeigt sich bei den Symptomen der Atemwege, besonders in Kehlkopf und Luftröhre. Häufig paßt dieses Mittel gut bei blonden Kindern mit vergrößerten, verhärteten Drüsen. Erstickungsgefühl, wundmachende Absonderungen, reichliche Schweiße, große Schwäche sind weitere Merkmale dieses Mittels.

- Entzündung von Kehlkopf und Luftröhre, plötzlich, heftig, bei Berührung schmerzhaft, empfindlich
- Husten krampfhaft, pfeifend, kruppartig, reizend, erschöpfend
- Keuchhusten
- trockener Husten mit Heiserkeit und brennendem Schmerz hinter dem Brustbein
- schwierige und schmerzhafte Atmung; Verkrampfen der Brust
- Husten verschlimmert sich durch Sprechen, bei Müdigkeit, im heißen Zimmer
- Husten schlimmer im ersten Teil der Nacht, besser nach Mitternacht
- kaltes Gefühl beim Einatmen; jedes Einatmen verursacht Husten
- Verschlimmerung abends bis Mitternacht, beim Sitzen im Zimmer
- Verschlimmerung durch warmes, feuchtes Wetter
- Besserung durch jede Form von Bewegung, an der Seeluft
♦ **Potenzwahl und Dosierung:**
Globuli in D6 oder D12, am ersten Tag 5x3, dann 3x3 zwei bis drei weitere Tage.

Bryonia (Bry)

Bryonia ist charakterisiert durch stechende Schmerzen, die sich bei jeder Bewegung verschlimmern, vor allem in der Brust. Die Beschwerden entwickeln sich eher langsam, die große Mattigkeit und Ruhebedürftigkeit, die häufige Auslösung durch Wetterwechsel, und dabei eher zu feuchtwarmem Wetter, sowie großer Durst unterscheiden dieses Mittel deutlich von anderen.

- trockener, hackender, schmerzhafter Husten
- Schmerzen in Kehlkopf und Luftröhre
- Husten schlimmer nach Essen oder Trinken
- Husten beim Reden, morgens beim Erwachen und Aufstehen, bei jeder Bewegung
- stechende Schmerzen rechts unten in der Brust
- trockener Husten, der von der Magengegend herkommt

- Gefühl beim Husten, als würde es Kopf und Brust in Stücke reißen, muß die Brust festhalten
- die Bryonia-Symptome entwickeln sich über mehrere Stunden bis Tage
- trockene Schleimhäute mit sehr starkem Durst
- Verschlechterung morgens, bei der geringsten Bewegung, bei Wärme, heißem Wetter
- Besserung durch absolute Ruhe und kalte Getränke
- Besserung durch Liegen auf der schmerzenden Seite, durch Druck
- mürrisch, reizbar, will in Ruhe gelassen werden
- macht sich trotz seiner Erkrankung ständig Sorgen ums Geschäft

♦ **Potenzwahl und Dosierung:**
Bei guter Ähnlichkeit ist ein Versuch mit 5 Globuli in C30 möglich, vor allem, wenn die Beschwerden sehr stark ausgeprägt sind. Ansonsten einige Tage 3x3 Globuli in D12.

Causticum (Caust)

Eines der ganz wichtigen Mittel für Husten und Beschwerden im Bereich der oberen Luftwege, aber auch für die Behandlung vieler anderer Erkrankungen geeignet. Eher bei chronischen, rheumatischen, lähmungsartigen Beschwerden, bei katarrhalischen (Schleimhautreizung mit vermehrter Absonderung) Beschwerden der Luftwege. Lang bestehende Sorgen bilden oft den Hintergrund, auf dem diese Menschen krank werden.

- Husten mit rauher Wundheit in der Brust
- spärlicher Auswurf, fast nicht hochzubringen, muß verschluckt werden
- Husten, schlimmer abends, schlimmer in der Bettwärme
- Husten, besser durch Trinken kalten Wassers
- Husten heftig, hohl klingend, trocken
- Husten nach langanhaltendem Kummer, Erregungen
- schlechter im Freien, schlechter morgens, schlechter durch Zugluft
- nach kalten, trockenen Winden, nach Baden in kaltem Wasser
- Verlangen nach kalten Getränken bei Husten
- oft Lähmungssymptome: Stimmbänder, Zunge, Augenlider, Gesicht, Blase, Extremitäten

♦ **Potenzwahl und Dosierung:**
Caust wirkt bei den genannten Symptomen gut in C6 oder D12, 3x3 Globuli vier bis fünf Tage.

Cuprum metallicum (Cupr)

Spastische Beschwerden, Krämpfe und Kontraktionen bis hin zu epileptischen Anfällen sind wegweisend für dieses Mittel. Häufig hat man den Eindruck, als ob diese Personen unter einem starken inneren, emotionalen Druck stehen, den sie krampfhaft zu unterdrücken versuchen. Gut bei grippalen Infekten, die von Anfang durch Husten gekennzeichnet sind.

- krampfartiger, anfallweiser Husten in schweren Anfällen
- Husten bessert sich durch Trinken von kaltem Wasser
- Husten mit Zusammenschnürungsgefühl der Brust
- Husten mit purpurrotem Kopf, begleitet von Krampfanfällen
- Husten mit Erstickungsanfällen, Verschlimmerung 3 Uhr nachts
- Keuchhusten, nächtliche Anfälle, Verschlimmerung 3 Uhr nachts
- Husten mit gurgelndem Geräusch
- Husten mit krampfartigem Würgereiz oder Erbrechen
- allgemein erschöpft, überempfindlich, Neigung zu krampfartigen (spastischen) Beschwerden
- verschlossene Personen, die insgesamt einen verkrampften Eindruck machen

♦ **Potenzwahl und Dosierung:**
Bei guter Ähnlichkeit C30, 1x5 Globuli, dann abwarten. Ansonsten D12, 3x3 Globuli über 3–4 Tage, bei Abklingen der Beschwerden absetzen.

Drosera (Dros)

Drosera ist eines der ganz großen und wichtigen Hustenmittel, vor allem für Kinder. Ein ausgezeichnetes Keuchhustenmittel, wobei die Behandlung selbstverständlich unter ärztlicher Kontrolle zu erfolgen hat. Typisch ist ein starker Reizzustand im Kehlkopf, der zu dauerndem, trockenem Husten zwingt.

- Trockenheit und Hustenreiz in Hals und Kehlkopf
- heftige Hustenanfälle, manchmal so stark, daß der Patient kaum noch zum Luftholen kommt und blau anläuft

- Husten verschlimmert sich nach Mitternacht
- Husten, der so stark wird, daß es zum Nasenbluten kommt
- Husten verschlimmert sich durch Essen
- Husten, der abends oder nachts unmittelbar nach dem Nie-
  derlegen schlimmer wird („sobald der Kopf das Kissen
  berührt")
- Erbrechen beim Husten
- Husten schmerzhaft, der Patient hält beim Husten die Brust fest
- krampfhafter, nervöser Husten, tief klingend, heiser und bel-
  lend

♦ **Potenzwahl und Dosierung:**
Dros nimmt man am besten in C6, in der akuten Phase öfters in
kurzen Abständen, stündlich 3 Globuli, oder aber verkleppert oder
verschüttelt, wie auf Seite 21 beschrieben. Ab dem zweiten Tag 3x3
Globuli, bis der Husten deutlich besser ist, drei bis vier Tage.

Ignatia (Ign)

Ign ist eigentlich vorwiegend als „Kummermittel" bekannt, oft
werden die körperlichen Beschwerden durch psychische Traumen ausgelöst. Häufig finden sich in der Symptomatik spastische, also krampfartige Züge, zusammen mit der Tendenz, über-
trieben bis nahezu hysterisch zu reagieren.

- unwiderstehlicher Hustenreiz ohne sonst ein merkbares
  Krankheitszeichen
- Husten mit Seufzen und Gähnen
- Zusammenschnürung oder Gewichtsgefühl auf der Brust, Gefühl eines Klumpens im Hals mit Atemnot
- trockener, hohl klingender, krampfartiger Husten, abends
  durch schlechte Luft, morgens durch Kitzeln in der Halsgrube
  ausgelöst
- Je länger der Husten andauert, um so mehr verschlimmert
  sich der Hustenreiz.
- Husten nach kurz zuvor erlittener Kränkung oder durch frischen Kummer
- trockener, nervöser, krampfartiger Husten, der nicht aufhören
  will

♦ **Potenzwahl und Dosierung:**
Ign wirkt gut in C6 oder D12, 3x3 Globuli über mehrere Tage.
Bei klar erkennbarem psychischem Auslöser, also etwa Kummer

durch Tod oder Trennung oder starker Kränkung, nimmt man C30, 1x5 Globuli in Einmalgabe.

Ipecacuanha (Ip)

Ähnlich wie Dros ist Ip ein oft benutztes Hustenmittel, das vor allem bei Kindern zum Einsatz kommt. Es besteht häufig gleichzeitig eine krampfartige Reizung von Brustraum und Magen, die zu Husten mit Übelkeit und Erbrechen führt. Daneben kommt es häufig bei akuten Erkrankungen zu hellroten Blutungen, Nasenbluten zum Beispiel.

- Atemnot, Gefühl von Einschnürung der Brust
- Bronchitis und Husten mit asthmatischen Beschwerden vor allem bei Kindern
- rasselnder Husten, der in feuchtwarmem Wetter beginnt
- Keuchhusten oder Pseudokrupp, mit Würgen, Erbrechen, Steifheit, Blauwerden
- Husten mit Reizbarkeit, ausgeprägte Periodizität (gleiche Jahreszeit, alle paar Wochen etc.)
- Husten mit Erbrechen, das den Allgemeinzustand nicht lindert
- Husten mit anhaltender Übelkeit
- heftiger, erstickender Husten mit Schweiß auf der Stirn
- schnelle ängstliche Atmung, Erstickungsgefühl im Zimmer, besser im Freien
- Husten, unaufhörlich, heftig, pfeifend, spastisch und erstickend, keine Zeit zum Luftholen
- Gesicht blaß, Augen bläulich umringt, während des Hustens heiß und blauverfärbt

♦ **Potenzwahl und Dosierung:**
Im akuten Zustand empfiehlt sich Verschütteln oder Verkleppern von D12-Globuli, wie auf Seite 21 beschrieben. Nach Abklingen der stärksten Symptome D12, 3x3 Globuli bis zur Besserung.

Kalium carbonicum (Kali-c)

Ein sehr vielseitig einsetzbares Konstitutionsmittel, das auch ein ganz hervorragendes Hustenmittel ist, wenn ausreichend Ähnlichkeit besteht. Hauptcharakteristika von Kali-c sind Schwäche, stechende Schmerzen und eine deutliche nächtliche Verschlimmerung, vor allem nach Mitternacht um 2 Uhr. Die Personen, die Kali-c und andere Kali-Salze brauchen, sind oft dogmatisch

oder konservativ und schlafen schlecht. Sie sind sehr pflichtbe-
wußt und klagen nicht.
- Husten von 2–4 Uhr nachts, um 3 Uhr nachts
- Husten schlimmer im Liegen mit Atemnot, muß aufsitzen
- Husten oder Atemnot, gebessert durch Vornüberbeugen, die
  Ellbogen auf den Knien
- Husten, sobald der Kopf das Kissen berührt
- stechende, wandernde Schmerzen in der Brust, beim Husten,
  beim Atmen, vor allem linke Brustseite
- Husten mit Kältegefühl in der Brust
- anfallsartiger Husten durch Kitzeln in Hals, Kehlkopf, Bron-
  chien
- Erschöpfung und Schwäche beim Husten, mit Schweiß und
  stechenden Schmerzen
- Husten mit dickem, eitrigem Auswurf mit käsigem Ge-
  schmack
- Anfällig gegen Zugluft, die verschlimmert
♦ **Potenzwahl und Dosierung:**
Kali-c braucht etwas Zeit für seine sehr tiefe Wirkung. D12, 3x3
Globuli, drei Tage lang, dann abwarten. Häufig macht man gute
Erfahrungen mit LM-Potenzen, etwa LM VI, 2x2 Globuli, vier bis
fünf Tage.

Phosphor (Phos)

Auch Phos ist eines der wichtigen und großen „Konstitutionsmittel" mit ausgesprochen breitem Wirkungsspektrum und klar
erkennbarem Persönlichkeitsprofil. Ganz allgemein wirkt es gut
bei schlanken, freundlichen, zugewandten Menschen. Hungern
oder Fasten verschlechtert deren Beschwerden, es besteht oft
großer Durst.
- Häufig wiederkehrende Infekte; jede Erkältung scheint in der
  Brust zu landen.
- kitzelnder Husten: Verschlechterung durch kalte Luft, Anstrengung, Sprechen, Lachen
- Husten verschlechtert sich durch Wetterwechsel und beim
  Liegen auf der linken Seite
- Husten besser im Sitzen oder in Rechtsseitenlage
- harter, trockener, schüttelnder Husten mit brennenden
  Schmerzen

- Husten besser durch kalte Getränke, durch kaltes Essen
- nervöser Husten, durch den Eintritt eines Fremden ins Zimmer, durch starke Gerüche ausgelöst
- Wundheit der gesamten Atemwege
- Husten durch Wechsel von warmer zu kalter Luft, allgemeine Wetterempfindlichkeit

♦ **Potenzwahl und Dosierung:**
Globuli in D12, 5x3 am ersten Tag, die weiteren Tage 3x3. Bei passendem Persönlichkeitsprofil auch eine Einmalgabe von C30-Globuli, 1x5, dann einige Tage abwarten.

Pulsatilla (Puls)

Pulsatilla wirkt bei vielen Erkrankungen der Schleimhäute der Atemwege, auch bei Husten und Bronchitis. Die allgemeinen Symptome sind sehr wichtig. Die Absonderung ist reichlich, schleimig, gelblich, mild.

- trockener Husten abends und nachts, muß sich aufrichten im Bett zur Erleichterung, beim Hinlegen wieder schlimmer
- lockerer Husten morgens mit reichlich schleimigem Auswurf
- Husten mit unbestimmten, wandernden Schmerzen in der Brust
- Husten, der den ganzen Körper erschüttert mit dem Gefühl, sich gleich übergeben zu müssen
- Besserung im Freien, bei langsamer Bewegung, tagsüber
- Verschlimmerung abends und nachts
- Verschlimmerung in der Zimmerwärme
- Der Patient hat heiße Füße, streckt sie aus der Decke heraus.
- auffallendes Fehlen von Durst trotz Fiebers und Mundtrockenheit
- milde, jammervoll, weinerlich, trostbedürftig
- beständiger Wechsel der Symptome, ständiger Seitenwechsel

♦ **Potenzwahl und Dosierung:**
Am besten gibt man Puls in D12, 5x3 Globuli am ersten Tag, 3x3 am zweiten und dritten Tag. Man kann auch D12 verkleppern, bei sehr guter Ähnlichkeit auch eine C30, siehe Seite 21.

Spongia (Spong)

Auch Spongia ist ein ausgesprochenes Hustenmittel, wobei außer den charakteristischen Hustensymptomen auch allgemeine und konstitutionelle Merkmale erkennbar werden. Besonders angezeigt bei trockenem und kruppösem Husten. Hitze, Anstrengung und Bewegung verschlimmern.

- Gefühl von Trockenheit oder brennender Reizung im Kehlkopf oder in der Luftröhre
- Husten trocken, laut, rauh und hohl
- Husten ohne Auswurf
- Husten durch Sprechen, Liegen mit tiefliegendem Kopf, kalte Luft, Trinken von kalten Flüssigkeiten
- Husten schlechter durch Süßigkeiten, durch nervöse Erregung
- Husten trocken, meistens schlimmer vor Mitternacht, oft hart, bellend, wie Krupp klingend
- Husten, der klingt wie das Geräusch einer Säge in Holz
- Husten besser durch Essen und Trinken, vor allem gebessert durch warme Getränke
- Husten mit Erstickungsgefühl in Kehlkopf und Luftröhre
- häufiges Räuspern
- häufig Vergrößerung und Verhärtung von Drüsen bei akuter Erkrankung

♦ **Potenzwahl und Dosierung:**
C6, 3x3 Globuli über einige Tage.

6. Zusätzliche Maßnahmen

Es sind die gleichen Regeln zu beachten wie bei der Behandlung von fieberhaften grippalen Infekten. Speziell bei der Bronchitis ist es üblich, die Schleimlösung durch die Verwendung pflanzlicher schleimlösender Substanzen zu unterstützen, wobei solche Mittel häufig durch ihren Gehalt an ätherischen Ölen die Wirkung der homöopathischen Arznei behindern. Von einer gleichzeitigen Verwendung ist also abzuraten. Auch Einreibungen der Brust sind im Zusammenhang mit homöopathischer Behandlung nicht sinnvoll, da sie ebenso wie die pflanzlichen Schleimlöser die Mittel in ihrer Wirkung beeinträchtigen. Zudem wird bei Dauergebrauch ätherischer Öle ein Austrocknungseffekt der Schleimhäute erzielt, der diese dann für Erkältungen um so anfälliger macht. Das Inhalieren von Salzwasser, 1 Teelöffel Salz auf einen Liter kochendes Wasser, hat hingegen eine günstige Wirkung. Reichliches Trinken ist zur Unterstützung der Schleimproduktion empfehlenswert.

8. Rheumatismus. Gelenkschmerzen

1. Wesentliche Merkmale

Der Haltungs- und Bewegungsapparat faßt die an der aufrechten Körperhaltung und der Fortbewegung beteiligten Elemente zusammen. Knochen, Sehnen, Bänder, Kapseln, Gelenke, Muskeln können akute schmerzhafte Erkrankungen aufweisen. Hier interessieren nur die akut auftretenden Beschwerden, wie sie im Rahmen eines Allgemeininfekts oder auch als leichte akute Erkrankung dieser Körperteile auftreten können. Die chronischen, degenerativen Erkrankungen wie Arthrose, chronische Arthritis und Gelenkrheuma, die angeborenen und erworbenen Muskelkrankheiten sind der ärztlichen Diagnose und Behandlung vorbehalten. Die Schmerzzustände können sehr vielfältig sein und Bewegungseinschränkungen nach sich ziehen. Solche Zustände können akut nach Verletzungen, aber auch im Rahmen einer Entzündung oder als Folge von Verschleiß oder anderen chronischen Krankheiten auftreten. Jeder kennt die Glieder- und Gelenkschmerzen beim grippalen Infekt, Schulterschmerzen, Ellbogenbeschwerden, Handgelenksentzündungen, Sehnenscheidenprobleme, Meniskusbeschwerden, Hüftschmerzen etc. Die Reihe der Beschwerden läßt sich nahezu beliebig verlängern. Trotz der Vielzahl der Erkrankungsmöglichkeiten des Bewegungsapparats gibt es aber eine überschaubare Anzahl homöopathischer Medikamente, die mit einiger Aussicht auf Erfolg bei den verschiedensten rheumatischen Beschwerden eingesetzt werden können.

2. Abgrenzung zu verwandten Krankheitsbildern

Der akute Gelenkschmerz, der akute Schmerz von Sehnen oder Bändern, von Muskeln oder Knochen kann auf viele verschiedene Ursachen zurückzuführen sein. Die exakte Diagnose stützt sich auf die Untersuchung des betroffenen Körperteils, auf Röntgenaufnahmen, auf Ultraschalluntersuchungen sowie auf Laboruntersuchungen. Da die Symptome bei harmlosen und komplizierten Zuständen einander ähneln, geben Schmerzen und Funktionsstörungen allein keine sichere Auskunft über Art und Natur der Erkrankung. Ein Schienbeinschmerz kann zum Beispiel als Wachstumsschmerz beim Jugendlichen harmloser Natur sein, aber auch auf einen Knochentumor hinweisen. Die Diagnose ist also oftmals schwierig.

3. Wann ist unbedingt ein Arzt aufzusuchen?

Immer, wenn nicht zweifelsfrei feststeht, daß die Störung harmloser Natur ist, sollte der Arzt aufgesucht werden. Selbst wenn eine Selbstbehandlung begonnen wurde, sollte bei Bestehenbleiben der Beschwerden der Gang zum Hausarzt erfolgen, der die Weichen für das weitere Vorgehen stellen kann.

4. Wichtige, homöopathisch relevante Symptome, Merkmale, Modalitäten

1. Ursache der Erkrankung: Überanstrengung, Verletzung, Zugluft, Schwitzen mit Abkühlung etc.
2. klimatische Bedingungen zum Zeitpunkt des Auftretens der Symptome
3. Zeitpunkt des Auftetens der Beschwerden, Tempo der Symptomentwicklung
4. Zeiten der Besserung bzw. Verschlechterung der Beschwerden
5. Bedingungen der Besserung bzw. Verschlechterung, wie Liegen, Stehen, Gehen, Sitzen, Kühlung, Erwärmung, frische Luft, Zimmer, Essen, Trinken, beginnende oder fortgesetzte Bewegung etc.
6. Tempo der Entwicklung des gesamten Krankheitsbildes, schnell oder langsam
7. Schmerzqualität, also stechend, brennend, drückend etc.
8. allgemeine und seelische Verfassung des Patienten
9. Allgemeinsymptome des Patienten wie Schweiß, Durst, Appetit, Ausscheidungen etc.
10. Begleitsymptome, die scheinbar nichts mit der Erkrankung zu tun haben
11. Seitenbeziehung der Schmerzen, der Symptome

5. Differenzierung der wichtigsten homöopathischen Arzneimittel

Aconitum (Acon)

Acon ist bei allen akuten Erkrankungen für die allererste Krankheitsphase angezeigt. Kennzeichnend sind der plötzliche Beginn nach kalten, trockenen Winden, starker Durst, Frösteln, Fieber, Unruhe, Angst. Außer Erkältungen können auch Operationen, Unfälle und Schocks die Beschwerden ausgelöst haben.

- Taubheit und Vibrieren, schießende Schmerzen, eisige Kälte und Unempfindlichkeit von Händen und Füßen
- rheumatische Entzündungen der Gelenke, die durch kalte, trockene Luft ausgelöst wurden
- Gelenkschmerzen mit hohem Fieber, Ruhelosigkeit und Ängstlichkeit
- Gelenke geschwollen, rot, heiß, Berührung unerträglich
- brennender und nicht zu löschender Durst
- heiße und trockene Haut
- Gelenkschmerzen schlimmer abends und nachts
- Erstauftreten oder Verschlechterung abends und nachts

♦ **Potenzwahl und Dosierung:**

Bei guter Ähnlichkeit und sehr akutem Zustand C30-Globuli, verkleppert oder verschüttelt wie auf Seite 21 beschrieben. Oder D12, 5x3 Globuli am ersten, 3x3 am zweiten und dritten Tag.

Belladonna (Bell)

Ebenso wie Acon ist auch Bell ein Mittel für die ersten Stunden einer akuten Gelenkerkrankung.

- akuter Gelenkrheumatismus mit brennender Röte und Hitze der Gelenke
- schießende Schmerzen entlang der Glieder; Gelenke rot, glänzend, geschwollen
- wandernde rheumatische Schmerzen, die plötzlich kommen und gehen
- stechende, brennende und pochende Schmerzen mit hohem Fieber, heißer, trockener Haut
- Blutandrang zum Kopf, mit innerer und äußere Hitze
- Gliederschmerzen, die von einem zum andern Ort zu fliegen scheinen
- schnelles Kommen und Gehen der Schmerzen

- pulsierendes Gefühl in den betroffenen Teilen, im ganzen Körper, im Kopf
- plötzlicher, heftiger Beginn aller Symptome
- rasches Ansteigen des Fieber, später reichlich Schweiß
- schlimmer nachmittags, nachts, durch jede Bewegung, durch Berührung

♦ **Potenzwahl und Dosierung:**
Bei guter Ähnlichkeit und sehr akutem Zustand C30-Globuli, verkleppert oder verschüttelt wie auf Seite 21 beschrieben. Oder D12-Globuli, 1x3 alle zwei Stunden am ersten Tag, danach 3x3, falls nicht ein anderes Mittel angezeigt erscheint.

Bryonia (Bry)

Die Zaunrübe (Bry) ist für alle akuten Erkrankungen des Bewegungsapparats ein Mittel ersten Ranges.
- Muskelrheumatismus, wunder Schmerz bei der geringsten Bewegung
- Gelenkrheumatismus mit nicht sehr hohem Fieber, Schmerz und Schwellung wechseln das Gelenk nur langsam
- sehr heftige, lokale Entzündung; die betroffenen Körperstellen sind heiß, dunkelrot
- kann zu Beginn oder im zweiten Stadium der Erkrankung eingesetzt werden
- der Patient will seine Ruhe haben und auf dem schmerzenden Körperteil liegen
- großer Durst während der akuten Phase, trinkt große Mengen in großen Abständen
- häufiger sind Körperteile der rechten Hälfte befallen
- stechender Schmerzcharakter bei der geringsten Bewegung
- außerordentlich mürrisch und unzufrieden
- Verschlechterung durch Wärme, morgens, Bewegung, Essen, Anstrengung, Berührung
- Besserung durch Druck, Liegen auf der schmerzenden Seite, Ruhe, kalte Getränke

♦ **Potenzwahl und Dosierung:**
Bei guter Ähnlichkeit und sehr akutem Zustand C30-Globuli, verkleppert oder verschüttelt wie auf Seite 21 beschrieben. Oder D12-Globuli, 1x3 alle zwei Stunden am ersten Tag, danach 3x3 für 2–3 Tage.

Calcium phosphoricum (Calc-p)

Dieses als großes Konstitutionsmittel einzustufende Medikament wird vor allem für spätere Phasen des akuten Rheumatismus eingesetzt sowie bei allmählich einsetzenden Beschwerden. Es ist vor allem wichtig in der Wachstumsphase der Jugendlichen und für junge Erwachsene, kann aber für jedes Lebensalter in Betracht kommen.

- rheumatische Schmerzen in Gelenken und anderen Körperteilen bei Wetterwechsel, feuchtkaltem Wetter
- Rheumatismus bei kaltem Wetter, im Frühjahr besser werdend, im nächsten Herbst wiederkehrend
- „umherfliegende" Schmerzen in allen Teilen, nach Durchnässung im Regen
- Lahmheitsgefühl der Beugemuskeln, schlimmer beim Strecken der Extremität
- rheumatische Schmerzen und Steifheit des Halses durch geringsten Luftzug, bei kaltem Wetter
- paßt für magere, nervöse, reizbare jüngere Menschen, die freundlich und gleichzeitig unzufrieden sind
- Wachstumsschmerzen in den Knochen, namentlich der Beine
- leichte geistige und körperliche Ermüdbarkeit, Appetitmangel

♦ **Potenzwahl und Dosierung:**
D12-Globuli, 3x3 über 3–5 Tage.

Causticum (Caust)

Seine Wirkung zeigt sich vor allem bei eher langsam verlaufenden rheumatischen und arthritischen Beschwerden. Passend bei zerrenden, ziehenden Schmerzen in den Muskeln und Sehnen sowie Schwäche und Lahmheit in allen Extremitäten bei Erkältungskrankheiten.

- rheumatische Beschwerden, schlechter durch Kälte, Überanstrengung, trockenes Wetter
- Besserung durch feuchtes Klima mit Wolken, Regen, Nebel
- Arthritis der Hände und Finger
- Kontrakturen von Muskeln und Sehnen, Verhärtung von Sehnen
- frostig und schlimmer durch Kälte
- Gelenkrheumatismus mit steifen Gelenken und verkürzten Sehnen

- Gelenkschmerzen mit nächtlicher Ruhelosigkeit
- Lahmheit oder gar Lähmungserscheinungen der betroffenen Glieder
- Neigung zu Hautausschlägen, insbesondere Warzen, an Gesicht und Händen
- für sehr idealistische Menschen mit viel Mitgefühl
♦ **Potenzwahl und Dosierung:**
D12, 3x3 Globuli, je nach Ausmaß der Beschwerden über 3–5 Tage, bei gegebener Ähnlichkeit auch höhere Potenzen.

Dulcamara (Dulc)

Wichtigstes Kennzeichen dieses Mittels ist das Auftreten oder die Verschlechterung von rheumatischen oder anderen Beschwerden in feuchtem, vor allem naßkaltem Wetter.
- rheumatische Beschwerden durch geringe Kälteeinwirkung, Temperaturwechsel von warm nach kalt
- rheumatische Schmerzen nach akuten Hautausschlägen, vor allem nach deren Unterdrückung
- stechende, ziehende oder reißende Schmerzen in den Gliedern nach einer Erkältung
- allgemeine Verschlechterung durch feuchtes oder naßkaltes Wetter
- Neigung zu Erkältungen mit Bindehautentzündung, Durchfall, Blasenentzündung und rheumatischen Beschwerden
- Der Patient ist dauernd mit familiären Sorgen beschäftigt.
♦ **Potenzwahl und Dosierung:**
3x3 Globuli, C6 oder D12, über 3–5 Tage.

Ledum (Led)

Für rheumatische Erkrankungen mit längerem Verlauf. Led wirkt bei akuten, subakuten und chronischen Entzündungen von Gelenken, vor allem der kleinen Gelenke.
- rheumatische Schmerzen, Verschlechterung durch Wärme, Besserung durch Kälte
- Bettwärme, lokale Wärme oder warme Kleidung verschlechtern die Beschwerden
- kalte Anwendungen, Kälte allgemein und Ruhe lindern die Beschwerden

- knotenartige Auswüchse über den schmerzenden Gelenken, wenn der Prozeß länger besteht
- Schwäche der Knöchel mit Verrenkungsgefühl
- wandernde Gelenkschmerzen
- arthritische Knötchen mit heftigen Schmerzen, schlimmer abends und nachts in der Bettwärme
- Rheumatismus, der in den unteren Extremitäten beginnt und aufsteigt
- Abmagerung der betroffenen Teile, Kälte und Mangel an Lebenswärme

♦ **Potenzwahl und Dosierung:**
D12-Globuli, 3x3 über 4–6 Tage.

Pulsatilla (Puls)

Puls, ein Konstitutionsmittel mit außerordentlich breitem Wirkungsspektrum, hat auch im Bereich der akuten rheumatischen Erkrankungen deutlich identifizierbare Symptome.

- wandernde Gelenkschmerzen, dauernder Seitenwechsel
- Schmerzen bei beginnender Bewegung schlimmer (Anlaufschmerz)
- Schmerz schlimmer in der Hitze und besser bei Abkühlung
- Fersenschmerzen
- arthritische Schmerzen vor allem in Hüfte und Knien
- nächtliche Hitze in den Füßen, die unter der Decke hervorgestreckt werden
- auffälliges Fehlen von Durst, auch bei fieberhaften Erkrankungen
- starkes Verlangen nach Zuwendung, Trost, Mitgefühl
- der Patient verträgt Sonne sehr schlecht und hat ein starkes Bedürfnis nach frischer Luft

♦ **Potenzwahl und Dosierung:**
Bei sehr akuten Zuständen C30, 1x5 Globuli, eine halbe Stunde später wiederholen. Oder verkleppern, wie auf Seite 21 angegeben. Ansonsten D12, am ersten Tag 5x3, danach 3x3 Globuli.

Rhus toxicodendron (Rhus-t)

Eines der wichtigsten Mittel für alle Erkrankungen des Bewegungsapparats, vor allem, wenn sie nach Überlastung eines oder mehrerer Gelenke oder durch naßkaltes Wetter oder starke Abkühlung ausgelöst werden.

- Gelenkschmerzen durch Verheben oder Überanstrengung, durch Zerrung oder Verstauchung
- Gelenkschmerzen durch Abkühlung, bei naßkaltem Wetter, nach Durchnässung
- Besserung aller Beschwerden in warmem Wetter, durch warmes Baden
- Gelenkschmerzen, die nachts in der Bettruhe schlimmer werden; dauernder Zwang, sich zu bewegen
- Ruhe verschlechtert, Bewegung bessert die Beschwerden.
- morgendliche Steifigkeit, die Schmerzen lassen durch Bewegung zuerst besser, nach längerer Bewegung wieder schlechter
- Schleimbeutelentzündung, Sehnenscheidenentzündung, Zerrungen, Verstauchungen
- Patienten oft mißtrauisch, ängstlich, vor allem nachts

♦ **Potenzwahl und Dosierung:**
D12, 3x3 Globuli, über einige Tage. Bei deutlich vorhandenen Modalitäten kann auch eine Einmalgabe einer höheren Potenz, also etwa 1x5 Globuli C30, erstaunliche Besserungen ergeben.

Ruta (Ruta)

Ein ausgezeichnetes Mittel für rheumatische Beschwerden und Probleme des Bindegewebes.

- Gelenkschmerzen, wie entzündet, Verschlechterung bei feuchtem Wetter, Anstrengung, nach Zerrungen
- Schmerzen, wie zerschlagen mit Steifigkeit, die sich durch den ganzen Körper zieht
- Verletzungen von Sehnen, Bändern, nach Zerrungen, Gelenkverdrehungen, mit Bewegungseinschränkung
- Verletzungen der Knochenhaut, nach Prellungen
- chronische Überanstrengung oder Verletzung von Sehnen
- Schwäche und Steifheit machen das Aufstehen aus dem Stuhl schier unmöglich.
- Rheumatismus des rechten Handgelenks
- Gelenk- und Sehnenschmerzen schlimmer in der Ruhe und bei feuchter Witterung

♦ **Potenzwahl und Dosierung:**
C6 oder D12, 3x3 Globuli, über 3–6 Tage.

6. Zusätzliche Maßnahmen

Verletzte bzw. entzündete Gliedmaßen müssen ruhiggestellt werden, notfalls mit Schiene oder Verband. Kühlung oder Eisbehandlung helfen bei akuten Zuständen nach Überanstrengung oder Verheben, vor allem, wenn die Muskulatur oder die Sehnen betroffen sind. Auch Wärme kann hilfreich sein. Manchmal ist um schmerzstillende Medikamente nicht herumzukommen, obwohl in der Akutphase durch den Einsatz homöopathischer Mittel viel zu erreichen ist, vorausgesetzt, man hat das passende Mittel zur Hand.

9. Rückenschmerzen

1. Wesentliche Merkmale

Rückenschmerzen haben sich zu einer Art Zivilisationskrankheit entwickelt. Die modernen Lebensgewohnheiten mit überwiegend sitzender Tätigkeit, Bewegungs- und Trainingsmangel, psychischer und physischer Überforderung, Haltungsschwäche, tragen vor allem dazu bei. Angefangen von Schmerzen im Nackenbereich, mit dem auf Zugluft auftretenden steifen Hals über zahlreiche Beschwerden im mittleren Rücken, die oft entlang der Rippen nach vorn in die Brust ausstrahlen, bis hin zum Schmerz in der Lendengegend. Hexenschuß, Bandscheibenvorfall oder dem Ischiasschmerz mit der Ausstrahlung ins Bein sind häufig auftretende Beschwerden, die fast jeder kennt. Sie können akut auftreten, sind aber dennoch sehr häufig langwierig, chronisch und sollten zu einer Änderung der Lebensgewohnheiten und mehr Bewegung und Training führen. Medikamente allein werden gerade bei chronischen Fällen keine dauerhafte Verbesserung bringen.

2. Abgrenzung zu verwandten Krankheitsbildern

Rückenschmerzen können Ausdruck nicht nur der Erkrankungen des Rückens selbst, sondern auch innerer Erkrankungen sein, im mittleren Rücken von Herz, Bronchien, Lungen, im unteren Bereich der Nieren, aber auch des Darms und des Magens und rechts hinten können sich Leberererkankungen oder auch Gallenblasenerkrankungen auswirken. Auch im Nackenbereich können sich Erkrankungen manifestieren, die in erster Linie von den Gefäß- und Nervenbahnen ausgehen, die im Hals gebündelt die Verbindung zwischen Kopf und Körper herstellen, oder aber von Luft- oder Speiseröhre. In der Regel gelingt die Abgrenzung zwischen einfachen Rückenproblemen und anderen Erkrankungen relativ einfach.

3. Wann ist auf jeden Fall ein Arzt hinzuzuziehen?

Selbstverständlich führt nicht jeder harmlose Rückenschmerz sofort zum Arzt, viele Menschen kennen ihre Rückenprobleme und wissen, wie sie damit umgehen müssen. Wenn aber der Schmerz sehr stark wird, eindeutig in Arme oder Beine ausstrahlt, mit allgemeinen Erkrankungszeichen wie Fieber, Schüttelfrost, Erbrechen oder ähnlichem verbunden ist, wenn gar Herzschmerzen oder andere Beschwerden im Körper mit den Rückenschmerzen zusammen auftreten, wenn die Beschwerden nicht nach kurzer Selbstbehandlung verschwinden, sollte der Arzt hinzugezogen werden.

4. Wichtige, homöopathisch relevante Symptome, Merkmale, Modalitäten

Gerade bei Rückenschmerzen kommt den lokalen Symptomen weit weniger Bedeutung zu als den sogenannten auslösenden Faktoren, also Streß, Verheben, Überanstrengung, Abkühlung, Zugluft, Ärger etc.

1. Ursache der Erkrankung: Überanstrengung, Verletzung, Zugluft, Schwitzen mit Abkühlung etc.
2. klimatische Bedingungen zum Zeitpunkt des Auftretens der Symptome
3. Zeitpunkt des Auftetens der Beschwerden, Tempo der Symptomentwicklung
4. Zeiten der Besserung bzw. Verschlechterung der Beschwerden
5. Bedingungen der Besserung bzw. Verschlechterung, wie Liegen, Stehen, Gehen, Sitzen, Kühlung, Erwärmung, frische Luft, Essen, Trinken, beginnenden oder fortgesetzte Bewegung etc.
6. Tempo der Entwicklung des gesamten Krankheitsbildes
7. allgemeine und seelische Verfassung des Patienten
8. Allgemeinsymptome des Patienten wie Schweiß, Durst, Appetit, Ausscheidungen etc.
9. Begleitsymptome, die scheinbar nichts mit der Erkrankung zu tun haben
10. Seitenbeziehung der Schmerzen, der Symptome
11. Schmerzqualität, also stechend, brennend, drückend etc.

5. Differenzierung der wichtigsten homöopathischen Arzneimittel

Arnika (Arn)

Arnika ist das am häufigsten angezeigte Mittel bei Verletzung, Überanstrengung, mit der charakteristischen Empfindung „wie zerschlagen". Aber auch nach Beschwerden infolge Kälteeinwirkung ist es häufig angezeigt.

- bei Prellungen und Blutergüssen am Rücken
- Zerrungen oder Überdehnungen der Rückenmuskulatur
- Folgen von Überanstrengung wie Verheben
- Wundheit und Gefühl wie Zerschlagen, Prellungsgefühl in den betroffenen Muskeln
- Zerschlagenheit und Wundheit im Rücken im Rahmen einer Erkältung oder Grippe
- Hexenschuß nach Überanstrengung, Verheben, „falsche Bewegung"
- große Empfindlichkeit der Halswirbel gegen Druck, Schwäche der Halsmuskeln
- Alle Beschwerden verschlechtern sich durch Aufregung, bessern sich durch Ruhe
- Häufig besteht Reizbarkeit, jede Hilfe wird abgelehnt, der Patient möchte seine Ruhe

♦ **Potenzwahl und Dosierung:**

Bei akuten Verletzungsfolgen am besten C30 oder C200, 1x5 Globuli, nach einer halben Stunde eventuell wiederholen. Besser noch, verkleppern einer hohen Potenz (C30 oder C200), wie auf Seite 21 beschrieben. Sonst ist auch C6, 3x3 Globuli, über 2–3 Tage, vor allem, wenn keineVerletzungsfolge besteht, eine gute Wahl.

Bryonia (Bry)

Die Zaunrübe ist für alle akuten Erkrankungen des Bewegungsapparats ein Mittel ersten Ranges, wenn die wichtigsten Merkmale der Ähnlichkeit erfüllt sind.

- schmerzhafte Steifigkeit und Spannen im Genick, jede Bewegung schmerzt stechend
- schmerzhafte Steifheit der Muskeln der rechten Halsseite, durch Druck besser, durch Bewegung schlechter

112

- Schmerzen im Kreuz, Gehen und Stehen sind sehr schwer, wie zerschlagen, morgens schlimmer
- Muskelrheumatismus, wunder Schmerz bei der geringsten Bewegung
- sehr heftige, lokale Entzündung, die Teile sind heiß, dunkelrot
- Der Patient will seine Ruhe haben und auf dem schmerzenden Körperteil liegen.
- großer Durst während der akuten Phase, trinkt große Mengen in großen Abständen
- häufiger ist die rechte Hälfte befallen
- Schmerzcharakter häufig stechend, bei der geringsten Bewegung, vor allem Atembewegung
- Verschlechterung durch Wärme, morgens, Bewegung, Essen, Anstrengung, Berührung
- Besserung durch Druck, Liegen auf der schmerzenden Seite, Ruhe, kalte Getränke

♦ **Potenzwahl und Dosierung:**
Bei guter Ähnlichkeit und sehr akutem Zustand C30-Globuli, verkleppert oder verschüttelt wie auf Seite 21 beschrieben. Oder D12, 1x3 Globuli alle zwei Stunden am ersten Tag, danach 3x3 über 2–3 Tage.

Calcium phosphoricum (Calc-p)

Calc-p wird vor allem für allmählich einsetzende Rückenschmerzen eingesetzt. Es wirkt besonders gut in der Wachstumsphase der Jugendlichen und bei jungen Erwachsenen, kann aber bei entsprechender Ähnlichkeit für jedes Lebensalter in Betracht kommen.
- rheumatische Rückenschmerzen und Nackensteifigkeit bei Wetterwechsel, feuchtkaltem Wetter
- Rückenschmerzen bei kaltem Wetter, die sich im Frühjahr bessern, im nächsten Herbst wiederkehren
- umherfliegende Schmerzen in allen Teilen, nach Durchnässung im Regen
- Kreuzschmerz bei der mindesten Anstrengung, vor allem bei jüngeren, schlanken Menschen
- rheumatische Schmerzen und Steifheit des Halses durch geringsten Luftzug
- paßt für magere, nervöse, reizbare jüngere Menschen, einerseits freundlich, dennoch unzufrieden

- Wachstumsschmerzen in den Knochen, namentlich der Beine
- leichte geistige und körperliche Ermüdbarkeit, Appetitmangel, wenig belastbar, empfindlich
♦ **Potenzwahl und Dosierung:**
D12- Globuli, 3x3 über 3–5 Tage.

Hypericum (Hyper)

Hypericum ist immer dann angezeigt, wenn im Rahmen von Verletzungen Nervengewebe besonders betroffen ist. Insofern ist es auch bei Rückenschmerzen mit vor allem ausstrahlendem Charakter nach Überanstrengung, Prellung, Sturz auf das Steißbein oder anderen Geschehnissen häufig in Betracht zu ziehen.
- Rückenschmerzen, die nach Sturz auf das Gesäß bzw. Steißbein aufgetreten sind und ausstrahlen
- unerträglich ziehende oder drückende Schmerzen in der Wirbelsäule und der umgebenden Muskulatur
- Überempfindlichkeit gegen jede Berührung, schlechter beim Gehen, bei jeder Lageveränderung, bei Bewegung
- die geringste Bewegung der Arme löst starke Nackenschmerzen aus
- scharfe und einschießende Schmerzen
♦ **Potenzwahl und Dosierung:**
Nach akuten Verletzungen am besten C30-Globuli verkleppern, wie auf Seite 21 beschrieben. Oder D12, 5x3 Globuli am ersten Tag, dann weiter 3x3, über 4–6 Tage.

Lycopodium (Lyc)

Lyc kann seine Wirkung praktisch im ganzen Organismus entfalten. Die Bevorzugung der rechten Seite, Schwäche und Neigung zu Verdauungsproblemen sind typisch. Ebenso ist die Verschlimmerungszeit um 16 Uhr kennzeichend. Charakterlich besteht eine Tendenz zu ausgeprägten Paschaallüren.
- Rückenschmerzen zusammen mit Verdauungsproblemen
- Rückenschmerzen nach Überanstrengung, zu langem Sitzen, Verheben, mit Blähungen
- Rückenschmerzen verschlimmern sich morgens beim Aufstehen, nach Überanstrengung am Vortag
- Rückenschmerzen und Verdauungsprobleme verschlimmern sich nachmittags

- Rückenschmerzen mit allgemeiner Reizbarkeit, der Patient will seine Ruhe, dennoch jemand in der Nähe haben
- Rückenschmerzen schlechter beim Aufstehen vom Sitzen oder ausgebückter Haltung
- Rückenschmerzen, die durch Wasserlassen gebessert werden
- steifer Nacken; Ischiasbeschwerden

♦ **Potenzwahl und Dosierung:**
D12-Globuli, 3x3 über 3–5 Tage.

Nux vomica (Nux-v)

Das Mittel schlechthin für überreizte, gestreßte, an Stimulantien und langes Aufbleiben gewöhnte, cholerische und ungeduldige Menschen der heutigen „Zivilisation". Für Menschen, die sich und andere unter Druck setzen, aber unter Druck am leistungsfähigsten sind. Die keine Zeit haben, zum Arzt zu gehen, weil man so lange warten muß.

- Rückenschmerzen in Verbindung mit Bauchschmerzen, Hämorrhoiden, Verstopfung, dauerndem Harndrang
- Rückenschmerzen nachts im Bett, der Patient muß sich aufsetzen, um sich drehen zu können
- Rückenschmerzen nach Überlastung, Streß, mit allgemeiner Verspannung, gebessert durch Ruhe und Entspannung
- Reißen und Zerren im unteren Rücken beim Gehen und Sitzen, im Liegen besser
- große Nervenschwäche mit Überreiztheit aller Sinnesorgane und Rückenschmerzen
- frostige Naturen, alles schlechter durch Kälte, trockenen kalten Wind
- ehrgeizige und ungeduldige „Worcaholics", die zuviel gearbeitet haben, ausgebrannt sind
- alle Beschwerden sind morgens schlechter, „Morgenmuffel".

♦ **Potenzwahl und Dosierung:**
D12-Globuli, 3x3 über mehrere Tage. Nach Exzessen (Kater etc.) C30, 1x5 oder C200, 1x5 als Einmalgabe.

Phosphor (Phos)

Auch dieses Konstitutionsmittel für freundliche, schlanke, zugewandte, um sich und andere besorgte Menschen mit Schwächezuständen und Neigung zu Blutungen und blauen Flecken hilft oft bei Rückenschmerzen. Beständiges Auf und Ab der Kräfte ist sehr typisch für Phosphor oder Verbindungen dieses Elementes (also Calc-p, Mag-p etc.).

- Rückenschmerzen mit Taubheit der Finger, vor allem morgens beim Erwachen
- ziehende, bohrende, brennende Schmerzen, die zu den Schultern ausstrahlen können
- Rückenschmerzen bessern sich durch Liegen in Rückenlage, Wärme, Massieren
- Rückenschmerzen nach leichter Überanstrengung
- Rückenschmerzen verschlechtern sich durch Bewegung, Gehen, Lachen, Erschütterungen
- Rückenschmerzen eher in der Mitte, auf der linken Seite
- Rückenschmerzen nach Ärger, Kränkung
- stechender, brennender Schmerz durch die Brust von hinten nach vorn, schlimmer links
- Hitze und brennendes Gefühl im Rücken
- Schwächegefühl im Rücken, als würde er bald nachgeben
- verringerte Widerstandskraft gegen äußere Reize, großer Durst

♦ **Potenzwahl und Dosierung:**
D12, 3x3 Globuli über 3–4 Tage.

Pulsatilla (Puls)

Puls, ein Konstitutionsmittel mit außerordentlich breitem Wirkungsspektrum, hat auch für Rückenschmerzen Symptome, die seinen Einsatz immer wieder erforderlich machen. Die eher warmblütigen Menschen vertragen Sonne und Hitze allgemein schlecht und haben ein starkes Bedürfnis nach frischer Luft und Bewegung im Freien.

- rheumatischer Schmerz im Genick, ziehendes Spannen, und zwischen den Schulterblättern
- wandernde Rückenschmerzen; dauernder Seitenwechsel
- Schmerzen im Kreuzbeinbereich, schlimmer im Sitzen oder beim Rückwärtsbeugen, Ruhe und Schlaf bessern
- Schmerz schlimmer in der Hitze und besser bei Abkühlung
- Hals und Rücken fühlen sich steif an, wie ein Brett
- nächtliche Hitze in den Füßen, die unter der Decke hervorgestreckt werden

- auffälliges Fehlen von Durst, auch bei fieberhaften Erkrankungen
- starkes Verlangen nach Zuwendung, Trost, Mitgefühl
♦ **Potenzwahl und Dosierung:**
Bei sehr akuten Zuständen C30, 1x5, eine halbe Stunde später wiederholen. Oder verkleppern, wie auf Seite 21 angegeben. Ansonsten D12, am ersten Tag 5x3, danach 3x3 Globuli.

Rhus toxicodendron (Rhus-t)

Eines der wichtigsten Mittel überhaupt für alle Erkrankungen des Bewegungsapparats, vor allem, wenn sie nach Überlastung, durch naßkaltes Wetter oder starke Abkühlung aufgetreten sind.

- rheumatische Steifheit des Nackens und Halses, Besserung bei leichter Bewegung, Ruhe verschlechtert
- Rückenschmerzen schlechter durch Kälte, besser in der Wärme, durch warme Anwendung
- Rückenschmerzen durch Verheben oder Überanstrengung, durch Zerrung oder Verstauchung
- Rückenschmerzen durch Abkühlung, bei naßkaltem Wetter, nach Durchnässung
- Besserung aller Beschwerden in warmem Wetter, durch warmes Baden
- Rückenschmerzen, die nachts in der Bettruhe schlimmer werden, dauernder Zwang, sich zu bewegen
- morgendliche Steifigkeit, die Schmerzen werden durch Bewegung zuerst besser, nach längerer Bewegung wieder schlechter
- Ruhelosigkeit, vor allem nachts im Bett
- Patienten oft mißtrauisch, ängstlich, vor allem nachts
♦ **Potenzwahl und Dosierung:**
D12 3x3 Globuli über einige Tage, bei deutlich vorhandenen Modalitäten kann auch eine Einmalgabe einer höheren Potenz, also etwa 1x5 Globuli C30, erstaunliche Besserungen bewirken.

Ruta (Ruta)

Ein Mittel vor allem bei rheumatischen Beschwerden und Problemen des Bindegewebes. Die Steifigkeit von Muskeln und Sehnen ist das herausragende Kennzeichen dieses Mittels.

- Rückenschmerzen in der Wirbelsäule, wie nach einem Sturz

- Rückenschmerzen, wie entzündet, schlechter bei feuchtem Wetter, Anstrengung, nach Zerrungen
- Schmerzen wie zerschlagen mit Steifigkeit
- Steifigkeit, die sich durch den ganzen Körper zieht
- Verletzungen von Sehnen, Bändern, nach Zerrungen, Gelenkverdrehungen, mit Bewegungseinschränkung
- Verletzungen der Knochenhaut nach Prellungen
- chronische Überanstrengung oder Verletzung von Sehnen
- Schwäche und Steifheit machen das Aufstehen aus dem Stuhl schier unmöglich
- Rückenschmerzen verschlimmern sich in der Ruhe und bei feuchter Witterung, aber Bewegung bessert nicht

♦ **Potenzwahl und Dosierung:**
C6 oder D12, 3x3 Globuli über 3–6 Tage.

Silicea (Sil)

Sil-Patienten sind verfroren, kälteempfindlich und sonnenhungrig, neigen sehr leicht zu Erkältungskrankheiten, schwitzen leicht, kühl und klebrig, vor allem am Nacken beim Einschlafen. Sie wirken schüchtern und unentschlossen und zögern unendlich, bis sie sich entscheiden können.

- Rückenschwäche, die Beine zittern, große Kraftlosigkeit
- krampfartige Schmerzen im Kreuz, der Patient kann sich kaum aufrichten
- der Patient kann morgens vor Schwäche im Kreuz kaum laufen
- Mangel an Lebenswärme, fröstelnd, der Patient sucht die Sonne und die Wärme, ist warm gekleidet
- leichte Erkältlichkeit, der Patient ist erschöpft an Geist und Körper
- reichlicher Kopfschweiß, übelriechend, bis zum Hals
- delikate, nachgiebige, sensible Personen ohne „Biß" oder Durchsetzungsvermögen
- empfindlich gegen Entblößen, Abdecken, Zugluft, Abkühlung
- saurer Schweißgeruch

♦ **Potenzwahl und Dosierung:**
D12, 3x3 Globuli über 4–7 Tage, entsprechend der eher langsamen und tiefgreifenden Wirkung dieses Mittels, bei sehr guter Ähnlichkeit kann man mit der einmaligen Gabe einer Hoch-

potenz (z.B. C30 1x5, dann 4–6 Wochen abwarten), erstaunlich lange und tiefe Wirkungen erzielen.

Sulphur (Sulph)

Eines der wichtigsten Konstitutionsmittel mit vielen Rückensymptomen. Wirkt gut auf Entgiftungsfunktionen des Körpers (Nieren, Darm, Haut) und hat ein interessantes Persönlichkeitsprofil.

- trockenes Hitzegefühl im Lendenbereich, bei kalten Füßen
- Rückenschmerzen mit Einschlafen der Glieder
- Kreuzschmerzen, gerades Stehen unmöglich, Sitzen ebenfalls
- Stiche in den Schulterblättern, Kreuzschmerzen nach Verheben und Erkälten
- warme Personen, Hitze verschlechtert, manchmal auch verfroren
- Verschlechterung im Winter
- Verschlechterung 11h vormittags, mit Hunger und Kopfschmerzen
- längeres Stehen verschlechtert das Befinden
- Baden verschlechtert das Befinden, Abneigung gegen Baden
- ungepflegte Erscheinung, gleichgültig dem eigenen Erscheinungsbild gegenüber, schlechte Haltung
- übelriechende Absonderungen und Ausscheidungen
- starke Schweißbildung

♦ **Potenzwahl und Dosierung:**

D12, 3x3 Globuli über 2–3 Tage, anschließend abwarten. Sulphur kann eine heftige Erstverschlimmerung hervorrufen, vor allem, wenn eine Neigung zu Hautkrankheiten besteht. Wenn man sehr vorsichtig sein möchte, gibt man zuerst LM VI, 1x2 Globuli über 2–3 Tage, und wartet dann die Reaktion ab. Von Hochpotenzen ist abzuraten.

6. Zusätzliche Maßnahmen

Gerade im Bereich der Haltungs- und Bewegungsprobleme des Rückens ist eine Änderung der Lebensgewohnheiten unerläßlich. Das Bewußtmachen der eigenen Lebensumstände und möglicher Änderungen hat eindeutig Vorrang vor medikamentösen Maßnahmen. Aktivität erfordernden Maßnahmen ist der Vorzug zu geben.

10. Kopfschmerzen –
Folgen des modernen Lebens I

1. Wesentliche Merkmale

Klimatische Einflüsse, Streß und Hektik, Bewegungsmangel und Stimulantienabusus sind die wichtigsten Faktoren für Kopfschmerzen. Es ist hier nicht die Rede von chronischen Kopfschmerzen, wie z. B. Migräne und anderen Kopfschmerzsyndromen. Kopfschmerzen können den gesamten Kopf oder Teile des Kopfes betreffen. Sie sind entweder Symptom einer Grunderkrankung des Organismus oder des Kopfes, oft genug treten sie aber nur als Schmerzgeschehen in Erscheinung ohne weiteren organischen Hintergrund. Dadurch sind Kopfschmerzen ein vieldeutiges Symptom, das stets ernst genommen werden sollte.

2. Abgrenzung zu verwandten Krankheitsbildern

Sämtliche Krankheiten des Herz-Kreislaufsystems, also Bluthochdruck, Kreislauflabilität, Störungen der Durchblutung und der Herztätigkeit können sich mit Kopfschmerzen bemerkbar machen. Zahlreiche innere Erkrankungen können mit Kopfschmerzen beginnen oder einhergehen. Tumore im Kopfbereich können sich durch Kopfschmerzen äußern. Vergiftungen und Verletzungen können Kopfschmerzen auslösen. Krankheiten des Haltungs- und Bewegungsapparats, vor allem der gesamten Wirbelsäule, lösen Kopfschmerzen aus.

3. Wann ist unbedingt ein Arzt hinzuzuziehen?

Kopfschmerzen können für Krankheiten stehen, die in verschiedene ärztliche Fachbereiche fallen, also für internistische, orthopädische, neurologische, psychiatrische Erkrankungen, um nur einige zu nennen. Am besten ist es, bei Unklarheiten den Hausarzt aufzusuchen. Auch der sogenannte therapierefraktäre Kopfschmerz, der auch durch diverse Behandlungsversuche nicht gebessert werden kann, sollte durch einen Arzt untersucht werden, ehe weitere Behandlungsversuche, vor allem auch Selbstbehandlungen, unternommen werden.

4. Wichtige, homöopathisch relevante Symptome, Merkmale, Modalitäten

Gerade bei der homöopathische Behandlung von Kopfschmerzen muß die Ähnlichkeit ausgesprochen hoch sein. Die Reihe der in Frage kommenden homöopathischen Mittel ist groß, hier kann nur eine knappe Auswahl wichtiger Mittel anhand prägnanter Symptome gegeben werden.

1. Auslöser der Kopfschmerzen: Überanstrengung, Exzesse, Wetterwechsel, Verletzung etc.
2. Klimatische Bedinungen zum Zeitpunkt des Auftretens der Kopfschmerzen
3. Zeitpunkt des Auftetens der Beschwerden, Tempo der Schmerzentwicklung
4. Zeiten der Besserung bzw. Verschlechterung der Beschwerden
5. Bedingungen der Besserung bzw. Verschlechterung, wie Liegen, Stehen, Gehen, Sitzen, Kühlung, Erwärmung, frische Luft, Zimmer, Essen, Trinken etc.
6. Tempo der Entwicklung des gesamten Krankheitsbildes, schnell oder langsam
7. Allgemeine und seelische Verfassung des Patienten
8. Allgemeinsymptome des Patienten wie Schweiß, Durst, Appetit, Ausscheidungen etc.
9. Begleitsymptome, die scheinbar nichts mit der Erkrankung zu tun haben
10. Seitenbeziehung der Schmerzen, genaue Lokalisation am Kopf
11. Schmerzqualität, also stechend, brennend, drückend etc.

5. Differenzierung der wichtigsten homöopathischen Arzneimittel

Belladonna (Bell)

Bell ist eines der wichtigsten Mittel für akut auftretende Schmerzzustände, die plötzlich beginnen und ebenso abrupt wieder enden.

– plötzlicher und heftiger Beginn der Kopfschmerzen und anderer Symptome

- Kopfschmerz mit heißer, trockener Haut, nachfolgendem Schweiß, mit Völlegefühl
- Kopfschmerz im Rahmen eines Infekts, einer Grippe oder Influenza
- Kopfschmerz mit Hitzegefühl im Kopf bei kalten Füßen
- klopfende, pulsierende Schmerzen, Blutandrang, vor allem rechts
- anfallsartige Schmerzen, die plötzlich auftreten und plötzlich verschwinden
- Kopfschmerzen besser durch Liegen im dunklen Zimmer
- Kopfschmerzen verschlimmern sich abends durch das geringste Geräusch
- Kopfschmerzen, als würde der Schädel zerspringen
- Kopfschmerz nach Kaffeemißbrauch, durch Überhitzen (Sonnenstich), durch Kälte
- Verschlimmerung nachmittags, nachts, durch jede Bewegung, durch Berührung
♦ **Potenzwahl und Dosierung:**
Bei guter Ähnlichkeit und sehr akutem Zustand C30-Globuli, verkleppert oder verschüttelt wie auf Seite 21 beschrieben. Oder D12, 1x3 Globuli alle zwei Stunden am ersten Tag, danach 3x3, falls nicht in der nächsten Phase ein anderes Mittel angezeigt erscheint.

Bryonia (Bry)

Die Zaunrübe ist für viele akute Schmerzzustände, vor allem auch bei Kopfschmerzen, ein Mittel ersten Ranges, wenn die wichtigsten Ähnlichkeitsmerkmale erfüllt sind. Es kann zu Beginn oder im zweiten Stadium eingesetzt werden.
- Kopfschmerz mit Benommenheit und Schwindel, schlimmer bei der geringsten Bewegung
- Völlegefühl und Schwere des Kopfes, stechende Schmerzen, häufiger rechts
- Kopfschmerz mit rotem gedunsenem Gesicht, schlimmer durch Öffnen und Bewegen der Augen
- Kopfschmerzen bessern sich durch Schließen der Augen, durch äußeren Druck
- Kopfschmerz bei Verstopfung, nach dem Essen, bei Magenproblemen, mit rheumatischen Beschwerden

- schmerzhafte Steifigkeit und Spannen im Genick, jede Bewegung schmerzt stechend
- der Patient will seine Ruhe haben und auf der schmerzenden Seite liegen
- großer Durst während der akuten Phase, trinkt große Mengen in großen Abständen
- häufiger ist die rechte Hälfte befallen
- außerordentlich mürrisch und unzufrieden, will seine Ruhe haben
- Verschlechterung durch Wärme, morgens, Bewegung, Essen, Anstrengung, Berührung
- Besserung durch Druck, Liegen auf der schmerzenden Seite, Ruhe, kalte Getränke

♦ **Potenzwahl und Dosierung:**
Bei guter Ähnlichkeit und sehr akutem Zustand C30-Globuli, verkleppert oder verschüttelt wie auf Seite 21 beschrieben. Oder D12, 1x3 Globuli alle zwei Stunden am ersten Tag, danach 3x3 über 2–3 Tage.

Gelsemium (Gels)

Gelsemium ist ein außerordentlich wichtiges Kopfschmerzmittel, das vor allem aufgrund seiner allgemeinen Merkmale eingesetzt wird.

- Kopfschmerz in der Stirn oder vom Hinterkopf nach vorn über die Augen ziehend
- Stirnkopfschmerz mit Sehstörungen
- Kopfschmerz mit allgemeiner Schwäche und Schläfrigkeit
- zittrige Schwäche, Nervosität, Beschwerden durch Erwartungsspannung, Lampenfieber, schlechte Nachrichten
- bleierne Müdigkeit, kann sich kaum auf den Beinen halten, auffälliges Fehlen von Durst
- Kopfschmerzen im Rahmen einer schleichend beginnenden Grippe mit mittlerem Fieber
- Kopfschmerz bei Wetterwechsel von kalt nach warm
- Kopfschmerzen und Schwäche bei heißer oder feucht-warmer Witterung
- Kopfschmerz gebessert nach reichlichem Wasserlassen
- nervöser Kopfschmerz durch geistige Erregung, Sonnenkopfschmerz

- neuralgische Kopfschmerzen, mit Übelkeit und Erbrechen
- Kopfschmerz vorübergehend gebessert durch alkoholische Stimulanzien
- Kopfschmerz durch jegliche Gefühlserregung, schlimmer durch Bewegung und Licht, besser durch Schlafen

♦ **Potenzwahl und Dosierung:**
Bei guter Ähnlichkeit kann man 5–8 Globuli C30 verkleppern oder verschütteln, wie auf Seite 21 beschrieben. Aber auch die Anwendung von 3x3 Globuli D12 über 2–6 Tage ist aussichtsreich. Nach Gels erfolgt die Besserung eher langsam.

Ignatia (Ign)

Die Kopfschmerzen von Ign lassen oft deutlich auslösende Momente allgemeiner oder psychischer Natur erkennen.

- Kopfschmerzen nach Kränkung oder Kummer
- Kopfschmerzen, als ob ein Nagel in den Kopf getrieben würde
- Heftig drückender Kopfschmerz, oft nur auf einer kleinen Stelle, zum Auge oder zur Nase sich erstreckend
- Periodische Kopfschmerzen, die alle zwei Wochen wiederkehren
- Kopfschmerz schlimmer morgens, durch Kaffee, Tabak, Alkohol, Geräusche
- Kopfschmerz schlimmer durch Lesen und Schreiben, durch Sonnenlicht, durch Bewegung der Augen
- Kopfschmerz besser durch Wechseln der Lage, besser beim Liegen auf der schmerzhaften Seite
- ungemein schreckhaft, mürrisch und vorwurfsvoll
- Abneigung gegen Trost, Verschlimmerung der Beschwerden durch Trost

♦ **Potenzwahl und Dosierung:**
Entsprechend der häufig psychogenen Auslösung sind höhere Potenzen vorteilhaft, also etwa C30-Globuli, 1x5, und einige Tage abwarten, oder auch LM VI-Globuli, 1x2 täglich über mehrere Tage. Aber auch D12, 2x3, ist durchaus aussichtsreich.

Kalium bichromicum (Kali-bi)

An Kali-bi denkt man immer im Zusammenhang mit Nasennebenhöhlenerkrankungen und zähem, dickem, klebrigem, fadenziehendem Schleim, die häufig mit Stirnkopfschmerzen einhergehen. Außer diesen gibt es noch eine Reihe prägnanter Kopfschmerzsymptome, die den Einsatz von Kali-bi möglich machen, wobei den Personen, die auf Kali-bi gut reagieren, häufig etwas Starres anhaftet, eine Tendenz, sich dogmatisch und rigide zu verhalten.

- Lichtempfindlichkeit und Sehverlust, dann Kopfschmerzen
- Kopfschmerz an einer kleinen, münzgroßen Stelle
- Kopfschmerz mit Schweregefühl oder Brennen an der Nasenwurzel
- Kopfschmerz oder Trigeminusneuralgie bei Nasennebenhöhlenkatarrhen, wenn die Schleimabsonderung aufhört
- Kopfschmerzen morgens beim Erwachen
- Kopfschmerzen werden im Liegen, durch Druck von etwas Hartem und im Freien besser
- Kopfschmerzen verschlimmern sich durch Bücken, durch Umhergehen
- Kopfschmerzen halbseitig, periodisch, an kleinen Stellen
- Kopfschmerzen kommen und gehen mit der Sonne
- Kopfschmerzen mit Aufstoßen, Übelkeit und Erbrechen
- allgemein frostige Personen, die sehr kälteempfindlich sind
- Wechsel der Beschwerden von einer kleinen Stelle zu einer anderen

♦ **Potenzwahl und Dosierung:**
D12, 3x3 Globuli, bis zum Verschwinden der Symptome, bei periodischen Beschwerden mehrmalige Anwendung, bis die Anfälle nachlassen und verschwinden.

Lachesis (Lach)

Das Gift der Buschmeisterschlange ist nicht nur für heftig verlaufende Entzündungsprozesse angezeigt, sondern auch für Kopfschmerzen, die häufig die linke Seite bevorzugt betreffen und im Sinn einer Migräne anfallsartig wiederkehren.

- migräneartige, pulsierende Kopfschmerzen, vorwiegend links
- Kopfschmerzen schlimmer nach Schlaf, morgens beim Erwachen
- Kopfschmerzen schlimmer bei Hitze, vor der Periode, während der Schwangerschaft
- Kopfschmerzen bessern sich nach Einsetzen der Periode, durch Druck

- allgemeine Hitzeunverträglichkeit
- Beschwerden oft stärker im Frühling und im Herbst
- Kopfschmerzen mit Hitzewallungen, während des Klimakteriums
- mißtrauische Menschen, Neid, Eifersucht, Zwang zu dauerndem Reden, sarkastisch
- Liegen auf der linken Seite verschlechtert, kann nicht links liegen

♦ **Potenzwahl und Dosierung:**
Wenn die Ähnlichkeit gut ist, kann man getrost eine höhere Potenz nehmen, also 1x5 Globuli C30, oder zu Beginn des Anfalls C30-Globuli verkleppern bzw. verschütteln, wie auf Seite 21 beschrieben.

Lycopodium(Lyc)

Lyc kann seine Wirkung praktisch im ganzen Organismus entfalten, es ist ein Konstitutionsmittel mit außerordentlich breiter und tiefgehender Anwendung. Der Patient ist oft während seiner Erkrankung ausgesprochen anspruchsvoll und schwierig, gerade bei Herren im sogenannten besten Alter finden sich häufig ausgeprägte Paschaallüren.

- Kopfschmerzen der rechten Seite oder schlimmer rechts, zwischen 16 und 20 Uhr am schlimmsten
- Kopfschmerzen zusammen mit Verdauungsproblemen, Leberproblemen
- Kopfschmerzen nach geistiger Überanstrengung, zu langem Sitzen, mit Blähungen
- Kopfschmerzen schlimmer morgens beim Aufstehen, besser beim Hinlegen
- Kopfschmerzen mit allgemeiner Reizbarkeit, will seine Ruhe, aber dennoch jemand in der Nähe haben
- Kopfschmerzen besser beim Gehen im Freien, in kalter Luft
- Kopfschmerz durch geistige Überanstrengung, Prüfungsangst, Versagensangst
- Stiche in den Schläfen, schlimmer rechts, von innen nach außen
- Kopfschmerzen und allgemeine Verschlechterung durch Auslassen einer Mahlzeit

– Unverträglichkeit von Fett, blähenden Speisen, Süßigkeiten, die aber gern gegessen werden
♦ **Potenzwahl und Dosierung:**
D12-Globuli, 3x3 über 3–5 Tage.

Magnesium phosphoricum (Mag-p)

Im Prinzip kommen alle Magnesium-Verbindungen für Kopfschmerzen in Frage. Wegen seiner deutlichen Beziehung zur Trigeminusneuralgie sei stellvertretend Mag-p angeführt, das auch sonst für Schmerzzustände ein gutes Mittel ist. Allgemein gelten diese Menschen als schwierig, empfindlich, reizbar. Es besteht eine Tendenz zu Koliken und Neuralgien.

– Kopfschmerzen durch Kälte, schlimmer im kalten, besser durch Wärme, warme Anwendungen, Druck
– Neuralgien im Kopfbereich, häufig rechts, besser durch Wärme und Druck
– neuralgische oder rheumatische Kopfschmerzen, hauptsächlich bei jungen, kräftigen Menschen
– Kopfschmerzen mit Doppeltsehen
– die Schmerzen sind intensiv, stechend, kommen immer wieder
– Kopfschmerzen mit Blähungen, Niedergeschlagenheit und Angst
♦ **Potenzwahl und Dosierung:**
C30-Globuli, verkleppern im Anfall, wie auf Seite 21 beschrieben.

Nux vomica (Nux-v)

Das Mittel schlechthin zur Behandlung der Folgen unserer modernen Lebensweise. Der überreizte, gestreßte, an Stimulanzien und langes Aufbleiben gewöhnte, cholerische und ungeduldige Mensch der heutigen „Zivilisation".

– Kopfschmerzen in Verbindung mit Magenschmerzen, Hämorrhoiden, Verstopfung, dauerndem Harndrang
– Kopfschmerzen mit Übelkeit und Erbrechen, „Kater"
– Kopfschmerzen beim Bücken und durch Husten schlimmer
– Kopfweh frümorgens im Bett, beim Erwachen
– Kopfschmerzen nach Überlastung, Streß, mit allgemeiner Verspannung, besser durch Ruhe und Entspannung

- große Nervenschwäche mit Überreiztheit aller Sinnesorgane und Kopfschmerzen
- die Kopfschmerzen kehren nach Kaffeegenuß wieder; bei Abneigung gegen Kaffee
- Kopfschmerzen bei reizbaren, cholerischen Menschen, schlimmer durch Widerspruch, Kritik
- ehrgeizige „Worcaholics", die zuviel gearbeitet haben, ausgebrannt sind
- alle Beschwerden sind morgens schlechter, „Morgenmuffel"

♦ **Potenzwahl und Dosierung:**
D12-Globuli, 3x3 über mehrere Tage. Nach Exzessen (Kater etc.) C30, 1x5, oder C200, 1x5 als Einmalgabe.

Acidum phosphoricum (Ph-ac)

Bei Ph-ac sind es weniger typische Kopschmerzsymptome als vielmehr die auslösenden Momente, die seinen Einsatz erfordern. Zum einen sind es junge Menschen und vor allem Schüler und Studenten, die von zuviel geistiger Anstrengung Kopfschmerzen haben. Zum anderen ist häufig ein starker Kummer, ein Verlust oder sonst ein schockartiges Erlebnis Auslöser von Kopfschmerzen.

- Kopfschmerzen mit „Schweregefühl" im Kopf, wie von einem Gewicht
- Kopfschmerz, der in den Ferien verschwindet, während des Lernens wieder auftritt
- Kopfschmerz bei Schulkindern, durch Überanstrengung der Augen
- Kopfschmerz verstärkt durch Erschütterung, Lärm, Musik
- Kopfschmerz mit Müdigkeit und Durchfall
- Kopfschmerz nach einem starken Kummer, mit ausgeprägter Depressivität, innerlich „wie tot"
- Kopfschmerz nach schlecht ausgeheilten akuten Erkrankungen, nach Alkohol- oder Drogenexzessen
- Verlangen nach Obst, Säften, erfrischenden Getränken

♦ **Potenzwahl und Dosierung:**
Bei akuten Kopfschmerzen ist es am günstigsten, C30-Globuli zu verkleppern, wie auf Seite 21 beschrieben. Bei immer wieder auftretenden Kopfschmerzen von Schülern empfiehlt sich die Gabe von LM VI-Globuli, anfänglich 2x2 täglich, nach einer Woche

1x2 täglich über 3–4 Wochen. Natürlich ist auch die Anwendung von D12, 3x3 über 3–4 Tage je nach Symptomenähnlichkeit aussichtsreich.

Phosphor (Phos)
Auch dieses Konstitutionsmittel für freundliche, schlanke, zugewandte, um sich und andere besorgte Menschen mit Schwächezuständen und Neigung zu Blutungen und blauen Flecken wirkt gut bei Kopfschmerzen.
- Kopfschmerzen mit reizbarer Schwäche des Nervensystems
- Kopfschmerzen mit Überempfindlichkeit gegen äußere Eindrücke, Licht, Geräusche, Gerüche
- Kopfschmerzen nach leichter (geistiger und/oder körperlicher) Überanstrengung
- Kopfschmerzen, pochender Schmerz in den Schläfen, schlimmer beim Kauen, bei Berührung
- Migräne mit Pulsieren und Brennen in der Stirn, Übelkeit und Erbrechen, von morgens bis mittags
- Kopfschmerzen nach Ärger, Kränkung
- brennender Kopfschmerz in der Stirn, mit Übelkeit
- Hitze und brennendes Gefühl im Kopf abwechselnd mit Kältegefühl
- Kopfschmerz beim Nachdenken
- verringerte Widerstandskraft gegen äußere Reize, großer Durst

♦ **Potenzwahl und Dosierung:**
D12-Globuli, 3x3, 3–4 Tage, im akuten Fall C30-Globuli, verkleppern wie auf Seite 21 beschrieben

Pulsatilla (Puls)
Puls, ein Konstitutionsmittel mit außerordentlich breitem Wirkungsspektrum, ist häufig bei Kopfschmerzen angezeigt.
- Kopfschmerz mit Magenproblemen, rheumatischen Beschwerden, während der Menses, neuralgisch
- Kopfschmerz wandernd, abwechselnde Seiten betreffend
- Kopfschmerz schlimmer durch geistige Anstrengung, durch Bücken, abends
- Kopfschmerz beim Eintritt in ein warmes Zimmer, schlechte Luft

- Kopfschmerz nach Unterdrückung oder Ausbleiben der Periodenblutung
- Kopfschmerz mit Lichtempfindlichkeit, Ohrenschmerzen
- Kopfschmerz mit Verdrießlichkeit und weinerlicher Stimmung
- Kopfschmerzen besser durch Druck, langsames Gehen an der frischen Luft
- nächtliche Hitze in den Füßen, die unter der Decke hervorgestreckt werden
- auffälliges Fehlen von Durst, auch bei fieberhaften Erkrankungen
- starkes Verlangen nach Zuwendung, Trost, Mitgefühl

♦ **Potenzwahl und Dosierung:**
Bei sehr akuten Zuständen C30, 1x5, eine halbe Stunde später wiederholen. Oder verkleppern, wie auf Seite 21 angegeben. Ansonsten D12, am ersten Tag 5x3, danach 3x3 Globuli.

Sepia (Sep)

Dieses Konstitutionsmittel wird häufig für Frauen gebraucht und ist für zahlreiche Beschwerden im Zusammenhang mit Gebärmutterproblemen, Periodenstörungen, nervösen Beschwerden und Überarbeitung ein gutes Mittel mit tiefgreifender Wirkung.
- Kopfschmerzen nach Hungern, während der Menopause, vor oder während der Menstruation
- pochende Kopfschmerzen, migräneartig, mit Gebärmutterleiden
- Kopfschmerzen häufig über einem Auge, oft links
- Kopfschmerzen schlimmer durch Licht, Bewegung, mit Übelkeit, Erbrechen
- allgemein verfroren und kälteempfindlich
- die Patientin ist entweder leicht erschöpft, oder alles bessert sich durch intensive körperliche Betätigung
- allgemeine Besserung abends, auch der Kopfschmerzen
- Verschlechterung nachmittags zwischen 14 und 17 Uhr
- unzufriedene Patienten, ausgepowert, weinen ohne ersichtlichen Grund
- Kopfschmerzen mit Abneigung gegen alles Eßbare

♦ **Potenzwahl und Dosierung:**
bei akuten Kopfschmerzen C30-Globuli, verkleppert, wie auf Seite 21 angegeben, oder D12, 3x3 über einige Tage.

130

Silicea (Sil)

Sil-Patienten sind immer warm angezogen, haben kalte Hände und Füße und hassen Zugluft, fühlen sich erschöpft an Geist und Körper und neigen sehr leicht zu Erkältungskrankheiten.

– Kopfschmerzen mit einem Gefühl großer Kraftlosigkeit
– Kopfschmerzen durch nervöse Erschöpfung
– Kopfschmerzen, die vom Nacken aus über den Scheitel bis zu den Augen ziehen
– Morgenkopfschmerzen mit Übelkeit, oft als Halbseitenkopfschmerz
– Mangel an Lebenswärme, fröstelnd, sucht die Sonne und die Wärme, warm gekleidet
– leichte Erkältlichkeit, erschöpft an Geist und Körper
– reichlicher Kopfschweiß, übelriechend, bis zum Hals, saurer Schweißgeruch
– delikate, nachgiebige, sensible Personen ohne „Biß" oder Durchsetzungsvermögen
– empfindlich gegen Entblößen, Abdecken, Zugluft, Abkühlung

♦ **Potenzwahl und Dosierung:**
D12-Globuli, 3x3 über 4–7 Tage, entsprechend der eher langsamen und tiefgreifenden Wirkung. Bei sehr guter Ähnlichkeit kann man mit der einmaligen Gabe einer Hochpotenz, (z.B. C30 1x5, dann 4–6 Wochen abwarten), erstaunlich lange und tiefe Wirkungen erzielen.

Spigelia (Spig)

Spig ist vor allem bei starken, punktuellen, oft linksseitigen Kopfschmerzen angezeigt. Neuralgieartige Schmerzen.

– Kopfschmerzen morgens beginnend, abends mit Sonnenuntergang gebessert
– neuralgieartige, heftige Kopfschmerzen über dem linken Auge
– Kopfschmerz über dem linke Auge, dehnt sich zum Gesicht oder zum Nacken aus
– brennender Kopfschmerz in der linken Schläfe
– Kopfschmerz schlechter durch Erschütterung, Bewegung, Bücken, Berührung, Rauch, frische Luft
– Kopfschmerz besser in Ruhe mit Hochlagerung des Kopfes
– Kopfschmerz mit Mißempfindungen in der linken Brustseite, im linken Bauch

– allgemeine Verschlechterung durch Tabakrauch und schlechte Luft

♦ **Potenzwahl und Dosierung:**
akute Schmerzen am besten mit C30-Globuli, verkleppert wie auf Seite 21 beschrieben, oder D12, 5x3 am ersten Tag, dann 3x3 bis zum Abklingen der Beschwerden.

Sulphur (Sulph)

Sulphur ist ein echtes Polychrest mit zahlreichen Anwendungsmöglichkeiten und einem interessanten Persönlichkeitsprofil. Es ist ein wichtiges Mittel bei Kopfschmerzen.

– Kopfschmerz mit Hitzegefühl der Schädeldecke, kalten Füßen, Hitzewallungen
– Kopfschmerzen mit Rückenschmerzen nach langem Stehen
– Kopfschmerz nach unterdrückten Hautausschlägen, mit rheumatischen Symptomen
– Kopfschmerz, dumpf, morgens beginnend, stärker werdend bis zum Mittag, dann abnehmend
– nächtlicher Kopfschmerz, Verschlimmerung durch die geringste Bewegung im Bett
– warme Personen, Hitze verschlechtert, manchmal auch verfroren
– Verschlechterung im Winter
– Verschlechterung 11h vormittags, mit Hunger, Kopfschmerzen
– längeres Stehen verschlechtert das Befinden
– Baden verschlechtert das Befinden, Abneigung gegen Baden
– ungepflegte Erscheinung, gleichgültig dem eigenen Erscheinungsbild gegenüber, schlechte Haltung
– übelriechende Absonderungen und Ausscheidungen, starke Schweißbildung

♦ **Potenzwahl und Dosierung:**
D12, 3x3 Globuli über 2–3 Tage, danach erst einmal abwarten, denn Sulphur kann eine drastische Erstverschlimmerung hervorrufen, vor allem, wenn eine Neigung zu Hautkrankheiten besteht. Wenn man sehr vorsichtig sein möchte, gibt man zuerst LM VI, 1x2 Globuli über 2–3 Tage, und wartet dann die Reaktion ab. Von Hochpotenzen ist abzuraten.

6. Zusätzliche Maßnahmen

Ruhe, Ausschalten der auslösenden Ursachen, Ändern der fehlerhaften Lebensweise sind Regeln, die sich nahezu von selbst verstehen. Kopfschmerzen sind oft Ausdruck von konstitutionellen, psychischen, sozialen Problemen, von allem, was „Kopfzerbrechen" verursachen kann, und am sinnvollsten durch ausführliche Anamnese und konstitutionelle Behandlung anzugehen.

11. Magenschmerzen, Sodbrennen, Übelkeit, Erbrechen – Folgen des modernen Lebens II

1. Wesentliche Merkmale

Magenprobleme wie Übelkeit, Erbrechen, Schmerzen, Sodbrennen, Völlegefühl etc. sind die üblichen Begleiterscheinungen unserer heutigen Lebensgewohnheiten. Ärger, Streß und Hektik, Bewegungsmangel und Stimulanzienabusus sind außer nahrungsmittelbedingten Störungen zusätzliche Ursachen für Magenprobleme. Die Schmerzen können brennend sein, sauer oder drückend. Eine Übersäuerung des Magens kann sich durch Sodbrennen äußern, Übelkeit und Erbrechen können mit und ohne Schmerzen auftreten, und jedes dieser Symptome kann Anzeichen einer harmlosen Magenstörung sein, aber auch auf das Bestehen einer schwerwiegenden und gefährlichen Krankheit wie Krebs oder Magengeschwür hinweisen. Die Symptomatik allein führt nicht zur sicheren Diagnose.

2. Abgrenzung zu verwandten Krankheitsbildern

Harmlose Magenstörungen sind nur schwer oder gar nicht von gefährlichen Erkrankungen wie Magengeschwür oder Magenkrebs zu unterscheiden. Wenn es zu kaffeesatzartigem Erbrechen kommt, was soviel wie eine Blutungsquelle im Magen bedeutet, ist stets mit Gefahr im Verzug zu rechnen. Doch auch harmlos erscheinende Magenschmerzen von längerer Dauer können stets Hinweis auf eine ernste Erkrankung sein, ebenso anhaltende Übelkeit und anhaltendes Erbrechen.

3. Wann ist unbedingt ein Arzt hinzuzuziehen?

Sowohl bei heftigen, akuten Magenschmerzen als auch bei allen anhaltenden Störungen ist der Arzt zu Rate zu ziehen, denn die Symptome und Beschwerden für sich lassen keine sichere Aussage über die Krankheitsdiagnose zu.

4. Wichtige, homöopathisch relevante Symptome, Merkmale, Modalitäten

Bei der Bewertung von Symptomen spielen die normalen Magensymptome eine eher untergeordnete Rolle. Die individuellen, charakteristischen Symptome sind die wichtigsten.

1. Auslöser der Magenbeschwerden, also Ärger, Überarbeitung, Diätfehler, Essen, Trinken etc.
2. klimatische Bedingungen zum Zeitpunkt des Auftretens der Symptome
3. Zeitpunkt des Auftetens der Beschwerden, Tempo der Entwicklung der Beschwerden
4. Zeiten der Besserung bzw. Verschlechterung der Beschwerden
5. Bedingungen der Besserung bzw. Verschlechterung, wie Liegen, Stehen, Gehen, Sitzen, Kühlung, Erwärmung, frische Luft, Zimmer, Essen, Trinken, Bewegung etc.
6. Tempo der Entwicklung des gesamten Krankheitsbildes, schnell oder langsam
7. allgemeine und seelische Verfassung des Patienten
8. Allgemeinsymptome des Patienten wie Schweiß, Durst, Appetit, Ausscheidungen etc.
9. Begleitsymptome, die scheinbar nichts mit der Erkrankung zu tun haben
10. Vorlieben und Abneigungen, Unverträglichkeiten von Nahrungsmitteln, Getränken
11. Schmerzqualität, also stechend, brennend, drückend etc.
12. Appetit, Durst

5. Differenzierung der wichtigsten homöopathischen Arzneimittel

Arsenicum album (Ars)
Ars ist eines der „großen" homöopathischen Arzneimittel, das bei vielen Krankheitszuständen zum Einsatz kommt und aufgrund seiner allgemeinen Eigenschaften gut erkennbar ist.
- brennende Magenschmerzen, Sodbrennen
- große Schwäche und Erschöpfung nach dem Erbrechen
- Durst auf kaltes Wasser, Verlangen nach kalten Dingen, aber alles wird umgehend erbrochen

- nächtliches Erbrechen, vor allem nach Mitternacht
- beim Erbrechen heftige Magenschmerzen, brennende Hitze und Durst
- quälende Angst und Unruhe, die umhertreibt, der Patient muß aus dem Bett
- rote, gereizte, brennende Zunge, wie verbrüht
- Ekel vor Speisen, Butter ist zuwider, der Geruch von Fleisch unerträglich
- die Magengrube ist empfindlich gegen die geringste Berührung
- Erbrechen mit Durchfall, großer Erschöpfung und Kälte
- unaufhörlicher Durst auf kleine Mengen

♦ **Potenzwahl und Dosierung:**
Bei ausgeprägter Ähnlichkeit ist durchaus ein Versuch mit 5 Globuli C30 angezeigt, am besten verkleppert wie auf Seite 21 angegeben. Die hohe Potenz ist vor allem für die Folgezustände nach Erbrechen und Durchfall gut geeignet, ansonsten D12, 5x3 Globuli am ersten, 3x3 am zweiten Tag.

Bryonia (Bry)

Bry hat einen breiten Wirkungsbereich, klare Modalitäten,. Es wird auch und gerade bei Magenbeschwerden eingesetzt. Häufig finden sich mit Beginn der Erkrankung Magen- und Darmreizung, oft als Durchfall beginnend mit nachfolgender Verstopfung. Die Krankheitsentwicklung ist in der Regel langsam fortschreitend.

- stechende Schmerzen in der Magengegend, im rechten Oberbauch
- Magenschmerzen nach dem Essen, schlimmer durch Essen
- Magenschmerzen und Übelkeit mit belegter, trockener Zunge
- große Trockenheit des Mundes und der Lippen
- Magenschmerzen mit Fieber und dickem, weißlichem Zungenbelag
- Magenschmerzen verschlimmern sich durch jede Bewegung, besser nur durch absolute Ruhe
- großer, brennender Durst auf kalte Flüssigkeiten
- Magenentzündung (Gastritis) im Sommer, vor allem nach kalten Getränken bei Überhitzung
- alle Beschwerden besser durch Ruhe

- alle Beschwerden schlechter durch Bewegung, Fehltritt, Essen, etc.
- Magenschmerzen bessern sich durch Druck oder Liegen auf dem Magen
- der Kranke ist brummig, reizbar und will in Ruhe gelassen werden

♦ **Potenzwahl und Dosierung:**
D12-Globuli, 3x3 drei Tage lang, oder verkleppern, wie auf Seite 21 angegeben.

Colocynthis (Coloc)

Oft machen sich Ärger oder Kränkungen als Magenschmerzen bemerkbar, und eines der wichtigsten Mittel für diese „psychosomatischen" oder streßbedingten Magenschmerzen ist Coloc.

- heftige, anfallsartige Magenschmerzen
- krampfartige Magenschmerzen, die immer wieder einschießen; der Kranke krümmt sich
- heftige Magenschmerzen nach einer Kränkung, nach Ärger oder Streß
- Magenschmerzen werden besser durch Sich-Krümmen, durch Vornüberbeugen
- Magenschmerzen nach Trinken von kalten Getränken bei erhitztem Zustand
- kolikartige Bauchschmerzen, andauernder Brechreiz, Galleerbrechen ohne Besserung
- kolikartige Bauchschmerzen mit Erbrechen, die sich durch Liegen auf dem Bauch bessern

♦ **Potenzwahl und Dosierung:**
Bei guter Ähnlichkeit ist eine Einmalgabe von 5 Globuli C30 die beste Wahl, sonst C6 Globuli, im akuten Fall verkleppert, wie auf Seite 21 beschrieben, oder 5x3 am ersten Tag, 3x3 am zweiten Tag. Die Besserung muß bald absehbar sein.

Ignatia (Ign)

Die Magenprobleme von Ign lassen oft deutlich auslösende Momente allgemeiner oder psychischer Natur erkennen.

- Magenschmerzen nach Kränkung oder Kummer
- Beschwerden durch Liebeskummer, Enttäuschung, Kränkung, Grobheit

137

- Magenschmerzen nach Süßigkeiten oder leichten Speisen
- stark wechselnde, widersprüchliche, oft krampfartige Magenbeschwerden
- krampfhafte Magenschmerzen, Besserung beim Essen auch
  schwerer Speisen
- Magenschmerzen mit viel Seufzen, besser durch Lagewechsel
- Abneigung gegen Trost, Verschlimmerung der Beschwerden
  durch Trost
- Magenschmerzen schlimmer morgens, durch Kaffee, Tabak,
  Alkohol, Geräusche
- ungemein schreckhaft, mürrisch und vorwurfsvoll; viel Kummer; Kloßgefühl in Hals oder Bauch

♦ **Potenzwahl und Dosierung:**
Entsprechend der häufig psychogenen Auslösung sind höhere
Potenzen oft vorteilhaft (etwa C30-Globuli, 1x5, einige Tage ab-
warten), oder LM VI-Globuli, 1x2 täglich über mehrere Tage.
Aber auch D12, 2x3 Globuli, ist aussichtsreich.

Ipecacuanha (Ip)

Magenschleimhautreizung mit starker Sekretion des Magens und
der Speicheldrüsen, Übelkeit und Erbrechen. Insgesamt sind die
Schleimhäute gereizt, es besteht ständige Übelkeit, oft mit einer
Tendenz zu leichten Blutbeimischungen beim Erbrochenen. In
diesem Fall ist natürlich immer ein Arzt aufzusuchen.
- bei allen Krankheiten mit fortwährender Übelkeit
- trotz Magenerkrankung reine Zunge bei dauernder Übelkeit
- quälende, heftige Übelkeit; Neigung zum Erbrechen
- bitterer Mundgeschmack, die Speisen schmecken bitter
- heftige, ununterbrochene Übelkeit; Erbrechen erleichtert nicht
- Magenschleimhautentzündung mit Reizbarkeit, Speichelfluß,
  weder Durst noch Appetit
- Magenreizung schlechter durch die geringste Bewegung,
  starke Wärme
- Beschwerden von fettem Essen, Schweinefleisch, Abneigung
  gegen Essen
- elendes, schwaches Gefühl im Magen

♦ **Potenzwahl und Dosierung:**
Bei sehr akuten Fällen mit guter Ähnlichkeit sollte man D12 ver-

kleppern, wie auf Seite 21 beschrieben, oder D12-Globuli, 5x3 am ersten, 3x3 am zweiten Tag.

Lycopodium (Lyc)

Eines der großen homöopathischen Mittel, das vor allem auch im Bereich der Verdauungsorgane gut wirkt. Die Schwäche der Verdauungsorgane mit starker Blähungsneigung steht dabei im Mittelpunkt der Beschwerden.

- Magenbeschwerden mit häufigem Aufstoßen, gebessert durch Aufstoßen
- Magenbeschwerden mit Schmerzen im rechten Oberbauch und in der Lebergegend
- Blähungen, unmittelbar nach dem Essen; der Magen ist aufgetrieben
- Magenschmerzen mit Übersäuerung und Sodbrennen
- Magenschmerzen bei gestreßten, tyrannischen, aufbrausenden Menschen, die keinen Widerspruch vertragen
- Gärungsvorgänge im Bauch, mit lautem Knurren und Gurgeln
- Besserung der Magenbeschwerden durch Liegen auf der rechten Seite
- Verlangen nach Süßigkeiten, die schlecht vertragen werden
- Magenschmerzen bald nach dem Essen, von 16 bis 20 Uhr am stärksten
- gelbliche Hautfarbe, frühzeitige Faltenbildung
- verträgt keinen Widerspruch
♦ **Potenzwahl und Dosierung:**
D12-Globuli, 3x3 über drei bis vier Tage.

Magnesium carbonicum (Mag-c)

Für Personen, vor allem Kinder, die von Natur aus reizbar und nervös sind und rasch mit Magenschmerzen reagieren. Der ganze Mensch verströmt einen säuerlichen Geruch. Oft findet sich auch ein „säuerlicher" Charakter, die Reizbarkeit erstreckt sich sozusagen auf den ganzen Menschen.

- Auftreibung der Magengegend und des Bauches mit Magenschmerzen
- Stoffwechselstörung und Magenbeschwerden mit Abmagerung
- krampfartige Magenschmerzen mit Schwäche, Nervosität, Überempfindlichkeit

139

- saures Aufstoßen, saurer Geruch aus dem Mund und des ganzen Körpers
- Magenkoliken, die zum Zusammenkrümmen zwingen, besser nach Stuhlgang
- Unverträglichkeit von Milch, von stärkehaltiger Nahrung
- saures Erbrechen, Koliken, Frostigkeit
- Abneigung gegen warme Speisen, starkes Verlangen nach kaltem Wasser
- unangenehmer Mundgeschmack und Appetitverlust
- Allgemeineindruck: schlecht ernährt und sauer (reizbar), oft Milchunverträglichkeit im Kindesalter

♦ **Potenzwahl und Dosierung:**
D12-Globuli, 3x3, einige Tage.

Magnesium phosphoricum (Mag-p)

Dieses Mittel paßt bei Magenbeschwerden wie auch bei anderen Störungen vor allem dann, wenn es sich um heftige, krampfartige und anfallsartige Schmerzzustände handelt.

- krampfartige Magenschmerzen, besser durch Zusammenkrümmen und Reiben
- plötzliche, anfallsartige Schmerzen, wellenartig, einschießend
- krampfartiger Schluckauf, Tag und Nacht
- Magenkoliken nach Kälte, kalter Luft, kaltem Wasser, Berührung
- Magenkoliken nervöser, überempfindlicher Menschen
- plötzliches Wandern der Schmerzen
- Schmerzanfälle sehr rasch kommend und gehend
- Magenschmerzen mit reiner Zunge
- Blähungskoliken bei Säuglingen
- Ausstrahlen der Schmerzen oft nach rechts

♦ **Potenzwahl und Dosierung:**
Bei akuten Magenschmerzen am besten C30-Globuli verkleppern, wie auf Seite 21 angegeben.

Nux vomica (Nux-v)

Das Mittel schlechthin für all das, was wir uns und unserem Körper durch unsere moderne Lebensweise antun.

- Übelkeit und Erbrechen jeden Morgen mit Niedergeschlagenheit

- Übelkeit und Erbrechen nach dem Essen, beständige Übelkeit
- Folgen von Stimulanzienabusus, von zuviel Zigaretten, Kaffee, Alkohol etc.; „Kater"mittel
- Druck wie von einem Stein im Magen
- Sodbrennen, Magenschmerzen, saures oder bitteres Aufstoßen zwei bis drei Stunden nach dem Essen
- Magenschmerzen in Verbindung mit Kopfschmerzen, Hämorrhoiden, Verstopfung, dauerndem Harndrang
- Übelkeit und Kopfschmerzen frümorgens im Bett, beim Erwachen
- Magenprobleme nach Überlastung, Streß, mit allgemeiner Verspannung, gebessert durch Ruhe und Entspannung
- große Nervenschwäche, Überreiztheit aller Sinnesorgane, Kopfschmerzen
- ehrgeizige und ungeduldige „Worcaholics", die zuviel gearbeitet haben, ausgebrannt sind
- alle Beschwerden sind morgens schlechter, Typ „Morgenmuffel".

♦ **Potenzwahl und Dosierung:**
D12, 3x3 Globuli über mehrere Tage. Nach Exzessen (Kater etc.) C30, 1x5 oder C200, 1x5 als Einmalgabe.

Pulsatilla (Puls)
Für Störungen im Verdauungsbereich häufig angezeigt. Der häufige Wechsel der Symptome, die deutliche Besserung durch Trost und Zuwendung, das auffällige Fehlen von Durst und die Tendenz zu starker Schleimhautabsonderung sind nur einige der vielen auffallenden Züge von Pulsatilla.
- Gefühl, als läge ein Stein auf dem Magen
- Magen- und Verdauungsprobleme nach Genuß von Fettem oder von Eis
- Übelkeit, langsame Verdauungstätigkeit
- Völlegefühl, Druck im Magen, ranziges Aufstoßen
- Aneigung gegen Fettes, Verlangen nach Saurem
- Mund trocken und bitter, übler Mundgeruch, Fehlen von Durst
- Zunge dick, schmutzig oder weiß-gelblich belegt
- wechselnde, wandernde Symptome

- Beschwerden schlimmer im warmen Zimmer, besser im Freien
- durstlos, kurzatmig, verfroren
- leicht zum Weinen zu bringen, Trost bessert die Beschwerden
♦ **Potenzwahl und Dosierung:**
D12-Globuli, 3x3, 3–4 Tage.

Staphisagria (Staph)

Dieses Mittel ist für Magenbeschwerden oft dann angezeigt, wenn Ärger, Kränkungen, Beleidigungen als Ursache für die Schmerzen in Frage kommen. Häufig besteht eine ausgeprägte Nervosität und Reizbarkeit.

- Magenschmerzen nach Kränkungen, Beleidigungen etc.
- Magenschmerz nach dem Essen, vor allem nach Brot oder Fleisch
- heiße, stark übelriechende Blähungen mit Magenschmerzen
- Verdauungsstörungen, gleichzeitig großer Appetit
- Folgen von Ärger, von sexuellen Exzessen
- unerwartete, ungestüme Wutausbrüche von eigentlich freundlichen, lieben, sensiblen Menschen
- sehr empfindlich gegenüber dem, was andere sagen
- Vorgeschichte von jahrelangem Kummer
♦ **Potenzwahl und Dosierung:**
D12, 3x3 Globuli. Wenn die psychischen Ursachen überweigen, LM VI, 1x2 Globuli täglich über 8–10 Tage.

Sulphur (Sulph)

Sulphur gilt als Ausleitungs- oder Drainagemittel, das heißt, es soll Entgiftungsfunktionen des Körpers über Haut, Nieren, Darm anregen und dadurch die vitalen Funktionen und die Infektabwehr verbessern. Typisch für „sulphurische" Personen ist ein schlechtes Erscheinungsbild der Haut, die immer unrein aussieht.

- Druck wie von einem Stein, insbesondere nach dem Essen
- Magenschmerzen mit Übelkeit, Wasser im Mund, Erbrechen
- brennende Magenschmerzen mit Übersäuerung, Sodbrennen, Hochsteigen des Gegessenen
- Abneigung gegen Fettes, Saures, Zucker, oft aber auch Verlangen nach Süßem
- warme Personen, Hitze verschlechtert, manchmal auch verfroren

- Verschlechterung im Winter
- Verschlechterung 11 Uhr vormittags, mit Hunger und Kopfschmerzen
- längeres Stehen verschlechtert das Befinden
- Baden verschlechtert das Befinden, Abneigung gegen Baden
- ungepflegte Erscheinung, gleichgültig dem eigenen Erscheinungsbild gegenüber, schlechte Haltung
- übelriechende Absonderungen und Ausscheidungen, starke
  Schweißbildung

♦ **Potenzwahl und Dosierung:**

D12, 3x3 Globuli über 2–3 Tage, danach erst einmal abwarten,
denn Sulphur kann eine heftige Erstverschlimmerung hervorrufen, vor allem, wenn eine Neigung zu Hautkrankheiten besteht, die in der Regel durch Sulphur zuerst einmal verschlimmert werden. Wenn man sehr vorsichtig sein möchte, gibt man
zuerst LM VI-Globuli, 1x2, 2–3 Tage, und wartet dann die Reaktion ab. Von Hochpotenzen ist abzuraten.

6. Zusätzliche Maßnahmen

Magenprobleme können im Zusammenhang mit Infektionskrankheiten auftreten. Die üblichen Maßnahmen wie Bettruhe,
Trinken etc. sind sinnvoll. Bei Ärger und Kränkung als Ursachen
kann eine psychologische/psychotherapeutische Begleittherapie
erforderlich sein. Ein gereizter Magen will erst einmal nur Ruhe.
Er will einige Zeit nicht verdauen müssen, will nicht arbeiten.
Die Gefahr zu verhungern ist in unseren Breiten gering, einige
Tage Nahrungspause sind nicht schädlich, oftmals sogar von er-
staunlichem Nutzen. Nach der Nahrungspause erfolgt ein scho-
nender Kostaufbau, lieber öfters am Tag kleinere Mahlzeiten. Bei
Tendenz zur Übersäuerung kann Milch einen wirkungsvollen
Säurepuffer abgeben. Kaffee, Tabak, Alkohol und andere Stimulanzien sind zu meiden, Saures, auch Obst, mit Vorsicht zu ge-
nießen, dünne Kräutertees eher zu bevorzugen. Jeder Griff zu
Reizmitteln, jeder Gang in ein Fast-Food-Restaurant, jede beden-
kenlos zwischendurch „eingeworfene" Stärkung am Kiosk stellt
für unseren Magen eine Belastung dar.

12. Durchfall – Bauchkoliken

1. Wesentliche Merkmale

Durchfallerkrankungen und Bauchschmerzen sind in der Regel auf Erkrankungen des Darms zurückzuführen, die ihrerseits im Rahmen einer Infektion oder einer Reizung durch „Diätfehler" auftreten können. Auch ernstere Erkrankungen können sich als Durchfall oder immer wieder auftretende Bauchschmerzen zuerst eher unauffällig bemerkbar machen. Hier jedoch geht es um die Behandlung leichterer akuter Störungen, die also durch Viren oder Bakterien ausgelöst werden oder als Folge von Fehlernährung oder Nahrungsbelastungen auftreten können. Vor allem Säuglinge und Kleinkinder leiden häufig unter Durchfallerkrankungen, aber auch im Jugend- und Ewachsenenalter gibt es nicht selten Störungen dieser Art. Sie sind verbunden mit Durchfällen, kneifenden, krampfartigen, kolikartigen Bauchschmerzen, Kollern, Gurgeln, Rumoren und Gärungsvorgängen, begleitet von Fieber, Schweiß, Durst, Appetitlosigkeit und anderen Allgemeinsymptomen. Dem Stuhl können Schleim oder Blut beigemischt sein, wenn dies aber über längere Zeit auftritt, ist auf jeden Fall ärztliche Abklärung erforderlich. Durchfall ist der Versuch des Körpers, sich zu entgiften, Toxine oder Erreger durch beschleunigte Ausscheidung loszuwerden. Diese an sich vitale und sinnvolle Reaktion des Körpers kann bei längerem Bestehen allerdings negative Folgen haben und deshalb die Behandlung notwendig machen.

2. Abgrenzung zu verwandten Krankheitsbildern

In der Regel beginnen die eher harmlosen Darmerkrankungen plötzlich, die eher ernsten allmählich. Es gibt jedoch in zunehmendem Maß, vor allem als Folge der ausgedehnten Tropenreisen, ernsthafte und gefährliche infektiöse Durchfallerkrankungen (Salmonellen oder Shigellen), die durchaus bedrohlich verlaufen können (z.B. Typhus oder Cholera). Bei längerdauernden Durchfällen besteht stets die Gefahr des massiven Flüssigkeitsverlustes und der daraus resultierenden Austrocknung des Körpers, die vor allem für Kinder und Säuglinge rasch lebensbedrohend wird. Chronische entzündliche Darmerkrankungen und bösartige Tumoren im Darmbereich sind häufig schwer zu erkennen und nur durch ausgedehnte diagnostische Maßnahmen sicher zu beurteilen. Die Diagnostik und Behandlung dieser Erkrankungen ist aufwendig und schwierig.

3. Wann ist unbedingt ein Arzt aufzusuchen?

Bei akuten Durchfallerkrankungen und Darmstörungen ist ein Arzt stets dann aufzusuchen, wenn die Beschwerden nicht innerhalb einiger Tage von selbst oder durch geeignete Maßnahmen wieder verschwinden. Bei Weiterbestehen oder Zunahme der Beschwerden sollte unbedingt ärztliche Hilfe gesucht werden. Ein echtes Problem stellen die bösartigen Tumoren des Darms dar, die sich häufig erst dann durch Symptome wie Durchfall oder Verstopfung bemerkbar machen, wenn die Geschwulst sehr groß ist. Deshalb wurden Früherkennungsprogramme entwickelt, mit denen nach Spuren von Blut im Stuhl gefahndet wird. Durch ärztliche Untersuchungen soll vor allem der Enddarmkrebs rechtzeitig erkannt werden. Gerade das Dickdarmkarzinom hat bei rechtzeitiger Erkennung gute Heilungschancen, es kann jedoch nur durch gezielte diagnostische Maßnahmen rechtzeitig erkannt werden. Der Hausarzt ist hierfür ein guter Ansprechpartner.

4. Wichtige, homöopathisch relevante Symptome, Merkmale, Modalitäten

Auch für Durchfallerkrankungen und Bauchbeschwerden gilt bei der Symptombewertung die Regel, daß die individuellen Besonderheiten eines Falles den Vorrang haben. Ganz besonders wichtig sind die Krankheitsauslöser.

1. Auslöser der Bauchbeschwerden, also Kälte, Hitze, Diätfehler, Essen, Trinken, Ärger, Kränkung etc.
2. Klimatische Bedingungen zum Zeitpunkt des Auftretens der Symptome
3. Zeitpunkt des Auftetens der Beschwerden, Tempo der Entwicklung der Beschwerden
4. Zeiten der Besserung bzw. Verschlechterung der Beschwerden

5. Bedingungen der Besserung bzw. Verschlechterung, wie Liegen, Stehen, Gehen, Sitzen, Kühlung, Erwärmung, frische Luft, Zimmer, Essen, Trinken, Bewegung etc.
6. allgemeine und seelische Verfassung des Patienten
7. Allgemeinsymptome des Patienten wie Schweiß, Durst, Appetit, Ausscheidungen etc.
8. Begleitsymptome, die scheinbar nichts mit der Erkrankung zu tun haben
9. Vorlieben und Abneigungen, Unverträglichkeiten von Nahrungsmitteln, Getränken
10. Schmerzqualität, also stechend, brennend, drückend, krampfartig etc.

5. Differenzierung der wichtigsten homöopathischen Arzneimittel

Aloe

Ein sehr wichtiges Mittel bei akuter Durchfallerkrankung, wie sie vor allem im Sommer auftritt. Aloe kann aber auch bei fehlender Kontrolle über den Schließmuskel eingesetzt werden, die insbesondere ältere Menschen plagt.

- krampfartige Durchfälle bei akuter Darmentzündung
- fehlende Kontrolle über den Schließmuskel bei ständigem Stuhldrang
- Völlegefühl, Auftreibung, Rumoren vor dem Stuhl
- unbemerkter oder unwillkürlicher Abgang von Stuhl bei Windabgang („falscher Freund")
- Durchfälle 5 oder 6 Uhr früh, die aus dem Bett treiben, mit Schmerzen im Enddarm
- Durchfälle infolge von unreifem Obst, Bier, Austern, nach Eis, im Sommer
- Verdauungsstörungen nach Saurem, Bier
- Beschwerden verschlimmern sich durch unterdrückten Ärger, beim Stehen, besser in Bauchlage

♦ **Potenzwahl und Dosierung:**
Am besten D12-Globuli, im akuten Fall am ersten Tag 5x3, dann 3x3, ältere Menschen mit Kontinenzproblemen können immer wieder 1x5 Globuli abends nehmen, aber keinesfalls länger als eine Woche am Stück.

Arsenicum album (Ars)

Ars ist eines der wichigen „großen" homöopathischen Arzneimittel, das auch bei Durchfallerkrankungen eine wichtige Rolle spielt.

- Durchfälle nach starkem Abkühlen das Magens durch kalte Lebensmittel
- Durchfälle mit großer Schwäche, auch bei relativ wenig Stuhl, Ohnmacht, rascher Gewichtsverlust
- Ruhelosigkeit und quälende Bauchschmerzen vor dem Stuhlgang
- Durst auf kaltes Wasser, Verlangen nach kalten Dingen, anschließend Durchfall
- nächtliche Durchfälle und Erbrechen, vor allem nach Mitternacht
- Durchfälle mit extremer Kälte der Extremitäten, Herzklopfen, Gliederzittern
- brennende Schmerzen im Bauch, im Enddarm
- quälende Angst und Unruhe, die umhertreibt, der Patient muß aus dem Bett
- rote, gereizte, brennende Zunge, wie verbrüht
- unaufhörlicher Durst auf kleine Mengen
- Der Patient fühlt sich wie vergiftet

♦ **Potenzwahl und Dosierung:**

Bei ausgeprägter Ähnlichkeit ist ein Versuch mit 5 Globuli C30 angezeigt, am besten verkleppert, wie auf Seite 21 angegeben. Die hohe Potenz ist vor allem für die Folgezustände nach Erbrechen und Durchfall gut geeignet, ansonsten D12, 5x3 Globuli am ersten, 3x3 am zweiten Tag.

Camphora (Camph)

Durchfälle mit nahezu kollapsartigen Zuständen sind die Hauptanzeigen für dieses Mittel, das neben Cuprum und Veratrum zu den wichtigsten homöopathischen Heilmitteln bei der akuten Durchfallerkrankung zählt.

- Durchfälle mit völligem Erkalten des Körpers und stärkstem Kräfteverfall
- Durchfall mit kaltem Schweiß auf dem Gesicht, steifem Hals und völliger ohnmachtsähnlicher Erschöpfung
- Der Kranke ist gegen Kälte extrem empfindlich, dennoch werden keine Decken ertragen.

- unstillbarer Durst auf kleine Mengen kalten Wassers, das fast augenblicklich wieder erbrochen wird
- Erkrankung beginnt mit Kollaps und allgemeiner Kälte, die Durchfälle sind noch nicht zahlreich
- Besserung durch Wärme, Verschlimmerung durch kalte Luft und Bewegung
- großes Gefühl von Verlassenheit, kann nicht allein sein
- Durchfall mit Kollaps, Nase kalt, spitz, blau
- Stühle unwillkürlich, schwärzlich, wie Wasser

♦ **Potenzwahl und Dosierung:**
Kann bei guter Ähnlichkeit zu Beginn der Erkrankung in C30 gegeben werden, 5 Globuli, oder verkleppern wie auf Seite 21 angegeben. Oder D12, 5x3 Globuli einen Tag lang.

Carbo vegetabilis (Carb-v)

Die Kohle ist auch in der Schulmedizin als Kohlekompretten für harmlose Durchfallerkrankungen ohne Fieber im Einsatz. In der Homöopathie hat Kohle ein weiteres Anwendungsspektrum. Häufig sind Diätfehler oder Fehlernährung der Grund für die Verdauungsstörungen und Durchfallerkrankungen, die nach Carb-v verlangen.

- Durchfall durch Unterkühlung des Verdauungstrakts mit Eis, Eiswasser etc.
- erschöpfender, sommerlicher Durchfall, auch und vor allem bei Kleinkindern
- heißer, feuchter, übelriechender Blähungsabgang, lautes Rumoren
- Durchfälle mit Frostigkeit, Blähungen, kaltem Schweiß, kaltem Atem
- der Patient ist kalt, will aber Luft zugefächelt bekommen, Kleidung am Bauch zu eng
- Schwäche, Mangel an Ausdauer, Blaufärbung, Gefühl der Überfülle
- Abneigung gegen Fett, Folgen von fetten Speisen
- der Patient ist dumpf, gleichgültig
- Besserung durch Aufstoßen, Blähungsabgang

♦ **Potenzwahl und Dosierung:**
D12-Globuli, 3x3 über drei bis vier Tage.

China (Chin)

Nervöse Reizbarkeit, reichliche, erschöpfende Absonderungen, Blutungen etc. sind die Hauptkennzeichen dieses Mittels, das häufig für Durchfälle und deren Folgezustände angezeigt ist.

- akuter Durchfall, dunkel, stinkend, mit reichlichen, stinkenden Winden
- Empfindlichkeit des Bauches gegen Berührung
- Schwäche nach Durchfall und rasche Abmagerung
- Verschlechterung nach Essen oder Trinken, durch leichte Berührung
- Durchfälle nach Obst, Fisch, Milch
- geblähter Bauch, berührungsempfindlich, nicht erleichtert durch Aufstoßen oder Windabgang
- Der Patient ist nachts hungrig; Völlegefühl nach geringem Essen.
- nervöse Reizbarkeit und Schwäche, Empfindlichkeit bei und nach Durchfällen
- Schwäche, Erschöpfung, Reizbarkeit nach Säfteverlust, Flüssigkeitsverlust, Blutungen

♦ **Potenzwahl und Dosierung:**
D12-Globuli, 5x3 am ersten Tag, 3x3 an drei weiteren Tagen.

Cuprum metallicum (Cupr)

Ebenso wie Veratrum und Camphora ist dies eines der großen Choleramittel Hahnemanns, des Begründers der Homöopathie.

- heftige Bauchkrämpfe, starke Schmerzen, Kälte des Körpers mit kaltem Schweiß
- Darmkrämpfe, die anfallsartig erscheinen, plötzlich einschießen und wieder aufhören
- Bauch hart gespannt, mit großer Berührungsempfindlichkeit
- Durchfälle und Darmkrämpfe mit häufigem, sehr heftigem Stuhldrang
- Bauchauftreibung, Blähungen, Übelkeit, Erbrechen, Durchfälle
- starker Durst, Symptome bessern sich durch Trinken von kaltem Wasser
- Durchfall, eingefallene Gesichtszüge, kalter Schweiß
- Durchfall wässrig, nicht sehr reichlich

♦ **Potenzwahl und Dosierung:**
D12-Globuli, 5x3 am ersten Tag, 3x3 am zweiten Tag.

Magnesium carbonicum (Mag-c)

Für Personen, vor allem Kinder, die von Natur aus reizbar und nervös sind und rasch mit Verdauungsstörungen reagieren. Unverträglichkeit von Milch, vor allem im frühen Kindesalter.

- Durchfall, säuerlich riechend, grünlich, schaumig, wie Froschlaich
- Durchfälle bei heißem Wetter, während der Zahnung, durch künstliche Nahrung
- Durchfälle gebessert nach einer warmen Suppe
- Stoffwechselstörung und Durchfälle mit Abmagerung
- saures Aufstoßen, saurer Geruch aus dem Mund und des ganzen Körpers
- Bauchkoliken, die zum Zusammenkrümmen zwingen, besser nach Stuhlgang
- Unverträglichkeit von Milch, von stärkehaltiger Nahrung
- saures Erbrechen, Koliken, Frostigkeit
- Abneigung gegen warme Speisen, starkes Verlangen nach kaltem Wasser
- unangenehmer Mundgeschmack und Appetitverlust
- Allgemeineindruck: schlecht ernährt und sauer (reizbar)

♦ **Potenzwahl und Dosierung:**
D12-Globuli, 3x3, über einige Tage.

Magnesium phosphoricum (Mag-p)

Mag-p ist bei Bauchbeschwerden wie auch bei anderen Störungen vor allem dann gut einzusetzen, wenn es sich um heftige, krampfartige und anfallsartige Schmerzzustände handelt.

- krampfartige Bauchschmerzen, besser durch Zusammenkrümmen und Reiben
- plötzliche, anfallsartige Schmerzen, wellenartig, einschießend
- krampfartiger Schluckauf, Tag und Nacht
- Darmkoliken nach Kälte, kalter Luft, kaltem Wasser, Berührung
- Bauchkoliken nervöser, überempfindlicher Menschen
- plötzliches Wandern der Schmerzen
- Schmerzanfälle sehr rasch kommend und gehend
- Blähungskoliken bei Säuglingen
- häufiges Ausstrahlen der Schmerzen nach rechts

♦ **Potenzwahl und Dosierung:**
Bei akuten Magenschmerzen der beschriebenen Art wird man am besten C30-Globuli verkleppern, wie auf Seite 21 angegeben.

Okoubaka (Okoub)

Ein gutes und wirksames Mittel bei Magen- und Darmverstimmungen mit Erbrechen, Durchfall, Bauchschmerzen und Allgemeinsymptomen, wenn die Störungen entweder durch Tropenaufenthalt, lange Reisen oder durch verdorbene Nahrungsmittel aufgetreten sind.

- Bauchbeschwerden mit oder ohne Durchfall nach fettem, zu reichlichem Essen
- Folgen von Ernährungsumstellung (viel Fett, ungewohnte Gewürze, Milch)
- Lebensmittelvergiftung, Genußmittelmißbrauch, Arzneinebenwirkungen
- Rumoren und Zwicken im Bauch, Krämpfe, Durchfall, Übelkeit, Speichelfluß
- nach Genuß von Speisen, die stark mit Insektiziden belastet waren
- Magen-Darm-Störungen nach Nikotinmißbrauch

♦ **Potenzwahl und Dosierung:**
D6-Globuli, 5x3 am ersten Tag, dann 3x3 Globuli einige Tage lang.

Podophyllum (Podo)

Ein ausgezeichnetes Durchfallmittel mit vielen Lebersymptomen.

- Bauchschmerzen im rechten Oberbauch
- Durchfälle wäßrig, reichlich, stinkend, spritzend
- Durst auf große Mengen kaltes Wasser
- Durchfälle vor allem frühmorgens, treiben aus dem Bett
- Durchfälle bei Zahnung, bei heißem Wetter, nach saurem Obst
- Durchfälle heftiger nach Essen oder Trinken, vor allem nach Obst oder Milch
- Besserung der Schmerzen durch Zusammenkrümmen, Bauchlage, Reiben der Lebergegend
- Durchfälle explosiv und reichlich, unwillkürlich, mit Bauchschmerzen, die sich durch Zusammenkrümmen bessern

- Kopfschmerzen, die durch starke Durchfälle besser werden
- vorangegangene geistige Überanstrengung, berufliche Anspannung. „Galligkeit"

♦ **Potenzwahl und Dosierung:**

D12-Globuli, im akuten Fall am besten verkleppert, wie auf Seite 21 angegeben, oder am ersten Tag 5x3, dann 3x3 Globuli.

Sulphur (Sulph)

Sulphur gilt als Ausleitungs- oder Drainagemittel, das Entgiftungsfunktionen des Körpers über Haut, Nieren, Darm anregt und dadurch die vitalen Funktionen und die Infektabwehr verbessert. Die Durchfälle sind Ausdruck einer allgemeinen Entgiftungsreaktion. Typisch sind auch brennende Schmerzen im Enddarmbereich.

- Morgendurchfälle (5 oder 6 Uhr), dringend, scharf, mit Rötung und Brennen des Afters
- Durchfälle stinkend, mit schwefligem Geruch der Blähungen
- Durchfälle nach einer akuten Krankheit, nach Erkältung, bei feuchtem Wetter
- Durchfälle während Schwangerschaft, Zahnung, nach unterdrückten Hautausschlägen
- Abneigung gegen Fettes, Saures, Zucker, oft aber auch Verlangen nach Süßem
- Verschlechterung im Winter
- Verschlechterung 11 Uhr vormittags, mit Hunger und Kopfschmerzen
- längeres Stehen verschlechtert das Befinden
- Baden verschlechtert das Befinden, Abneigung gegen Baden
- ungepflegte Erscheinung, gleichgültig dem eigenen Erscheinungsbild gegenüber, schlechte Haltung
- übelriechende Absonderungen und Ausscheidungen
- starke Schweißbildung

♦ **Potenzwahl und Dosierung:**

D12, 3x3 Globuli über 2–3 Tage, danach erst einmal abwarten, denn Sulphur kann eine heftige Erstverschlimmerung hervorrufen, vor allem, wenn eine Neigung zu Hautkrankheiten besteht, die in der Regel durch Sulphur zuerst einmal verschlimmert werden. Wenn man sehr vorsichtig sein möchte, gibt man zuerst LM VI, 1x2 Globuli über 2–3 Tage, und wartet dann die

Reaktion ab. Von Hochpotenzen ist aus den genannten Gründen ausdrücklich abzuraten.

Veratrum album (Verat)

Veratrum ist eines der großen homöopathischen Durchfallmittel, für Hahnemann war es eines der drei Choleramittel, mit denen die Homöopathie die ersten großen Erfolge verzeichnete. Aufgrund der Brechdurchfälle steht oft der Kollapszustand mit eisiger Kälte, völliger Apathie und Erschöpfung, Krämpfen und kaltem Stirnschweiß im Vordergrund der Beschwerden.

- Erbrechen und Durchfall gleichzeitig mit Kälte und kaltem Schweiß
- Durchfall mit Kältegefühl, Krämpfen und Kollern im Bauch, Auftreibung und Koliken
- Durchfall im Froststadium eines Infektes, während der Periodenblutung, heftig, wäßrig
- Durchfall mit starker Erschöpfung
- nach den Durchfällen Leere, große Erschöpfung und Schwäche im ganzen Körper
- Durchfälle schlimmer durch die geringste Bewegung, durch Kalttrinken
- Besserung durch Wärme, Warmwerden
- schmerzhafte Auftreibung und Berührungsempfindlichkeit des Bauches
- Stühle grünlich oder wie Reiswasser
- Wadenkrämpfe, Speichelfluß

♦ **Potenzwahl und Dosierung:**

Im akuten Fall hilft bei guter Ähnlichkeit eine Dosis C30, 5 Globuli, danach abwarten. Noch besser: Verkleppern, wie auf Seite 21 beschrieben.

6. Zusätzliche Maßnahmen

Einstellung der Nahrungszufuhr und reichliches Trinken sind die wichtigsten Maßnahmen bei akuten Durchfallerkrankungen. Eventuell muß auch mit Elektrolyten (Salzlösungen) substituiert werden, vor allem bei Durchfällen von Kleinkindern und Säuglingen oder aber, wenn Wadenkrämpfe und ähnliche Symptome auftreten, die auf starke Verschiebungen im Elektrolythaushalt hinweisen. Die Gefahr der Austrocknung ist vor allem bei Kindern nicht zu unterschätzen. Bei Durchfällen im Anschluß an Tropenreisen muß der Erreger bestimmt werden. In all diesen Fällen ist auf jeden Fall der Arzt aufzusuchen. Bei Nachlassen der Beschwerden soll dann der Kostaufbau entsprechend vorsichtig erfolgen, da der gereizte und entzündete Darm erholungbedürftig ist.

13. Verdauungsstörungen. Magen-Darm-Probleme

1. Wesentliche Merkmale

Verdauungsstörungen aller Art sind quasi eine Art Volkskrankheit geworden, was angesichts der modernen Lebens- und Ernährungsgewohnheiten nicht weiter verwunderlich ist. Anlagebedingte Schwächen von Leber, Bauchspeicheldrüse, Magen, Darm etc. werden verstärkt durch schlechte, einseitige Ernährung, sitzende Lebensweise, Konsum von Genuß- und Anregungsmitteln. Die daraus resultierende Verdauungsschwäche macht sich bemerkbar durch Völlegefühl, Blähungen, Verstopfung, Darmträgheit, Unverträglichkeiten und Empfindlichkeiten gegen Lebensmittel, Aufstoßen, schlechte Stuhlbeschaffenheit etc. Aufgrund dieser Störungen aber werden die Nahrungsstoffe schlecht verwertet oder „assimiliert", was die Gesamtbefindlichkeit des Körpers, die allgemeine Leistungsfähigkeit, das Wohlbefinden, den Zustand des Immunsystems etc. verschlechtert. Diese mit der mangelhaften Nahrungsaufnahme und -verwertung zusammenhängenden Störungen haben dann wieder die vermehrte Zufuhr von Stimulanzien, Medikamenten, hochdosierten Vitamingaben etc. zur Folge, so daß ein in sich geschlossener Kreis des Unwohlseins entsteht. Eine bewußte Umstellung der Lebens- und Ernährungsgewohnheiten ist erforderlich, damit der Körper funktionieren kann.

2. Abgrenzung zu verwandten Krankheitsbildern

Nicht jede Verdauungsstörung ist harmloser Natur. Wenn nach einer Phase des Wohlbefindens plötzlich und unerklärlich Beschwerden wie Durchfall abwechselnd mit Verstopfung, Appetitlosigkeit, Gewichtsverlust etc. auftreten, ist Aufmerksamkeit geboten. Die bösartigen Tumoren des Magen-Darmtraktes machen sich oft erst spät gerade durch Symptome bemerkbar, wie sie auch bei an sich harmlosen Verdauungsstörungen auftreten können. Ungewohnte und unerklärliche Abweichungen vom Normalbefinden sollten auf jeden Fall ärztlich abgeklärt werden. Wiederkehrende Schmerzen im rechten Unterbauch können Symptome einer wiederkehrenden, nicht akuten Blinddarmreizung oder -entzündung sein, Schmerzen im rechten Oberbauch Symptome einer Gallenerkrankung. Vor der Selbstbehandlung sollte die Gewißheit bestehen, daß es sich tatsächlich „nur" um eine funktionelle Störung handelt.

3. Wann sollte unbedingt ein Arzt aufgesucht werden?

Neuauftretende und unerklärliche Beschwerden sollten unbedingt zum Arzt führen. Die bösartigen Erkrankungen im Bauchraum haben ein derartiges Ausmaß erreicht, daß heute vielfältige Vorsorgemaßnahmen angeboten werden. Abgesehen von der erforderlichen Selbstbeobachtung sollten die ärztlichen Vorsorgeuntersuchungen in regelmäßigen Abständen wahrgenommen werden. Das Auftreten von Blut im Stuhl, unerklärliche Schmerzzustände oder Verhärtungen im Bauchraum, der ständige Wechsel von Verstopfung und Durchfall sowie plötzlicher und anhaltender Gewichtsverlust sollten auch außerhalb der Routineuntersuchungen zum Arzt führen.

4. Wichtige, homöopathisch relevante Symptome, Merkmale, Modalitäten

Für Verdauungsstörungen und Bauchbeschwerden gilt bei der Symptombewertung wie stets die Regel, daß die individuellen Besonderheiten eines Falles den Vorrang haben.
1. Auslöser der Verdauungsstörungen, also Diätfehler, Essen, Trinken, Kälte, Hitze, Psychisches etc.
2. Art der Verdauungsstörungen: Durchfälle, Verstopfung, Blähungen, Auftreibung, Aufstoßen etc.
3. Vorlieben und Abneigungen, *Unverträglichkeiten* von Nahrungsmitteln, Getränken, Durst
4. Stuhlbeschaffenheit, Auflagerungen (Schleim, Blut), Beschaffenheit der Schleimhäute (trocken, gereizt etc.)
5. Zeitpunkt des Auftetens der Beschwerden, Tempo der Entwicklung der Beschwerden
6. Zeiten der Besserung bzw. Verschlechterung der Beschwerden
7. Bedingungen der Besserung bzw. Verschlechterung, wie Liegen, Stehen, Gehen, Sitzen, Kühlung, Erwärmung, frische Luft, Zimmer, Essen, Trinken, Bewegung etc.

8. Tempo der Entwicklung des gesamten Krankheitsbildes
9. klimatische Bedingungen zum Zeitpunkt des Auftretens der Symptome
10. allgemeine und seelische Verfassung des Patienten
11. Allgemeinsymptome des Patienten wie Schweiß, Durst, Appetit, Ausscheidungen etc.
12. Begleitsymptome, die scheinbar nichts mit der Erkrankung zu tun haben
13. Schmerzqualität, also stechend, brennend, drückend, krampfartig etc.

5. Differenzierung der wichtigsten homöopathischen Arzneimittel

Alumina (Alum)

Alumina ist ein wichtiges Mittel gegen Darmträgheit und Verstopfung mit Trockenheit von Schleimhäuten und Haut und daraus resultierenden typischen Verdauungsbeschwerden. Darüber hinaus besteht eine Verlangsamung, die manchmal fast lähmungsartige Zustände erreichen kann, alles geht langsam und schwer und zähflüssig.

- Untätigkeit des Enddarms; selbst weicher Stuhl verlangt große Anstrengung
- kein Verlangen nach und keine Fähigkeit zur Stuhl-Entleerung, bis eine grosse Anhäufung vorhanden ist
- Stuhl hart, trocken und knotig; wie Schafskot mit Schneiden im Anus, gefolgt von Blutabgang
- Verstopfung bei Säuglingen
- magere Personen ohne Aktivität, die dauernd liegen müssen
- Verstopfung über mehrere Tage mit weichem Stuhl
- Schweißausbrüche von der Anstrengung beim Stuhlgang
- Stuhl bleistiftdünn
- Trockenheit von Haut, Schleimhäuten, Augen, Hals, Enddarm
- Gefühl wie von Lähmung im Enddarm, Stühle oft mit Schleim überzogen

♦ **Potenzwahl und Dosierung:**
D12-Globuli, 3x3 über 3–6 Tage. Alumina wirkt eher langsam, Geduld ist erforderlich.

Carbo vegetabilis (Carb-v)

Für viele lästige und beschwerliche Verdauungsstörungen ist Carb-v ein hervorragendes Mittel mit klaren Anzeigen. Es wirkt einerseits auf das Herz-Kreislauf-System, andrerseits auf die Schleimhäute des Magen-Darm-Trakts.

- träge Funktion des Magens mit Völlegefühl in der Lebergegend, Auftreibung und Blähungen
- Magen und Oberbauch aufgetrieben, druckempfindlich, mit Neigung zur Kurzatmigkeit
- Völlegefühl kurz nach Beginn des Essens, Unverträglichkeit von Milch, Fettem, Wein
- Verschlechterung nach dem Essen, Auftreibung des Bauches mit viel Luft
- Besserung durch Aufstoßen, Windabgang, im Freien
- guter Appetit, Verlangen nach Kaffee, Süßem
- Leber vergrößert und empfindlich
- Kleiderdruck sehr störend, Gürtel muß bald nach dem Essen geöffnet werden
- allgemeine Frostigkeit, bläuliche Verfärbung, Neigung zu Hämorrhoiden, Krampfadern
- Röte des Gesichts, vor allem beim Essen, Kurzatmigkeit
- Schweregefühl des Kopfes, träge Zirkulation
♦ **Potenzwahl und Dosierung:**
D12-Globuli oder Tropfen, 3x3 über mehrere Tage, kann bei Bedarf immer wieder eingenommen werden.

Chelidonium (Chel)

Bei vielen Verdauungsstörungen ist eine Schwäche oder Funktionsstörung der Leber mit im Spiel, und Chelidonium ist ein Mittel, das vor allem bei solchen Beschwerden wichtig ist

- Leberschwellung, Schmerzen, Völlegefühl und Druck im rechten Oberbauch
- stechende Schmerzen im Lebergebiet, die in den Rücken, nach rechts unter das Schulterblatt ausstrahlen
- schlechter Mundgeruch, leicht gelbliche Farbe von Haut und Schleimhäuten
- Zunge gelblich, teigig belegt, Zahneindrücke
- bitterer Geschmack im Mund

158

- Verschlechterung durch Bewegung, Berührung, Druck, um 4 Uhr und 16 Uhr
- Besserung nach dem Essen, durch warme Getränke, Sitzen, Wärme
- langsame Verdauung, Verlangen nach warmen Speisen und Getränken

♦ **Potenzwahl und Dosierung:**
D6-Tabletten, 3x1, über mehrere Tage.

China(Chin)

Immer wieder auftretende Beschwerden, die oft mit Fieber und Erschöpfung eimhergehen, meist nach schweren Flüssigkeitsverlusten (Blutungen oder Durchfälle), Überempfindlichkeit und Reizbarkeit sind die Hauptkennzeichen dieses Mittels.

- Schwäche der Verdauungsfunktionen, von Leber, Magen, Darm, mit allgemeiner Schwäche
- langsame Verdauung überempfindlicher Personen (Licht, Lärm etc.)
- Auftreibung der Magengegend nach der geringsten Nahrungsaufnahme
- Blähungen von Magen und Darm mit Rumoren und Aufstoßen
- keine Besserung durch Abgang von Darmgasen
- Neigung zu Durchfall mit unverdauten Stühlen und massivem Windabgang
- alle Beschwerden schlechter nach dem Essen
- Unverträglichkeit von Milch und wäßrigen Früchten
- schmerzhafte Lebergegend, Berührungsempfindlichkeit der Leber- und Magengegend
- Appetit unregelmäßig, rasche Sättigung
- Völlegefühl nach dem Essen in der Magengegend, bitterer Mundgeschmack

♦ **Potenzwahl und Dosierung:**
D12-Globuli, 3x3 über 3–5 Tage.

Cuprum metallicum (Cupr)

Krampfartige Beschwerden stehen im Vordergrund, oft mit Durchfällen, anfallsartig immer wieder auftretend. Häufig machen die Personen, die Cuprum benötigen, den Eindruck, als ob sie unter einem starken inneren Druck stehen, sie versuchen diszipliniert zu leben und unterdrücken ihre Gefühle.

- sehr heftige Magenkrämpfe mit starken Schmerzen, aber nur geringer Übelkeit
- heftige Bauchkrämpfe, starke Schmerzen, Kälte des Körpers mit kalten Schweißen
- Darmkrämpfe, die anfallsartig erscheinen, plötzlich einschießen und wieder aufhören
- Bauch hart gespannt, mit großer Berührungsempfindlichkeit
- Durchfälle und Darmkrämpfe mit häufigem, sehr heftigem Stuhldrang
- Bauchauftreibung, Blähungen, Übelkeit, Erbrechen, Durchfälle
- starker Durst, Symptome bessern sich durch Trinken von kaltem Wasser
- Verschlechterung durch die geringste Bewegung, nach der Stuhlentleerung
- ständiges Rumoren im Bauch, auch während des Schlafens
- Durchfall wäßrig, nicht sehr reichlich
- Verdauungsprobleme mit krampfartigen Schmerzen nach Unterdrückung der Menses oder von Hautausschlägen
♦ **Potenzwahl und Dosierung:**
D12-Globuli, 3x3 über 3–5 Tage.

Kalium carbonicum (Kali-c)

Kali-c ist ein ausgesprochenes Konstitutionsmittel mit sehr breitem Wirkungsspektrum, bei dem Schwäche, stechende Schmerzen, Störungen der Verdauung sowie Veränderungen im Wasserhaushalt wichtige Kennzeichen sind.
- Verdauungsschwäche mit langsamer Passage und Blähungen
- sofort nach der Mahlzeit starke Auftreibung der Magengegend
- Auftreibung des Bauches mit Gärungen und Blähungen
- allgemeine Schwäche, Kreuzschwäche, Überempfindlichkeit
- geringer Appetit mit dem Bedürfnis, häufig zu essen
- nachts gegen 2 oder 3 Uhr saures Aufstoßen, Übelkeit, stechende Magenschmerzen, Leberbeschwerden
- Verlangen nach Süßem, Abneigung gegen Fleisch
- trockener Mund, Durst, Frostigkeit
♦ **Potenzwahl und Dosierung:**
D12-Globuli, 3x3, 3–5 Tage.

Lycopodium (Lyc)

Blähungen und Völlegefühl sind wichtige Symptome dieses homöopathischen Konstitutionsmittels. Insgesamt besteht eine deutliche Neigung zu Stoffwechselstörungen, die Verdauungsschwäche zieht sich durch alle Ebenen. Im Bauch sind neben Darm und Magen vor allem die Leber und der rechte Oberbauch anfällig, ähnlich wie bei Chel bestehen häufig Leberprobleme.

- Leberschwäche mit Verdauungsstörungen wie Verstopfung, Blähungsneigung
- schlechte Verdauungsleistung, vor allem nach reichlichen Mahlzeiten, lang anhaltendes Völlegefühl
- Unpäßlichkeit und Völlegefühl bald nach dem Essen
- typische Verschlimmerungszeit: 16–20 Uhr, aber auch nachts um 4 Uhr
- Magerkeit der oberen Körperhälfte, untere Körperhälfte eher dicklich
- gelbliche Gesichtsfarbe, viele Falten, hager-herber Gesichtsausdruck
- Appetit unregelmäßig, Aufstoßen nach dem Essen
- bevorzugte Schlaflage rechts (auf der Leberseite)
- Verstopfung, die Stuhlmenge erscheint der Nahrungsmenge nicht angemessen, dünne, spärliche Stühle
- Hämorrhoiden, Risse am After
- Leber nicht vergrößert, aber Empfindlichkeit gegen Berührung im Lebergebiet
- nervöses „galliges" Temperament, der Patient verträgt keinen Widerspruch,
♦ **Potenzwahl und Dosierung:**
D12-Globuli, 2x3 über 5–7 Tage.

Magnesium carbonicum (Mag-c)

Für Personen, vor allem Kinder, die von Natur aus reizbar und nervös sind und rasch mit Verdauungsstörungen reagieren. Unverträglichkeit von Milch, vor allem im frühen Kindesalter. Der ganze Mensch verströmt einen säuerlichen Geruch. Oft findet sich auch ein „säuerlicher" Charakter, die Reizbarkeit erstreckt sich sozusagen auf den ganzen Menschen.

- Durchfall, säuerlich riechend, grünlich, schaumig, wie Froschlaich

- Durchfälle bei heißem Wetter, während der Zahnung, durch künstliche Nahrung
- Durchfälle gebessert nach einer warmen Suppe
- Stoffwechselstörung und Durchfälle mit Abmagerung
- saures Aufstoßen, saurer Geruch aus dem Mund, saure Ausdünstungen des ganzen Körpers
- Bauchkoliken, die zum Zusammenkrümmen zwingen, besser nach Stuhlgang
- Unverträglichkeit von Milch, von stärkehaltiger Nahrung
- saures Erbrechen, Koliken, reichliche stinkende Darmgase
- Abneigung gegen warme Speisen, starkes Verlangen nach kaltem Wasser
- unangenehmer Mundgeschmack und Appetitverlust
- Allgemeineindruck: schlecht ernährt und sauer (reizbar), Schwäche, Nervosität, Frostigkeit
♦ **Potenzwahl und Dosierung:**
D12-Globuli, 3x3 über einige Tage.

Nux vomica (Nux-v)

Das Mittel für die Behandlung der Folgen unserer modernen Lebensweise.
- erstrangiges „Katermittel", am besten noch nachts nach dem Exzeß einzunehmen
- Neigung zu „Diätabweichungen" mit schlechten Folgen, empfindliche Leber
- morgendliche Übelkeit und Erbrechen mit Niedergeschlagenheit, nach dem Essen, beständige Übelkeit
- Folgen von Stimulanzienabusus
- Druck wie von einem Stein im Magen
- Magenprobleme nach Überlastung, Streß, mit allgemeiner Verspannung, besser durch Ruhe und Entspannung
- Durchfälle mit krampfartigen Beschwerden, die nach Stuhlentleerung besser werden
- Verstopfung mit vergeblichem Stuhldrang und Bauchkrämpfen
- große Nervenschwäche mit Überreiztheit aller Sinnesorgane und Kopfschmerzen
- ehrgeizige „Workaholics", die zuviel gearbeitet haben, ausgebrannt sind

- alle Beschwerden sind morgens schlechter, Typ „Morgenmuffel".
- Besserung durch Bewegung im Freien
♦ **Potenzwahl und Dosierung:**
D12-Globuli, 3x3 über mehrere Tage. Nach Exzessen (Kater etc.) C30, 1x5 oder C200, 1x5, als Einmalgabe.

Pulsatilla (Puls)

Der häufige Wechsel der Symptome, die deutliche Besserung durch Trost und Zuwendung, das auffällige Fehlen von Durst und die Tendenz zur starken Schleimhautabsonderung sind nur einige der vielen auffallenden Züge von Pulsatilla.

- langsame Verdauungstätigkeit, Schwäche von Leber, Magen, Bauchspeicheldrüse
- Durchfälle schlimmer abends und nachts
- Gefühl, als läge ein Stein auf dem Magen, ranziges Aufstoßen
- Magen- und Verdauungsprobleme nach Genuß von Fettem oder von Eis
- Abneigung gegen Fettes, Übelkeit, Verlangen nach Saurem
- Gefühl von Sattheit, Völle und Druck im Magen
- Mund trocken und bitter, übler Mundgeruch, Fehlen von Durst
- Zunge dick, schmutzig oder weiß-gelblich belegt
- wechselnde, wandernde Symptome
- Der Patient ist durstlos, kurzatmig, verfroren.
- leicht zum Weinen zu bringen, Trost bessert die Beschwerden
- Beschwerden schlimmer im warmen Zimmer, durch warmes Essen, besser im Freien
♦ **Potenzwahl und Dosierung:**
D12-Globuli, 3x3 über 3–4 Tage.

Sulphur (Sulph)

Sulphur gilt als Ausleitungs- oder Drainagemittel, das heißt, es soll Entgiftungsfunktionen des Körpers über Haut, Nieren, Darm anregen und dadurch die vitalen Funktionen und die Infektabwehr verbessern, und damit ist es auch für Verdauungsstörungen ein unentbehrliches Hilfsmittel.

- Blähungen mit übelriechenden Gasen von schwefligem Geruch
- Auftreibung des Bauches, stinkende Stühle

- Morgendurchfälle (5 oder 6 Uhr), dringend, scharf, mit Rötung und Brennen des Afters
- Verdauungsstörungen nach einer akuten Krankheit, nach Erkältung, bei feuchtem Wetter
- Verdauungsstörungen während Schwangerschaft, Zahnung, nach unterdrückten Hautausschlägen
- Abneigung gegen Fettes, Saures, Zucker, oft aber auch Verlangen nach Süßem
- Verdauungsstörungen schlechter nach den Mahlzeiten
- abwechselnd Verstopfung und Durchfall
- Verschlechterung 11 Uhr vormittags, mit Hunger, Kopfschmerzen
- Appetitmangel, Verdauungsstörungen nach Milch, Eiern, Mehlspeisen
- Baden verschlechtert das Befinden, Abneigung gegen Baden,
- ungepflegte Erscheinung, gleichgültig dem eigenen Erscheinungsbild gegenüber, schlechte Haltung
- übelriechende Absonderungen und Ausscheidungen
- starke Schweißbildung

♦ **Potenzwahl und Dosierung:**

D12-Globuli, 3x3 über 2–3 Tage, danach erst einmal abwarten, denn Sulphur kann eine heftige Erstverschlimmerung hervorrufen, vor allem, wenn eine Neigung zu Hautkrankheiten besteht, die in der Regel durch Sulphur zuerst einmal verschlimmert werden. Wenn man sehr vorsichtig sein möchte, gibt man zuerst LM VI, 1x2 Globuli über 2–3 Tage, und wartet dann die Reaktion ab. Von Hochpotenzen ist ausdrücklich abzuraten.

6. Zusätzliche Maßnahmen

Für alle Arten von Verdauungsstörungen gilt die Regel, daß die Ernährung den Erfordernissen einer gesunden und bekömmlichen Lebensweise anzupassen ist. Reduzierung der Fleisch- und Eiweißzufuhr, weitgehende Einschränkung von Reizmitteln wie Nikotin, Kaffee, Alkohol, Süßigkeiten und Anreicherung der Nahrung mit ballaststoffhaltigen Nahrungsmitteln sind hier an erster Stelle zu nennen. Die Einnahme von Abführmitteln (Laxantien) ist einzustellen. Dagegen ist auf genügend Bewegung und reichlich Flüssigkeitszufuhr zu achten.

14. Harnwegsinfekte. Blasenentzündungen

1. Wesentliche Merkmale

Im Bereich der Nieren und der ableitenden Harnwege, also Harnleiter, Blase, Harnröhre, gibt es zahlreiche akute und chronische Erkrankungen, die teils als Reizzustände oder leichte Entzündungen, teils als schwere Erkrankungen mit Steinbildung oder Harnverhalt, schweren Entzündungen der Nieren etc. auftreten können. Die Selbstbehandlung ist natürlich den leichteren Störungen vorbehalten, wie sie nach Erkältungen, nach aufsteigenden Infektionen, vor allem bei weiblichen Personen, auftreten. Im Rahmen dieses Buches sind es vor allem die Reizblase, die akuten Blasenentzündungen in der ersten Phase, der akute Harnverhalt bis zur Möglichkeit ärztlichen Eingreifens sowie unbestimmte Blasenbeschwerden aller Art nach Verletzungen oder Schocks oder aus unbekannten Anlässen. Die Beschwerden sind vielgestaltig und oft nicht sehr charakteristisch. Eine Blasenentzündung beginnt durch häufigen Drang zum Wasserlassen, brennende, schneidende, stechende Schmerzen im Bereich der äußeren Harnröhre, der Blase, vor, während oder nach dem Wasserlassen, schmerzhaften, anhaltenden Drang, unvollständige Entleerung, Entleerung von nur sehr wenig Harn. Gerade Frauen mit ihrer kurzen Harnröhre sind oft von Blasenentzündungen geplagt, durch leichte Verkühlung kann es bei entsprechender Empfindlichkeit leicht zur Infektion kommen, die von der Harnröhre in die Blase aufsteigt und bei ausbleibender Besserung dann über die inneren Harnleiter (Ureteren) bis in die Niere aufsteigen kann. Durch frühzeitige homöopathische Behandlung kann das Aufsteigen der Infektion unterbunden werden. Allerdings ist die Eigenbehandlung nur sehr bedingt möglich.

2. Abgrenzung zu verwandten Krankheitsbildern

Beschwerden beim Wasserlassen können immer Hinweis sein auf eine ernsthafte Störung. Prostatavergrößerung bei Männern, Polypen und anderen gutartige oder auch bösartige Tumoren der Harnblase bei beiden Geschlechtern, Verlegungen oder Verengungen der Harnröhre sind nur einige der zahlreichen Erkrankungsmöglichkeiten, die sich im Bereich der Nieren und der Harnwege abspielen können.

3. Wann ist unbedingt ein Arzt hinzuzuziehen?

Eigentlich erfordert jede Auffälligkeit im Harnwegsbereich, die länger als ein bis zwei Tage anhält, den Besuch beim Arzt. Vor allem bei Auftreten von Blut im Urin und Schmerzen im Bereich der Nierengegend sollte ein Arzt konsultiert werden. Auch wenn Beschwerden durch Eigenbehandlung oder von allein wieder besser wurden, ist eine nachträgliche Urinuntersuchung zu empfehlen, da man durch diese einfache Untersuchung viel Information über krankhafte Prozesse im gesamten Bereich der ableitenden Harnwege gewinnen kann. Akute und heftig beginnende Beschwerden hören in der Regel bei guter Behandlung recht bald wieder auf, so daß eher die langsam oder schleichend beginnenden Beschwerden oder Symptome sowie jene, die sich nicht vollständig zurückbilden, zu Besorgnis Anlaß geben.

4. Wichtige, homöopathisch relevante Symptome, Merkmale, Modalitäten

Beschwerden bei akuten Blasenentzündungen und ähnlichen Erkrankungen sind oft nicht sehr charakteristisch. Wenn im lokalen Bereich keine charakteristischen Symptome vorhanden sind, müssen Allgemeinsymptome gefunden werden.

1. Mögliche Auslöser: Kälte, Abkühlung, Durchnässung, Sexualverkehr, Verletzung etc.
2. Klimatische Bedingungen zum Zeitpunkt des Auftretens: Kälte, Wärme, Wetterwechsel etc.
3. Zeitpunkt des Auftretens der ersten Symptome, Reihenfolge des Auftretens der Symptome
4. Tempo der Entwicklung des Krankheitsbildes: schnelle oder allmähliche Entwicklung
5. Tageszeit der Besserung bzw. Verschlechterung der Beschwerden (tags, nachts etc.)
6. Bedingungen der Besserung und Verschlechterung von Symptomen (Liegen, Gehen, Kühlung, Erwärmung, frische Luft, Essen, Trinken können bessern oder verschlechtern)

7. Schmerzqualität beim Wasserlassen: stechend, brennend, beißend, krampfartig etc.
8. Zeitqualität der Schmerzen: vor, während, zu Beginn, zu Ende, nach dem Wasserlassen
9. Harndrang: selten, häufig, heftig, quälend etc.
10. allgemeine und seelische Verfassung des Patienten
11. Schwitzen, Durst, Appetit, Ausscheidung, Farbe und Beschaffenheit von Haut und Schleimhäuten
12. Begleitsymptome, auffällige Besonderheiten

5. Differenzierung der wichtigsten homöopathischen Arzneimittel

Aconitum (Acon)

Acon ist bei allen akuten Erkrankungen, also auch bei akuten Entzündungen der Blase bei plötzlichem, abruptem Beginn mit viel Durst, starken Frostschauern, hohem Fieber, Unruhe und Angst, einzusetzen.

- ständiger, schmerzhafter Harndrang mit Furcht vor dem Wasserlassen
- plötzliche Harnverhaltung durch Kälte oder Schreck, bei Kindern oder bei Müttern nach der Entbindung
- Urin spärlich, rötlich, fühlt sich heiß an
- heftige Symptome sonst robuster und kräftiger Menschen
- Zustand von Furcht, Angst, Schrecken, Unruhe, psychisch und physisch aufgeregt, gequält
- Auslöser: plötzliche Abkühlung, trockene, kalte Winde, Zugluft; Schreck; sehr heißes Wetter
- Erstauftreten oder Verschlechterung abends und nachts; Verschlechterung im warmen Raum
- Besserung im Freien
- plötzliches, starkes Absinken der Kräfte; will nicht berührt werden; verträgt nichts
- Trockenheit und intensive Hitze und Röte von Haut und Schleimhäuten
- massiver Durst, vor allem auf Kaltes; alles schmeckt bitter außer kaltem Wasser.

♦ **Potenzwahl und Dosierung:**
Bei guter Ähnlichkeit beginnt man am besten mit 5 Globuli in

C30. Auch C6 oder D12 sind gute Potenzen, vor allem, wenn man nicht sicher ist. Zuerst 3 Globuli, eine halbe Stunde später 3, eine Stunde später 3, zwei Stunden später 3. Dann kann erst mal abgewartet werden. Am besten, wie bei allen Akutfällen: Verschütteln bzw. verkleppern, wie auf Seite 21 beschrieben.

Apis mellifica (Apis)

Apis kann bei allen akuten Entzündungen mit Störungen im Flüssigkeitshaushalt ein wichtiges Mittel sein. Die Entwicklung der Symptome erfolgt schnell, heftig, führt zu Unruhe und starken, stechenden Schmerzen, es kann der gesamte Bereich der Harnwege betroffen sein.

- Wasserlassen brennend, mit Zusammenziehungsgefühl in der Harnröhre
- Wasserlassen tropfenweise, äußerst schmerzhaft, alle paar Minuten
- Urin sehr spärlich, heiß und rot, im Teststreifen eiweißhaltig
- starke Reizung des Blasenhalses (Schambeingegend und darunter)
- verbrühtes Gefühl und Wundheit beim Wasserlassen in der äußeren Harnröhre
- auffälliges Fehlen von Durst
- starke Unruhe, Weinen, oft Schreien
- schlechter durch Berührung und Wärme, Hitze
- eventuell gleichzeitig Wassereinlagerung in anderen Körperteilen, um die Augen, in den Beinen
♦ **Potenzwahl und Dosierung:**
Mit C30 kann man rasche und gute Heilverläufe erzielen. Wenn nicht genügend Sicherheit besteht, beginnt man am besten mit C6, 5x3 Globuli am ersten Tag, 3x3 am zweiten Tag. Noch besser aber ist verkleppern, wie auf Seite 21 beschrieben.

Belladonna (Bell)

Ebenso wie Acon ist Bell ein sehr effektives Mittel für die allerersten Stunden und Tage eines Infektgeschehens, das plötzlich und heftig einsetzt, auch für akute, plötzlich beginnende Blasen- und Harnwegsentzündungen.

- heftiger Schmerz und große Berührungsempfindlichkeit der Nierengegend

- heftiger Harndrang mit Brennen, Blase empfindlich gegen die geringste Erschütterung
- plötzlicher, heftiger Beginn der Blasenschmerzen nach Abkühlung und vorausgehendem Schwitzen
- Harn spärlich, tropfenweise, schmerzhafte Krämpfe am Blasenhals (Schambeingegend und darunter)
- nachts anhaltendes Fieber mit steigenden Temperaturen
- Muskeln und Glieder zucken im Schlaf
- Verschlechterung bei jeder Erschütterung, vor allem des Bettes, bei Bewegungen der Bettdecke
- Pupillen erweitert, glänzende „Fieberaugen"
- sehr gut wirksam bei Kindern im ersten Stadium
- starke Hitze der Körperoberfläche, Schweißbildung, vor allem an bedeckten Teilen
♦ **Potenzwahl und Dosierung:**
Siehe bei Acon.

Berberis (Berb)

Dieses Mittel ist charakterisiert durch Schmerzen, die von einem Punkt in alle Richtungen ausstrahlen. Es hat seinen Hauptwirkungsbereich im Rücken- und Lendengebiet und im Bereich der Harnwege.
- Blasenentzündung mit schneidenden oder brennenden Schmerzen, die in die Harnröhre ausstrahlen
- Nierenkoliken mit scharfen Schmerzen, die nach außen und unten ausstrahlen, häufiger links
- Schmerzen im Bereich der Harnleiter, also links und rechts oberhalb des Beckens, die in Hoden, Schenkel und Harnröhre ausstrahlen
- schmerzhafter Harndrang mit Schmerzen in der Niere
- Blasenschmerzen und Harndrang, schlimmer durch Bewegung oder Gehen
- Blasenschmerzen schlimmer nach dem Wasserlassen oder wenn kein Wasser gelassen werden kann
- sichtbares Sediment im Urin (Bodensatz)
- Rückenschmerzen in den Ischiasverlauf ausstrahlend bei Blasenentzündungen
- Nierengegend sehr empfindlich gegen Berührung

♦ **Potenzwahl und Dosierung:**
D12-Globuli, 5x3 am ersten, 3x3 am 2. bis 4. Tag, oder verkleppern, siehe Seite 21.

Cantharis(Canth)

Bei akuten Blasenentzündungen zweifellos das am häufigsten benutzte Homöopathikum, oft schon auf die Diagnose hin verordnet. Aber auch hier gibt es differenzierende Symptome, oft wird es zu schematisch genommen.

- heftige, anfallsartige Nierenschmerzen und Berührungsempfindlichkeit der Nierengegend
- heftige, krampfartige Blasenschmerzen mit Berührungsempfindlichkeit der Blasengegend
- dauernder, schmerzhafter Harndrang, der Harn geht nur tropfenweise ab
- krampfartiger Schmerz der Blase während und am Ende des Wasserlassens
- Unruhe, Ängstlichkeit und Überempfindlichkeit, Fieber
- starke Schmerzen in der Harnröhre, die sich beim Wasserlassen noch verstärken
- die Schmerzen strahlen von der Harnröhre in den Damm
- Harndrang stärker im Gehen und Stehen, etwas leichter beim Sitzen
- trüber, spärlicher, blutiger Urin, manchmal mit Schleimbeimengungen
- großer Durst, aber Trinken und selbst der Anblick von Wasser verschlimmern die Beschwerden

♦ **Potenzwahl und Dosierung:**
Bei guter Ähnlichkeit beginnt man mit 5 Globuli in C30, bei starken Beschwerden kann man dies nach einer halben Stunde noch einmal wiederholen. Auch C6 oder D12 sind gute Potenzen. Zuerst 3 Globuli, eine halbe Stunde später 3, eine Stunde später 3, zwei Stunden später 3. Dann kann erst mal abgewartet werden. Bei allen Akutfällen am besten verkleppern, wie auf Seite 21 beschrieben.

Causticum (Caust)

Causticum spielt bei Blasen- und Harnwegsentzündungen vor allem dann eine führende Rolle, wenn die typischen, brennenden Beschwerden beim Wasserlassen zusammen mit Schließmuskelproblemen auftreten. Schon beim Husten oder Lachen gehen rasch einige Tropfen ab, und wenn dem starken Harndrang nicht gleich nachgegeben wird, kann der Urin nicht gehalten werden. Lang bestehende Sorgen bilden oft den Hintergrund, auf dem diese Menschen krank werden.

- wund beißender Schmerz in der Harnröhre beim Wasserlassen
- kann den Urin kaum zurückhalten, bei Husten oder Bewegung gehen einige Tropfen ab
- Wasserlassen nur möglich im Stehen, dann gehen auch nur einige Tropfen durch
- Folgen von Abkühlung, durch kalte, trockene Winde, von Baden in kaltem Wasser
- schlechter im Freien, schlechter morgens, schlechter durch Zugluft
- oft Lähmungssymptome: Stimmbänder, Zunge, Augenlider, Gesicht, Blase, Extremitäten
- Schwierigkeiten mit der Blasenkontrolle bei Kindern, älteren Menschen
- Jucken der Harnröhrenmündung, dauernde Reizblase, Taubheitsgefühl der Harnröhre
- Blasenlähmung oder unwillkürliches Harnlassen oder beides

♦ **Potenzwahl und Dosierung:**
Caust wirkt bei den genannten Symptomen gut in C6 oder D12, 3x3 Globuli vier bis fünf Tage.

Dulcamara (Dulc)

Die deutliche und starke Verschlechterung oder das Auftreten von Blasenschmerzen in feuchtem, naßkaltem oder nebligem Klima, bei Durchnässung im Regen etc. ist typisch. Häufig bestehen innerfamiliäre Streitigkeiten.

- Blasenentzündungen durch geringe Kälteeinwirkung, Temperaturwechsel von warm nach kalt
- Blasenentzündungen nach akuten Hautausschlägen
- schmerzhafte Harnverhaltung mit unwillkürlichem Urinabgang, verursacht durch feuchtkaltes Wetter
- Blasenentzündung mit häufigem Harndrang und geringer Urinmenge nach einer Erkältung

- ständiger Harndrang, schmerzhaftes Nach-unten-Drücken in Blase und Harnröhre
- Neigung zu Erkältungen mit Bindehautentzündung, Durchfall, Blasenentzündung und rheumatischen Beschwerden
- dauernd mit familiären Sorgen beschäftigt
- allgemeine Verschlechterung durch feuchtes oder naßkaltes Wetter, durch Wetterwechsel von warm nach kalt

♦ **Potenzwahl und Dosierung:**
3x3 Globuli, C6 oder D12 über 3–5 Tage.

Lycopodium (Lyc)

Lycopodium ist häufig bei Erkrankungen im Harnwegsbereich angezeigt, und es hat deutlich hinweisende Merkmale. Die ganzen Harnwege können betroffen sein, und vor allem bei den Nieren und den Harnleitern besteht häufig eine Bevorzugung der rechten Seite.

- wiederkehrende Fälle von Entzündungen der Harnwege mit vermehrtem Harndrang
- vermehrter Harndrang mit Rückenschmerzen in der Kreuzbeingegend
- Neigung zu Harngrieß und Steinen
- rechtsseitige Nierenkolik, Harnleiterkolik
- Schmerzen schlimmer im Liegen, besonders nachts
- Urin klar mit rötlichem Sediment
- bei Kindern Weinen und Schreien im Augenblick des Wasserlassens
- Stiche gleichzeitig im Blasenhals (Schambeingegend) und im After
- Verschlimmerungszeit morgens ab 4 Uhr und nachmittags 16–20 Uhr
- bevorzugte Schlaflage rechts, Liegen auf der rechten Seite bessert die Beschwerden

♦ **Potenzwahl und Dosierung:**
D12 3x3 Globuli über 4–5 Tage. Bei chronischen Fällen oder Koliken aufgrund von Steinbildung ist selbstverständlich der Arzt aufzusuchen, auch wenn das Mittel wirkt.

Mercurius corrosivus (Merc-c)

Bei gegebener Ähnlichkeit können fast alle Mercurius-Salze für Harnwegserkrankungen in Frage kommen, wobei Merc-c die am deutlichsten ausgeprägten Symptome aufweist. Die Harnwegssymptome ähneln denen von Cantharis, weshalb es häufig als zweites Mittel nach Canth in Frage kommt.

- große Heftigkeit des Brennens und der Blasenentzündung
- sehr heftiger, fast ununterbrochener krampfartiger Schmerz
- spärlicher Urin, der Brennen in der Harnröhre verursacht
- Verschlechterung nachts, in der Wärme
- Schweiße nachts und bei Bewegung
- während des Wasserlassens kommt es zu Schweißausbrüchen
- oft besteht eine Nierenbeteiligung mit Eiweiß im Urin
- die Harnröhrenmündung ist rot und verschwollen

♦ **Potenzwahl und Dosierung:**
D12-Globuli 3x3 über 4–5 Tage, am ersten Tag 5x3 Globuli.

Nux vomica (Nux-v)

Harnwegssymptome bei gestreßten, überreizten, überarbeiteten Menschen, die zuviel Alkohol, Zigaretten, Kaffee konsumieren, eine sitzende Lebensweise haben und zu Hämorrhoiden und Verstopfung neigen.

- schmerzhafte, erfolglose Versuche, Wasser zu lassen
- schmerzhafter Harndrang, tröpfelnder Urinabgang
- schmerzhafter Harndrang gleichzeitig mit schmerzhaftem Stuhldrang
- krampfhaftes, schmerzhaftes Zusammenziehen in der Harnröhre
- kolikartige Schmerzen in der Nierengegend, die bis in die Genitalien ausstrahlen
- krampfartige Schmerzen in der Blase während des Wasserlassens, die den Strahl unterbrechen

♦ **Potenzwahl und Dosierung:**
D12, 3x3 Globuli über 3–5 Tage.

Sepia (Sep)

Sepia gilt als klassisches „Frauenmittel", wird also für Beschwerden im Zusammenhang mit Menstruation, Schwangerschaft, Entbindung, Stillzeit oft eingesetzt und ist auch für Harnwegsbeschwerden ein oft benutztes Mittel. Hervorstechendes Charakteristikum ist das Gefühl des Herabdrängens: die Gebärmutter scheint nach außen zu drücken, die Blase, der ganze Unterleib drückt nach unten, so daß die Frauen häufig mit übereinandergeschlagenen Beinen sitzen. Häufig, ähnlich wie bei Lycopodium, bestehen gleichzeitig mit den Harnwegssymptomen Kreuzschmerzen.

- Urin dick, schleimig, übelriechend
- Blasenentzündung in der Schwangerschaft, Stillzeit, immer um die Menstruationsphase
- Einnässen im ersten Schlaf bei Blasenentzündungen oder ohne Grund
- Reizblase bei Abkühlung und allgemeiner Frostigkeit
- allgemein verfroren und kälteempfindlich
- Wasserlassen häufig mit plötzlichem Drang
- „Streßinkontinzenz" bei Frauen: Urinabgang bei Husten, Lachen, Niesen
- Neigung zu Reizbarkeit und Launen, vor allem um die Periode herum
- Besserung allgemein durch starke körperliche Anstrengung, Tanzen, Sport

♦ **Potenzwahl und Dosierung:**
Sepia ist ein tief wirkendes Konstitutionsmittel und wird bei gegebener Ähnlichkeit von erfahrenen Homöopathen in Hochpotenzen verordnet. Für die Selbstbehandlung ist es besser, mit D12 zu beginnen, 3x3 Globuli über 3–5 Tage. Für die Behandlung chronischer Fälle und konstitutioneller Empfindlichkeit in diesem Bereich ist die Behandlung durch einen erfahrenen Homöopathen erforderlich.

6. Zusätzliche Maßnahmen

Wichtigste Maßnahme bei Entzündungen von Blase und Harnwegen ist die ausreichende Flüssigkeitszufuhr (4 bis 5 Liter pro Tag). Damit wird der Urin verdünnt und weniger aggressiv, und eingedrungene Erreger werden hinausgespült. Es gibt eine große Menge von Blasen- und Nierentees. Sofern diese auf pflanzlicher Basis sind, können sie zusätzlich eingesetzt werden, damit man einen leichten antibakteriellen Effekt in den Harnwegen erhält. Warme Kleidung und Ruhe sind manchmal hilfreich. Viele Frauen sind mit chronischen oder immer wiederkehrenden Infekten der Harnwege geplagt und sollten eher früher als später eine homöopathische Konstitutionsbehandlung aufsuchen.

15. Hämorrhoiden. Krampfadern. Lymphstau

1. Wesentliche Merkmale

Die lästigen und unangenehmen Erkrankungen des venösen Systems, die sich in Krampfadern und Hämorrhoiden äußern, sind weit verbreitet, werden aber oft schamhaft verschwiegen oder nicht ernst genommen. Meist liegt eine allgemeine Schwäche des Bindegewebes vor, die sich auch in einer Wandschwäche der venösen Blutgefäße bemerkbar macht. Früher oder später sind sie dem hydrostatischen Druck, der auf ihnen lastet, vor allem in den unteren Bereichen des Körpers, nicht mehr gewachsen. Sie geben nach, werden an einzelnen Stellen weiter, und wenn die betroffenen Stellen Klappen haben, die den Rückfluß des herzwärts gerichteten venösen Blutstroms verhindern sollen, kommt es zu Abflußstörungen mit Schmerzen, Schweregefühl, blauen Flecken, Besenreisen und bläulichen Schwellungen, die nicht nur unschön aussehen, sondern sich auch entzünden oder aufplatzen können. Die Beine werden dick und unansehnlich, und nur durch Hochlagern kommt es noch zu nennenswertem Blutrückfluß. Die unteren Extremitäten werden gestaut und das Stehen und Gehen zur Qual. Insbesondere die Schwangerschaft hinterläßt diesbezüglich oft Spuren. Im Bereich des Enddarms, der von einem venösen Geflecht umgeben ist, kann es bei Verdauungsstörungen zu ähnlichen Problemen kommen. Die Venen werden prall und entleeren sich nicht mehr, sie reißen beim Stuhlgang auf und bluten, jucken und schmerzen und behindern die Hygiene. Gerade Hämorrhoiden sind eine Plage, die häufig stumm ertragen wird. Die Schmerzen führen erst dann zum Arzt, wenn die medikamentöse Behandlung, die Verdauungsregulierung etc. zu spät kommen und chirurgische Eingriffe wie Veröden oder Operieren unumgänglich werden.

2. Abgrenzung zu verwandten Krankheitsbildern

Krampfadern und Hämorrhoiden geben nicht zu viel Verwechslung Anlaß. Allerdings können sie aufgrund der lokalen Durchblutungsstörung zu Venenverschlüssen (Thrombosen) führen, die ihrerseits, wenn tieferliegende Gefäße betroffen sind, zu

Embolien führen können. Einzelne Teile der in den Gefäßen geronnenen Blutklumpen können sich durch Bewegungen losreißen und in andere Organe verschleppt werden. Die Lungenembolie ist eine häufige und gefürchtete Komplikation. Blutgerinnsel entstehen durch eine Verlangsamung der Blutzirkulation in entsprechenden Gefäßabschnitten, und deshalb ist es offensichtlich, daß alles, was dieser Verlangsamung vorbeugt, auch der Entstehung solcher Thromben vorbeugt. Dies ist in erster Linie ausreichende Bewegung, die die Muskulatur in Bewegung setzt und wegen des erhöhten Stoffwechsels die Zirkulation beschleunigt, andererseits über die Bewegung der Muskeln einen quasi massierenden Effekt auf die Venen ausübt, sie leerpumpt, und das Blut weiter zu transportieren hilft. Erkrankungen des venösen Systems, das das dunkle, verbrauchte Blut zum Herzen zurücktransportiert, haben nichts zu tun mit Verschlüssen der Arterien, die das Blut vom Herzen in das Gewebe leiten (Arteriosklerose). In beiden Fällen handelt es sich aber um typische Zivilisationskrankheiten.

3. Wann ist unbedingt ein Arzt hinzuzuziehen?

Ein Arzt ist spätestens dann zu Rate zu ziehen, wenn es im Rahmen einer solchen venösen Grunderkrankung zu Komplikationen kommt, wenn also zum Beispiel ein Krampfaderknoten aufgeplatzt ist und blutet, wenn plötzlich in der unmittelbaren Umgebung von Krampfadern starke Schmerzen auftreten, wenn über Tage hinweg bei Hämorrhoidenleiden Blutauflagerungen im Stuhl zu bemerken sind. Bei Verdacht auf arterielle Durchblutungsstörungen, die im ganzen Körper vom Kopf über das Herz bis in die Beine auftreten können und sich durch belastungsabhängige Schmerzen bemerkbar machen, sollte ebenfalls der Arzt konsultiert werden. Ebenso ist beim Vorliegen tiefer Beinvenenthrombosen stets dann unverzüglich der Arzt aufzusuchen, wenn plötzlich Schmerzen im Brustraum, Atemstörungen oder andere, nicht erklärbare Beschwerden auftreten.

4. Wichtige, homöopathisch relevante Symptome, Merkmale, Modalitäten

1. Eventuelle Ursachen von Venenproblemen: Schwangerschaft, Verletzung, Verdauungsprobleme etc.
2. Art und Qualität der Schwellungen, Schmerzen etc.
3. Farbe, Aussehen, Beschaffenheit der befallenen Stellen
4. Tageszeit der Besserung bzw. Verschlechterung der Beschwerden (tags, nachts etc.)
5. Zeitpunkt des Auftretens der ersten Symptome, Reihenfolge des Auftretens der Symptome
6. Bedingungen der Besserung und Verschlechterung von Symptomen (Liegen, Stehen, Gehen, Kühlung, Erwärmung, frische Luft, Essen, Trinken etc. können bessern oder verschlechtern.)
7. Schwitzen, Durst, Appetit, Ausscheidung, Farbe und Beschaffenheit von Haut und Schleimhäuten
8. Begleitsymptome, auffällige Besonderheiten

5. Differenzierung der wichtigsten homöopathischen Arzneimittel

Homöopathische Arzneimittel können der Entstehung von Krampfadern vorbeugen, und man kann sie zur unterstützenden Behandlung einsetzen. Die Wirkung homöopathischer Mittel ist stets an das Vorhandensein funktionsfähiger, nicht zerstörter Strukturen gebunden. Ausgedehnte Krampfadern weisen oft auf irreparable Schäden des Bindegewebes der Venenwände hin und können auch durch gut gewählte homöopathische Mittel nur teilweise gebessert werden. Sehr wohl können jedoch begleitende Beschwerden wie Schwellung der Beine und Schmerzen, aber auch Hämorrhoiden im Anfangsstadium deutlich gebessert werden.

Aesculus(Aesc)
Ein wichtiges Mittel für Hämorrhoiden, aber auch für Krampfadern der Beine, mit charakteristischem Völlegefühl, auch in anderen Organen, z.B. Lebergegend.
- Hämorrhoiden, purpurrot, schmerzhaft, auch äußerlich, mit Rückenschmerzen

- Hämorrhoiden bei Verstopfung
- auch wenig schmerzhafte Hämorrhoiden, die nicht bluten
- Verschlechterung durch Wärme und nach Stuhlentleerung
- allgemeine venöse Stauung, mit körperlicher und geistiger Schwere, schlimmer morgens
- Verschlechterung durch Ruhe, sitzende Lebensweise, Stehen, morgens
- besser durch ausgiebige Bewegung, draußen, durch kühle Bäder

♦ **Potenzwahl und Dosierung:**
D12, 2x3 Globuli über 8–10 Tage, dann abwarten. Bei stärkeren Beschwerden kann das Mittel immer wieder einige Tage genommen werden. Keine Dauereinnahmne!

Aloe (Aloe)
Hämorrhoidenmittel, das vor allem bei chronischen Verdauungsstörungen als Ursache für das Hämorrhoidalleiden eingesetzt wird.
- Hämorrhoiden hervortretend; besser durch kalte Anwendungen
- berührungsempfindlich, brennend und juckend
- leicht blutend
- Hämorrhoiden bei schlechter Verdauungsleistung
- Auftreibung des Bauches und Rumoren, Blähungen mit Bauchschmerzen
- alle Symptome gehen mit einem Völlegefühl im Kopf einher

♦ **Potenzwahl und Dosierung:**
D12, 2x3 Globuli über 8–10 Tage, dann abwarten. Bei stärkeren Beschwerden kann es immer wieder einige Tage genommen werden. Keine Dauereinnahme!

Acidum fluoricum (Fl-ac), auch hydrofluoricum
Wichtiges Mittel für erweiterte Venen, Krampfadern, krampfaderbedingte Geschwüre.
- erweiterte Venen, vor allem an den Beinen und am Anus
- schmerzlos oder nur leichte Schmerzen
- Verschlechterung durch Wärme, durch Stehen
- gebessert durch Kälte und kalte Anwendungen
- oft violette Besenreiserzeichnung der Oberschenkel

- Jucken in den betroffenen Gebieten
- bei Geschwürsbildung in den Krampfaderzonen: wenig Schmerz, Absonderung dünn und übelriechend

♦ **Potenzwahl und Dosierung:**
D12, 2x3 Globuli über längere Zeit, also etwa 8–10 Tage, dann abwarten. Bei stärkeren Beschwerden kann es immer wieder einige Tage genommen werden. Keine Dauereinnahmne!

Hamamelis (Ham)

Wichtiges Mittel sowohl für die venöse Stauung als auch für Hämorrhoiden.
- schmerzhafte, berührungsempfindliche Krampfadern
- schmerzhaftes Druck- und Schweregefühl im Einzugsgebiet der betroffenen Venen
- Berührung verschlechtert
- bläuliche Krampfadern, schlechter durch Erschütterung beim Gehen
- Brüchigkeit der Venenwände mit Neigung zu punktförmigen Blutaustritten
- Hämorrhoiden bläulich, schmerzhaft, mit Völlegefühl oder Schmerzen wie gequetscht
- Hämorrhoiden sehr berührungsempfindlich, rasch und stark blutend, dunkles, geronnenes Blut
- oft mit Kreuzschmerzen einhergehend
- allgemeine Schwäche nach geringen Hämorrhoidenblutungen

♦ **Potenzwahl und Dosierung:**
Bei akuten Beschwerden oder Blutungen: C30, 1x5 Globuli mit entsprechenden zusätzlichen Maßnahmen (siehe dort). Sonst D12, 2x3 Globuli 6–10 Tage, kann bei Wiederauftreten von Beschwerden wiederholt werden.

Lachesis (Lach)

Wichtiges Krampfadermittel, überhaupt wichtiges Konstitutionsmittel, immer dann, wenn eine Neigung zu dunklen Blutungen besteht.
- dunkle, bläuliche, dicke Krampfadern, vor allem des linken Beins
- Krampfadern mit Neigung zum Platzen und Bluten
- Hämorrhoiden mit Blutungsneigung

– lokal und allgemein verschlimmert Wärme das Befinden
– Besserung durch Kälte
– Blutungen aus Hämorrhoiden oder Krampfadern bessern andere Beschwerden, z. B. Kopfschmerzen etc.
– bei Blutungen: schwärzliches Blut mit kleinen Klumpen
– Krampfadern neigen dazu, sich zu entzünden
– große Berührungsempfindlichkeit

♦ **Potenzwahl und Dosierung:**
C30, 1x5 Globuli bei akuten Zuständen und Blutungen, bei guter Ähnlichkeit auch C200. Sonst, D12, 2x3 Globuli, über 3–7 Tage. Am besten: Beginn einer Konstitutionsbehandlung.

Lycopodium (Lyc)

Für Hämorrhoiden, Krampfadern, letztere vor allem der rechten Seite. Verstopfung, Blähungsneigung.
– das rechte Bein ist oft kälter als das linke
– erweiterte Venen, Krampfadern bei Leberstörungen, vor allem rechts
– Krampfadern, die vor der Periode oder während der Schwangerschaft stärker hervortreten
– Hämorrhoiden mit Verstopfung, Blähungen, Verdauungsstörungen
– Neigung zur Flüssigkeitsansammlung der unteren Körperhälfte, oben eher mager
– Hämorrhoiden vorfallend, empfindlich gegen Berührung, gebessert durch warme Anwendungen
– Neigung zu Rissen am After
– Verschlimmerungszeit zwischen 16 und 20 Uhr

♦ **Potenzwahl und Dosierung:**
D12, 2x3 Globuli über einige Tage, am besten aber Einleitung einer Konstitutionsbehandlung.

Acidum muriaticum (Mur-ac)

Ein ausgezeichnetes Hämorrhoidenmittel, vor allem für akute Zustände mit starken Schmerzen und Blutung. Daneben auch ein gutes Mittel für ausgeprägte Schwächezustände.
– Hämorrhoiden blau, geschwollen, schmerzhaft und berührungsempfindlich
– viel zu wund, um die geringste Berührung zu vertragen

- Hämorrhoiden fallen vor
- ausgeprägte Erschöpfungszustände
♦ **Potenzwahl und Dosierung:**
Bei ausgeprägten akuten Schmerzzuständen mit vorfallenden oder blutenden Hämorrhoiden C30 und C200, je 1x5 Globuli im Abstand eines halben Tages. Zusätzlich lokale Maßnahmen wie Eisbehandlung.

Nux vomica (Nux-v)

Hämorrhoiden und Krampfadern des gestreßten, überarbeiteten, nervösen und reizbaren Menschen moderner Prägung mit Folgen von Reizmittelkonsum sprechen gut auf Nux-v an.
- Hämorrhoiden schmerzhaft, juckend, nicht blutend, klopfend, stechend oder drückend
- Hämorrhoiden schlechter nach Stuhlentleerung
- Hämorrhoiden gebessert durch kalte Anwendungen
- Schweregefühl im Enddarm
- Neigung zu unmäßigem Essen und Trinken
- übermäßiger Kaffee- und Alkoholgenuß
- sitzende Lebensweise; cholerisches Temperament
- Verstopfung mit ständigem, erfolglosem Stuhldrang
♦ **Potenzwahl und Dosierung:**
D12-Globuli, 3x3 über 3–5 Tage. Eventuell aber konstitutionelle Behandlung durch den Fachmann.

Paeonia (Paeon)

Wichtiges Akutmittel für schmerzhafte, entzündliche Hämorrhoiden.
- entzündete Hämorrhoiden mit schmerzhafter Blutfülle im Anus
- große entzündete Hämorrhoiden, sehr berührungsempfindlich
- heftige Afterschmerzen während und nach der Stuhlentleerung
- schlechter durch jede Berührung
- besser durch Auseinanderhalten der Gesäßbacken mit den Händen
- Neigung zu Afterrissen
♦ **Potenzwahl und Dosierung:**
Im Akutfall: C30, 1x5 Globuli, eventuell einige Stunden später wiederholen. Sonst: D12, 3x3 über 5–7 Tage.

Sulphur(Sulph)

Wichtiges Hämorrhoidenmittel mit stark konstitutionellem Anteil.

- Hämorrhoiden brennend, mit Schweregefühl im Kreuz
- alles schlimmer nachts und in der Bettwärme
- Rötung des Anus
- Neigung zu morgendlichen Durchfällen
- Verdauungsbeschwerden nach den Mahlzeiten
- Hämorrhoiden, aus denen wenig dunkles Blut sickert

♦ **Potenzwahl und Dosierung:**
Bis zum Beginn der eigentlich in solchen Fällen angezeigten Konstitutionsbehandlung: D12, 3x3 Globuli 5 Tage.

6. Zusätzliche Maßnahmen

Bei Hämorrhoiden: Nahrungsumstellung auf ballaststoffreiche Kost, Erzielung einer geregelten Verdauung mit weichem Stuhlgang. Regelmäßig und ausreichend Bewegung, Reduktion der Reizmittel und Stimulanzien. Analhygiene mit kühlem bis kaltem Wasser und weitgehendem Verzicht auf Papier oder nur sehr weiches Papier benutzen. Im Akutfall Plastiksäckchen mit Eiswürfeln zwischen die Gesäßbacken, bis die schlimmsten Schmerzen vorbei sind. Eventuell kann man versuchen, frisch herausgefallene Knoten in den After zurückzuschieben. Bei starken Blutungen ist eine weiche Mulleinlage zwischen die Gesäßbacken einzulegen, dann der Arzt aufzusuchen. Die zahlreichen im Handel erhältlichen Salben und Cremes können eine gewisse Linderung erzielen.

Blutende Krampfadern werden wie jede normale Wunde mit einem Druckverband versorgt: Man nimmt eine Kompresse und faltet sie in etwa auf die Größe der blutende Stelle, wickelt sie dann mit einer elastischen Binde an. Zur weiteren Versorgung wird der Arzt aufgesucht. Für die Beine kann man einiges tun: Bewegung, Sport, zur Erzielung einer ausreichenden Pumpfunktion, kalte Güsse und Bäder, um die Venen zur Kontraktion anzuregen, eventuell auch pflanzliche Salben und Gele zur Verbesserung des Stoffwechsels der Venenwände, außerdem Lymphdrainagen zur Verbesserung des Flüssigkeitsabstroms aus dem umgebenden und gestauten Gewebe. Geschwüre nicht selbst behandeln, da die Infektionsgefahr hoch ist.

16. Menstruationsbeschwerden. Dysmenorrhoe

1. Wesentliche Merkmale

Viele Frauen leiden unter Menstruationsbeschwerden, die entweder klaglos als selbstverständlich hingenommen oder mit drastischen und nebenwirkungsintensiven Schmerzmitteln bekämpft werden. Bauchschmerzen und Unterleibsbeschwerden vor, während und nach der Periodenblutung, Kopfschmerzen, Depressionen und Gereiztheit, Verdauungsstörungen, Schweregefühl, Müdigkeit und Abgeschlagenheit, Rückenschmerzen, die bis in die Beine ausstrahlen, sind nur einige wenige. In der Regel ist die Konstitutionsbehandlung der beste Weg, um dauerhaft befriedigende Resultate zu erzielen. Dennoch erscheint es sinnvoll, hier einige Mittel für akute Beschwerden vorzustellen, die zum Beginn oder während der Menstruation eingesetzt werden können.

2. Abgrenzung zu verwandten Krankheitsbildern

Zyklusabhängige Beschwerden im Unterbauch bei der Frau sind leicht von anderen Beschwerden abzugrenzen. Dennoch sollte an ernsthafte Erkrankungen in diesem Bereich gedacht werden. Entzündungen und Tumoren der Ovarien (Eierstöcke), der Tuben (Eileiter), Tumoren wie Myome etc. in der Gebärmutter, Gebärmutterschleimhautinseln im Bauch außerhalb der Gebärmutter (Endometriose), Darmerkrankungen, Erkrankungen von Blase, Harnleiter, Harnröhre etc. sind Beschwerden, die ähnliche Symptome hervorrufen können. Auch eine Blinddarmreizung oder -entzündung (Appendizitis) kann mit ähnlichen Symptomen beginnen.

3. Wann ist unbedingt ein Arzt hinzuzuziehen?

Immer, wenn aufgrund der bestehenden Beschwerden an eine andere Erkrankung als an eine funktionelle, schmerzhafte Regelstörung zu denken ist, sollte der Arzt konsultiert werden. Ebenso bei Blutungen außerhalb der eigentlichen Regelblutung und bei Beschwerden, die sich mit den hier beschriebenen Maßnahmen nicht befriedigend bessern lassen. Bei Frauen, die sich zur Empfängnisverhütung einer Spirale bedienen, ist an eine Bauchhöhlen- oder Eileiterschwangerschaft zu denken, die in der Regel ca. zwei Wochen nach dem Eisprung, also etwa zum Zeitpunkt der erwarteten Monatsblutung, oder aber kurz danach erste Beschwerden verursachen kann. Wann immer also bei liegender Spirale die Blutung ausbleibt und Schmerzen auftreten, ist unverzüglich der Frauenarzt zu konsultieren.

4. Wichtige, homöopathisch relevante Symptome, Merkmale, Modalitäten

1. Zeitpunkt der auftretenden Beschwerden innerhalb des Zyklus (vor, zu Beginn, während, am Ende, nach der Periode)
2. Art der Beschwerden: krampfhaft, ziehend, ausstrahlend etc.
3. bevorzugter Sitz der Schmerzen: Unterleib, Gebärmutter, Rücken, Oberschenkel, Genitalien, Leisten, Kopfschmerzen
4. Tageszeit der Schmerzen, Schmerzhäufigkeit, Tageszeit der Besserung etc.
5. Modalitäten der Besserung und Verschlechterung: Liegen, Stehen, Gehen, Sitzen, drinnen, draußen, Essen, Trinken, Schweiß etc.
6. Allgemeinsymptome wie Durst, Schwitzen, Frieren, Temperatureinflüsse etc.
7. psychische Verfassung zum Zeitpunkt der Beschwerden, der Menstruation etc.
8. die Menstruation selbst: Stärke und Dauer der Blutung, Art des Blutes (dick, dünn, hell, dunkel, klumpig etc.)

5. Differenzierung der wichtigsten homöopathischen Arzneimittel

Belladonna (Bell)
Wichtiges homöopathisches Mittel für alle akut einsetzenden Schmerzzustände, die plötzlich kommen und gehen und mit Unruhe, rotem, heißem Gesicht, Fieber und Schweiß verbunden sind.

- heftiger Beginn und ebenso plötzliches Ende von Schmerzanfällen
- heißes, hellrotes Blut mit dunklen Klumpen

- während der Menses große geistige Unruhe, klopfender Kopfschmerz, rotes Gesicht eher junger Mädchen
- während der Menses schwieriges und schmerzhaftes Wasserlassen

♦ **Potenzwahl und Dosierung:**
Beim ersten Anfall C30, 1x5 Globuli, dann einige Attacken abwarten, wenn Häufigkeit und Intensität nachlassen, Besserung
abwarten. Kann eventuell wiederholt werden. Besser: Verkleppern wie auf Seite 21 angegeben.

Cimicifuga (Cimic)

Wichtiges Mittel für zahlreiche, hormonell bedingte Störungen,
vor allem, wenn sie mit rheumatischen Beschwerden zusammen
auftreten.
- Menstruationsbeschwerden zusammen mit rheumatischen Beschwerden
- während der Menses schießende Schmerzen, hin und herzie-
hend, zum Zusammenkrümmen zwingend
- Schmerz quer über das Becken, von Hüfte zu Hüfte
- große Ruhelosigkeit mit Schmerzen, nervöse Kopfschmerzen,
Rückenschmerzen, die durch Hüfte und Rücken zu den Ober-
schenkeln ziehen
- vor den Menses immer wieder Kontraktionen der Gebärmutter
- die Schmerzen gehen der Regel voran, halten während der
ganzen Regelzeit an und sind um so stärker, je stärker die Blutung ist

♦ **Potenzwahl und Dosierung:**
Beim ersten Anfall C30, 1x5 Globuli, kann wiederholt werden.
Noch besser: Verkleppern, wie auf Seite 21 beschrieben

Cuprum (Cupr)

Krampfhafte, anhaltende Beschwerden sind ein Hauptkennzeichen dieses Mittels, das bei verkrampften, pflichtbewußten, sehr
disziplinierten Menschen gut paßt.
- zu späte und zu lang dauernde Menstruation
- vor der Blutung: Atemnot, Herzklopfen
- vor und während der Mensstruation heftige Krämpfe im gesamten Bauch, die sich in die Brust erstrecken

- wichtig für Unterdrückung der Menses, zum Beispiel durch kaltes Baden und darauf folgende Krämpfe
- während der Menses Übelkeit, Erbrechen, Verkrampfung der Gliedmaßen
- für Menstruationsbeschwerden bei Patienten, die an Epilepsie leiden

♦ **Potenzwahl und Dosierung:**
C30, 1x5 Globuli, kann wiederholt werden. Noch besser: Verkleppern, wie auf Seite 21 beschrieben.

Lachesis (Lach)

Dieses Mittel hat als wesentliches Kennzeichen eine Besserung bestehender Beschwerden immer dann, wenn eine Absonderung, in diesem Fall also die Monatsblutung, einsetzt.
- verzögerte, spärliche, schwache, aber regelmäßige Menses
- sehr dunkles und sehr übelriechendes Blut
- vor den Menses: Bauchkrämpfe und Kopfschmerzen
- Besserung der Beschwerden beim Beginn der Menses, wenn das Blut richtig fließt
- Hämorrhoidalbeschwerden während der Menses
- Menstruationskolik, die im linken Unterbauch beginnt und nach rechts wandert
- Neigung zu Ohnmacht während der Menses
- alle Schmerzen werden besser durch den Menstruationsfluß
- wirkt besonders gut zu Anfang und am Ende der Menstruation

♦ **Potenzwahl und Dosierung:**
C30, 1x5 Globuli, kann wiederholt werden. Noch besser: Verkleppern, wie auf Seite 21 beschrieben.

Magnesium phosphoricum (Mag-p)

Die meisten Magnesiummittel haben deutliche Auswirkungen auf Menstruationsbeschwerden. Mag-p ist allerdings ein führendes Mittel und häufig hilfreich bei Koliken, krampfartigen heftigen Regelschmerzen.
- Menstruationskolik, die Schmerzen strahlen von der Wirbelsäule aus
- starke krampfartige Regelschmerzen vor, zu Beginn oder während der Menses

- neuralgische Schmerzen im Bereich der Eierstöcke, stärker rechts
- Beschwerden gebessert durch äußerliche Wärmeanwendung
- nervöse Kopfschmerzen; vorzeitige Menses
- während der Menses Schwellung der äußeren Genitalien, Scheidenkrämpfe (Vaginismus)
♦ **Potenzwahl und Dosierung:**
C30, 1x5 Globuli, kann wiederholt werden. Noch besser: Verkleppern, wie auf Seite 21 beschrieben.

Natrium muriaticum (Nat-m)

Ein wichtiges Konstitutionsmittel mit deutlicher Wirkung auf die weiblichen Sexualorgane und bei Menstruationsbeschwerden oft hilfreich.
- Neigung zu unregelmäßigen Menses
- Menses häufig zu spät, kurz und spärlich, dann wieder zu früh und reichlich
- trockene Scheide mit herabdrängenden Schmerzen
- vor den Menses Traurigkeit und Angst mit ohnmachtsartiger Schwäche
- vor den Menses Herzklopfen, Kopfschmerzen, Druck von innen gegen die Sexualorgane
- während der Menses ausgeprägtes Hitzegefühl mit Mattigkeit
- nach der Periode Kopfschmerzen, Ungeduld, Hast, unreine Haut, Pickel an der Vulva, Haarausfall
♦ **Potenzwahl und Dosierung:**
C30, 1x5 Globuli, kann wiederholt werden. Noch besser: Verkleppern, wie auf Seite 21 beschrieben.

Pulsatilla (Puls)

Wechselhafte, wandernde Symptome, auch im Bereich der weiblichen Genitalien und bei Menstruationsbeschwerden, sind wichtige Merkmale von Puls.
- Ausbleiben der Regel
- unregelmäßige, verzögerte, spärliche Menses, die nur stoßweise fließen
- Traurigkeit, Melancholie, blasses Gesicht, weinerliche Stimmung, Frösteln während der Menses

- die Menses fließen hauptsächlich tagsüber und beim Umhergehen, weniger nachts und in der Ruhe
- Ohnmacht, Übelkeit und Erbrechen während der Menses
- alles schlechter im warmen Zimmer, starkes Verlangen nach frischer Luft, alles besser im Freien
- Gebärmutterkrämpfe, die zum Zusammenkrümmen zwingen
- Rückenschmerz, Müdigkeit und Durchfälle während der Menses, aber auch Verstopfung

♦ **Potenzwahl und Dosierung:**
C30, 1x5 Globuli, kann wiederholt werden. Noch besser: Verkleppern, wie auf Seite 21 beschrieben.

Sepia (Sep)

Sep hat einen ausgeprägten Bezug zu den weiblichen Beckenorganen und zum venösen System.
- erschlafftes Gefühl der Beckenorgane; Druck nach unten, als wolle alles herausfallen
- Die Menses sind zu spät und zu spärlich, manchmal auch zu früh und zu spärlich.
- manchmal hält die Periodenblutung nur einen Tag an
- vor der Periodenblutung Traurigkeit, Weinen, schlechter Geschmack im Mund
- während der Menses schlaflos, ruhelos; abwärtsziehende Schmerzen im Bauch; ziehende Schmerzen der Gliedmaßen
- Verstopfung während der Menses mit dem Gefühl eines Klumpens im Darm
- starker Schmerz und Schwäche während der Periode im Kreuz
- Reizbarkeit vor und während der Menses
- alle Beschwerden werden gebessert durch heftige Bewegung, wie Sport etc.

♦ **Potenzwahl und Dosierung:**
C30, 1x5 Globuli, kann wiederholt werden. Noch besser: Verkleppern, wie auf Seite 21 beschrieben.

Veratrum album (Verat)

Dieses Mittel ist für kollapsähnliche Zustände mit starken Schmerzen, wie sie auch während der Menstruation auftreten können, typisch.

- starke Menstruationsbeschwerden mit Kälte, Erbrechen, Durchfall, Erschöpfung
- zu frühe und ausgesprochen reichliche Menses
- Depression, Verzweiflung, wenn die Menses nicht ausreichend fließen
- vor der Periode aufgeregter, leicht manischer Zustand, zärtlichkeitsbedürftig
- während der Menses erregt, heftiger Durst auf eiskaltes Wasser
- reichliches Erbrechen, erschöpfende Durchfälle, kollapsartige Zustände
- kalter Schweiß, kann vor Schmerzen ohnmächtig werden

♦ **Potenzwahl und Dosierung:**
C30, 1x5 Globuli, kann wiederholt werden. Noch besser: Verkleppern, wie auf Seite 21 beschrieben.

6. Zusätzliche Maßnahmen

In der Regel helfen Bettruhe und Wärme. Der Schmerzmittelkonsum ist oft enorm. Vielleicht wäre es sinnvoller, dieser Zeit der Reinigung einen oder zwei Tage Pause zu opfern und Essen und Trinken so einzurichten, daß Ausleitung und Reinigung in jeder Hinsicht stattfinden können. Mit den Erfordernissen des modernen Lebens scheint dies jedoch immer weniger vereinbar.

17. Schwangerschaft. Entbindung. Stillzeit

Übersicht

Über den gesamten Bereich der während Schwangerschaft, Entbindung und Stillzeit auftretenden möglichen Gesundheitsstörungen gibt es bereits ausführliche Literatur. Vor allem das instruktive und umfassende Werk für Hebammen von Graf sei hier erwähnt (siehe Literaturliste). Hier sollen nur die wichtigsten Mittel im Überblick beschrieben werden, mit denen bei den üblichen Beschwerden gut auszukommen ist. Die Betreuung dieser wichtigen Phasen durch den Frauenarzt und den Hausarzt ist selbstverständlich.

A. Die Schwangerschaft

1. Wesentliche Merkmale

Die im Verlauf einer Schwangerschaft auftetenden Störungen können sehr vielfältig sein. In der Regel aber handelt es sich um das typische Schwangerschaftserbrechen und die morgendliche Übelkeit (Hyperemesis gravidarum) sowie um Probleme, die auf das zunehmende Gewicht und den Druck, der auf den unteren Extremitäten lastet, zurückzuführen sind (Hämorrhoiden und Krampfadern). Dazu kommen im letzten Schwangerschaftsdrittel Beschwerden wie Sodbrennen und Völlegefühl durch den zunehmenden Druck des Föten auf die oberen Eingeweide und den Magen. Komplikationen der Schwangerschaft selbst, also Blutungen und Ähnliches, sind der Betreuung durch den Frauenarzt vorbehalten.

2. Abgrenzung zu anderen Krankheitsbildern

Schwangerschaftsspezifische Beschwerden sind eigentlich nicht mit anderen Krankheiten zu verwechseln. Dennoch muß bedacht werden, daß bei Übelkeit und Erbrechen auch eine originäre Erkrankung des Magens vorliegen kann, bei Verdauungsstörungen muß an eine Darmerkrankung gedacht werden. Jede

191

während der Schwangerschaft auftretende Störung muß also abgeklärt werden.

3. Wann muß unbedingt ein Arzt aufgesucht werden?

Bei dem heutigen Vorsorge- und Betreuungsnetz für Schwangere werden solche Vorkommnisse dem Auge eines aufmerksamen Frauenarztes in der Regel nicht entgehen.

4. Wichtige, homöopathisch relevante, Symptome, Merkmale, Modalitäten

1. Auffällige Veränderungen allgemein und psychisch während der Schwangerschaft
2. Auffällige Vorlieben und Abneigungen während der Schwangerschaft bzgl. Essen, Trinken etc.
3. Art der auftretenden Störungen: Übelkeit, Erbrechen, Varizen, Stauung, Schmerzen etc.
4. Tageszeit der Besserung bzw. Verschlechterung der Beschwerden (tags, nachts, morgens etc.)
5. Zeitpunkt des Auftretens der ersten Symptome, Reihenfolge des Auftretens der Symptome
6. Bedingungen der Besserung und Verschlechterung von Symptomen (Liegen, Gehen, Kühlung, Erwärmung, frische Luft, Essen, Trinken können bessern oder verschlechtern.)
7. Schwitzen, Durst, Appetit, Ausscheidung, Farbe und Beschaffenheit von Haut und Schleimhäuten
8. Begleitsymptome, auffällige Besonderheiten

5. Differenzierung der wichtigsten homöopathischen Arzneimittel

Cimicifuga (Cimic)

Ein ausgesprochenes „Frauenmittel", das vor allem bei Periodenstörungen zum Einsatz kommt, aber auch in der Schwangerschaft wichtig sein kann, wenn sich vorhandene Beschwerden eindeutig verstärken oder wenn in der Schwangerschaft ein stark depressiver Grundzug auftritt.
– Schwangerschaftsübelkeit mit Schlaflosigkeit

- falsche Wehen, die immer wieder in der Schwangerschaft auftreten
- stechende Schmerzen quer über den Bauch
- schwermütig, schlaflos, traurig, glaubt, sie würde verrückt werden, alles in der Schwangerschaft stärker
- Gefühl, als habe sich eine schwere, schwarze Wolke auf sie gesenkt, fühlt sich dunkel und verwirrt
- Muskelrheumatismus: steifes Genick, Kopf nach hinten gezogen, Kreuzschmerzen, in der Schwangerschaft stärker

♦ **Potenzwahl und Dosierung:**
D12, 3x3 Globuli, in der Schwangerschaft ist aber die Wirkung von Hochpotenzen besser (aber relativ kurz) und deshalb vorzuziehen: C30, 1x5 Globuli, einige Tage warten, bei Bedarf wiederholen. Auch C200, 1x5, kann versucht werden.

Colchicum (Colch)

Wichtiges Mittel gegen Schwangerschaftsübelkeit in den ersten Monaten.
- überempfindlicher Geruchssinn, in der Schwangerschaft noch gesteigert
- Abneigung gegen starke Gerüche, vor allem Küchengerüche (Fisch, Ei)
- Ekelgefühl und Übelkeit beim Geruch von Speisen, beim Gedanken an Speisen
- starker Speichelfluß
- Hinfälligkeit und Schwäche mit Übelkeit in der Schwangerschaft

♦ **Potenzwahl und Dosierung:**
D12, 3x3, Globuli über einige Tage, bei Bedarf wiederholen oder in C30, 1x5 Globuli.

Kalium carbonicum (Kali-c)

Wichtiges Arzneimittel mit großem Wirkungsspektrum für viele schwangerschaftsassoziierte Beschwerden, wobei oft Schwäche und Erschöpfung im Vordergrund der Beschwerden stehen. Schlafstörungen.
- in der Schwangerschaft Abneigung gegen Nahrungsmittel, die sonst vertragen wurden
- Gefühl, als würde der Magen platzen; übermäßige Blähungen

- Übelkeit und Erbrechen in der Schwangerschaft, schlimmer morgens, aber auch gegen Abend
- Rückenschmerzen während der Schwangerschaft
- Neigung zu schmerzhaften Hämorrhoiden während der Schwangerschaft
- Schlaflosigkeit nach Mitternacht, erwacht um 2 Uhr, leichtes Auffahren, geräuschempfindlich
- sackartige Schwellungen der oberen Augenlider

♦ **Potenzwahl und Dosierung:**
D12, 3x3 Globuli, in der Schwangerschaft ist aber die Wirkung von Hochpotenzen besser (und relativ kurz) und deshalb vorzuziehen: C30, 1x5 Globuli, einige Tage warten, bei Bedarf wiederholen. Auch C200, 1x5, kann versucht werden.

Natrium muriaticum (Nat-m)

Ein breit wirkendes Konstitutionsmittel, das auch bei schwangerschaftsbedingten Problemen immer wieder hilfreich ist.
- Abneigung gegen Gesellschaft, die Schwangere will allein sein
- unwillkürlicher Urinabgang während der Schwangerschaft
- Speichelfluß, Schwindel
- schlechte Verträglichkeit von Hitze und Sonne
- Migräne-Typ: starke Kopfschmerzen, auch Neuralgien, in der Schwangerschaft, in der Schwangerschaft besser
- starkes Verlangen nach Salzigem oder Saurem in der Schwangerschaft
- Verlangen nach eiskalten Getränken

♦ **Potenzwahl und Dosierung:**
D12, 3x3 Globuli, oder besser C30, 1x5 Globuli, einige Tage warten, bei Bedarf wiederholen. Auch C200, 1x5 Globuli, kann versucht werden.

Nux vomica (Nux-v)

Wichtiges Arzneimittel bei allen ernährungsbedingten, streßbedingten, überreizungsbedingten Störungen des Verdauungstrakts, auch und gerade bei Übelkeit, Erbrechen, Verstopfung, Durchfall, Hämorrhoiden, Krampfadern in der Schwangerschaft.
- morgendliche Übelkeit während der Schwangerschaft
- Schwangerschaftserbrechen, schlimmer morgens, oft krampfartig

- extreme Empfindlichkeit gegen Gerüche, Tabakrauch, schlechte Luft
- reizbar, schlecht gelaunt, morgens ist alles schlimmer
- Sodbrennen, saures oder bitteres Aufstoßen, in der Schwangerschaft vermehrt
- Verstopfung, erfolgloser Stuhldrang in der Schwangerschaft
- Verstopfung und Durchfall abwechselnd
- blutende Hämorrhoiden mit erfolglosem Stuhldrang
- alle Beschwerden abends eher gebessert, morgens verschlechtert
- Verlangen nach Kaffee; während der Schwangerschaft wird kein Kaffee mehr vertragen.

♦ **Potenzwahl und Dosierung:**
D12, 3x3 Globuli, oder besser C30, 1x5 Globuli, einige Tage warten, bei Bedarf wiederholen. Auch C200, 1x5, kann versucht werden.

Pulsatilla (Puls)

Pulsatilla ist schon vor der Schwangerschaft ein wichtiges Mittel für Frauen bei unerfülltem Kinderwunsch ohne anatomische oder sonstige Störungen. Ist dann die Schwangerschaft eingetreten, soll sie sozusagen gar nicht mehr aufhören, denn auch die Tendenz zum Übertragen ist eine ausgezeichnete Anzeige für Puls.
- Neigung zum Ohnmächtigwerden während der Schwangerschaft
- ausgesprochene Abneigung gegen Fett, die während der Schwangerschaft stärker wird
- auffällige Durstlosigkeit, die Schwangere muß sich zum Trinken zwingen
- unwillkürlicher Urinabgang während der Schwangerschaft, Ausfluß
- schmerzhafte Krampfadern während der Schwangerschaft
- Foetus liegt quer oder in Steißlage („will nicht raus")
- rheumaartige Schmerzen in der Gebärmutter kurz vor der Entbindung

♦ **Potenzwahl und Dosierung:**
D12, 3x3 Globuli, oder noch besser C30, 1x5 Globuli, einige Tage warten, bei Bedarf wiederholen. Auch C200, 1x5, kann

durchaus versucht werden. Wenn sich der Fötus drehen soll: C1000, 1x5, eventuell wiederholen (kein Selbstversuch!).

Sepia (Sep)

Bei allen Störungen, die mit den weiblichen Sexualorganen zu tun haben, kommt Sep in Betracht.
- Scheidenentzündung, Juckreiz in der Schwangerschaft
- Gefühl eines Klumpens im Enddarm mit Verstopfung und erfolglosem Stuhldrang, schlimmer in der Schwangerschaft
- Übelkeit in der Schwangerschaft, beim Anblick oder Geruch von Speisen, sehr geruchsempfindlich
- Schwangerschaftserbrechen, schlimmer morgens
- die meisten Symptome bessern sich durch ausgiebige, heftige Bewegung, Sport etc.
- Abneigung gegen Koitus, Koitus schmerzhaft
- allgemeine Erschlaffung, relative Abmagerung, seelische Depression
- ziehende Schmerzen im Kreuz, nach unten ausstrahlend
- Abneigung gegen die ganze Familie

♦ **Potenzwahl und Dosierung:**
D12, 3x3 Globuli, oder besser C30 Globuli, 1x5, einige Tage warten, bei Bedarf wiederholen. Auch C200, 1x5, kann versucht werden.

6. Zusätzliche Maßnahmen

Hier können keine pauschalen Empfehlungen ausgesprochen werden, da jede Schwangerschaft anders verlaufen kann, auch bei mehrfach gebärenden Frauen. Die Ausrichtung der Ernährung auf mehrere kleinere Mahlzeiten am Tag ist sinnvoll, wie auch die Reduzierung von Salz, um eine zu starke Wassereinlagerung des Gewebes zu verhindern. Ausreichende Flüssigkeitszufuhr ist für die Nierenfunktion wichtig. Konsequente Gymnastik, Lymphdrainage, eventuell das Tragen von Stützstrümpfen können mithelfen, die Bildung von Krampfadern zu verzögern oder zu unterbinden.

B: Die Entbindung

1. Wesentliche Merkmale

Die Entbindung ist ein Ereignis, das für Mutter und Kind so rasch, schmerzlos und harmonisch wie möglich zu gestalten ist. Störungen sind nicht vorhersehbar, und dieser natürlichste aller Vorgänge ist häufig angstbesetzt und mit Schwierigkeiten verbunden. Es gibt mittlerweile viele gut ausgebildete Hebammen, die den Nutzen der homöopathischen Hilfe bei der Geburt erkannt haben und bewußt und gezielt einsetzen. Die hier gegebenen Ratschläge sollen also keinesfalls am Wissen und den Fähigkeiten der Hebamme vorbeisteuern, sondern allenfalls die Verständigung zwischen der werdenden Mutter und ihrer Hebamme erleichtern. In der Geburtssituation selbst muß oft sehr rasch und instinktiv entschieden werden. Das kann nur die Gebärende nicht selbst tun. Suchen Sie sich deshalb in der Vorbereitungsphase eine Hebamme, die ihr Set an homöopathischen Mitteln gut und sicher zu handhaben weiß, und sie während der Entbindung auch tatsächlich einsetzt.

2. Abgrenzung zu verwandten Krankheitsbildern

Die Entbindung ist ein einzigartiges Geschehen und keine Krankheit. Die Abgrenzung gegen andere Krankheiten macht keinen Sinn.

3. Wann ist unbedingt ein Arzt hinzuzuziehen?

Bei jeder Entbindung ist ein Arzt in Rufweite und auch bei Hausgeburten in der Regel bei der Austreibungsphase zugegen.

4. Wichtige, homöopathisch relevante Symptome, Merkmale, Modalitäten

1. Zustand des Muttermunds (weich, hart, rigide, wie weit geöffnet etc.)
2. Stand der Entbindung (vor, während, Presswehen, Austreibung etc.)

3. Häufigkeit und Stärke der Wehen, Ablauf (harmonisch oder disharmonisch, falsch)
4. allgemeiner Kräftezustand der Gebärenden, psychische Verfassung
5. Art der Schmerzen, Intensität, Zeitpunkt des Auftretens
6. Schweiß, Durst
7. Bedingungen der Besserung und Verschlechterung (Sitzen, Liegen, Stehen, Gehen, frische Luft)

5. Differenzierung der wichtigsten homöopathischen Arzneimittel

Aconitum (Acon)

Wichtiges Akutmittel unter der Geburt.
– unerträgliche, zur Verzweiflung treibende Schmerzen
– die Gebärende ist voller Ängste und wirft sich herum wie in großer Qual
– Ruhelosigkeit und untröstliche Angst, sagt den Zeitpunkt ihres Todes voraus
– Trockenheit von Vulva, Vagina und Muttermund während der Entbindung
– Muttermund empfindlich und rigide
– Harnverhalt nach Entbindung
– Harnverhalt des Neugeborenen nach der Entbindung
♦ **Potenzwahl und Dosierung:**
C30, 1x5 Globuli, auch C200 in der akuten Phase der Entbindung mit entsprechend heftiger Symptomatik.

Caulophyllum (Caul)

Dieses auch Frauenwurzel genannte Mittel ist für Beschwerden während Schwangerschaft, Entbindung, Stillzeit geeignet.
– bei falschen Wehen in den letzten Schwangerschaftswochen
– die spastische Rigidität des Muttermunds verzögert den Geburtsbeginn
– Schmerz wie von Nadelstichen im Gebärmutterhals
– Wehen kurz, unregelmäßig, krampfhaft, quälend. Sie machen keinen Fortschritt
– Wehenschmerzen erscheinen in der Leiste, der Blase, den Beinen, laufen von einer Stelle zur anderen

- während der Wehen, wenn diese zeitweilig aussetzen, scharf und krampfartig sind
- Nachwehen krampfhaft
- mangelhafte Gebärmutterrückbildung
♦ **Potenzwahl und Dosierung:**
C30, 1x5 Globuli bei Bedarf unter der Entbindung, auch kurzfristig zu wiederholen.

Chamomilla (Cham)

Wichtiges Mittel bei Schmerzen, zusammen mit extremer Reizbarkeit. Wenn die Entbindung in ein schwieriges Stadium gekommen ist und die Gebärende die Schmerzen nicht mehr aushält.

- verdrießliche, mürrische, zornige Gemütslage, ununterbrochenes Weinen und Schreien
- Überempfindlichkeit gegen Schmerzen, will keine einzige Wehe mehr ertragen
- Wehen krampfhaft und quälend
- ungeduldig, reizbar, Entbindung soll sofort vorbei sein, die Gebärende will ihre Wehen loswerden
- Wehenschmerzen laufen aufwärts, die Gebärende ist heiß und durstig
- Besserung durch Halten, Zuwendung, aber nur kurz
♦ **Potenzwahl und Dosierung:**
C30, 1x5 Globuli bei Bedarf unter der Entbindung, auch kurzfristig zu wiederholen.

Cimicifuga (Cimic)

Wichtiges „Frauenmittel", das vor allem auch während der Entbindung wertvolle Dienste leistet. Nervosität, Verspanntheit und krampfartige Beschwerden sind häufig zu beobachten.

- Schaudern im ersten Stadium der Geburtswehen
- nervöse Erregung, rigider Muttermund
- heftige Schmerzen, krampfig anhaltend, verschlimmert durch den geringsten Lärm
- Wehen stark und unregelmäßig
- krampfartige, einschießende Schmerzen während der Wehen, die durch das Becken bis in die Schenkel strahlen
- Geburt kommt nicht voran

- Gebärmutterschmerzen nach der Geburt; Placenta zurückgehalten wegen Spasmen der Gebärmutter
♦ **Potenzwahl und Dosierung:**
C30, 1x5 Globuli bei Bedarf unter der Entbindung, auch kurzfristig zu wiederholen.

Cuprum (Cupr)

Ein wichtiges Mittel für viele krampfartige, spastische Beschwerden.
- Wehen mit vorwiegend krampfartigen Schmerzen, Krämpfe
scheinen sich auf den Körper auszudehnen
- ängstliche Unruhe, Krämpfe in Fingern und Zehen
- verkrampfter Mund, der Kopf wird in den Nacken gezogen
- heftige Nachwehen mit Krämpfen in Armen und Beinen
- bläuliche, marmorierte Haut
- bei Schwangeren und Gebärenden mit bekannter Epilepsie
- Verlangen nach kalten Getränken, die bessern
♦ **Potenzwahl und Dosierung:**
C30, 1x5 Globuli bei Bedarf unter der Entbindung, auch kurzfristig zu wiederholen. Bei starken Nachwehen: 1x5.

Gelsemium (Gels)

Spielt vor allem in der Eröffnungsphase eine wichtige Rolle,
wenn sich der Muttermund nicht weiter öffnet.
- total entmutigt, Angst vor der Entbindung und den Schmerzen, Erwartungsangst
- völlige Erschlaffung und Entkräftung des ganzen Muskel-
systems mit motorischer Lähmung
- Rigidität des Gebärmutterhalses; krampfhafte Wehen
- nervöses Zähneklappern in der Eröffnung, ineffektive Kontraktionen
- bei manueller Dilatation des Muttermundes völlige Erschlaffung der Gebärmutter
- auffälliges Fehlen von Durst
♦ **Potenzwahl und Dosierung:**
C30, 1x5 Globuli bei Bedarf unter der Entbindung, auch kurzfristig zu wiederholen.

Kalium carbonicum (Kali-c)

Schwäche, Erschöpfung, stechende Schmerzen und starke Schweiße sind Hauptsymptome von Kali-c. Wenn es während der Geburt nicht mehr weitergehen will, ist es ein wichtiges Mittel.

- während der Entbindung heftige Rückenschmerzen, die Gebärende will Druck auf dem Rücken
- völlig erschöpft, kann nicht mehr weiterpressen
- stechende Schmerzen in der Gebärmutter, im Damm
- reichliche, erschöpfende Schweiße, die Gebärende sieht elend aus
- uhrglasartige Kontraktionen der Gebärmutter mit Rigidität des Muttermundes
- hält sich den Bauch in der Leistengegend
- Bauch luftgefüllt und aufgebläht

♦ **Potenzwahl und Dosierung:**

C30, 1x5 Globuli bei Bedarf unter der Entbindung, auch kurzfristig zu wiederholen.

Magnesium phosphoricum (Mag-p)

Immer dann ein wichtiges Mittel, wenn krampfartige Schmerzzustände das Bild bestimmen.

- krampfartige, anfallsartige Schmerzen während der Wehen, ringförmig ausstrahlend
- Schmerzen wechseln plötzlich die Stelle, zwingen zum Aufschreien, kommen und gehen plötzlich
- Ruhelosigkeit, Erschöpfung in den Pausen zwischen den Wehen
- Schmerzen gebessert durch Wärme und starken Druck
- Schmerzen schlimmer durch Berührung

♦ **Potenzwahl und Dosierung:**

C30, 1x5 Globuli bei Bedarf unter der Entbindung, auch kurzfristig zu wiederholen.

Nux vomica (Nux-v)

Vor allem bei reizbaren, ungeduldigen Gebärenden passend, die zu krampfartigen Beschwerden neigen, Magen- und Verdauungsprobleme und hervortretende Hämorrhoiden haben.

- kalte Extremitäten, vor allem die Füße sind unter der Geburt kalt

- Wadenkrämpfe, krampfartige Schmerzen in Blase und Enddarm von Anfang an bei jeder Wehe
- Ohnmacht, heftige Wehenschmerzen, die im Rücken verspürt werden
- die Gebärende will den Rücken gerieben haben
- Reizbarkeit und Ungeduld während der gesamten Entbindung
- die Plazenta wird zurückgehalten, Hämorrhoiden nach der Entbindung, Harnverhaltung

♦ **Potenzwahl und Dosierung:**
C30, 1x5 Globuli bei Bedarf unter der Entbindung, auch kurzfristig zu wiederholen.

Pulsatilla (Puls)

Auch Pulsatilla als großes Mittel für hormonell bedingte Beschwerden hat im Rahmen einer Entbindung wichtige Einsatzbereiche.

- wenn die Entbindung auch nach dem Termin nicht einsetzen will
- während der Entbindung will die Gebärende keinen Augenblick allein gelassen werden
- Fenster und Türen müssen weit offen sein; Herzklopfen, Wehen schwach und selten
- Durstlosigkeit
- Wehen sind rasch und regelmäßig, aber kurz und mit kurzen Abständen
- in der Austreibungsphase kann es zum plötzlichen Stillstand kommen
- nach der Entbindung Gebärmuttervorfall

♦ **Potenzwahl und Dosierung:**
C30, 1x5 Globuli bei Bedarf unter der Entbindung, auch kurzfristig zu wiederholen.

Sepia (Sep)

Entsprechend der oft reichlichen sportlichen Betätigung und der dadurch straffen Muskulatur kann es während der Entbindung zu vielfältigen Beschwerden kommen. Sep-Mütter können nach der Entbindung zum Entsetzen der Umgebung zuerst einmal eine starke Abneigung gegen das Neugeborene äußern.

- Enddarmkrämpfe während der Wehen

202

- für guttrainierte Frauen, die sich gut vorbereitet haben und vor Übermotivation verkrampfen
- außerordentlich schmerzhafte Kontraktionen der Gebärmutter
- zusammengezogener Muttermund während der Wehen
- Plazenta wird zurückgehalten
- nach der Entbindung erschöpfte Depression mit Abneigung gegen das Neugeborene
- Hämorrhoiden

♦ **Potenzwahl und Dosierung:**
C30, 1x5 Globuli bei Bedarf unter der Entbindung, auch kurzfristig zu wiederholen.

6. Zusätzliche Maßnahmen

Diese sind der Hebamme und eventuell dem Frauenarzt vorbehalten.

C. Nach der Entbindung. Stillzeit

1. Wesentliche Merkmale

Die hier vorgestellten Mittel sind für die Behandlung der unmittelbaren Entbindungsfolgen (Schwäche, Blutverlust, Erschöpfung, Haarausfall, Wochenbettdepression) sowie für Probleme rund ums Stillen gedacht.

2. Abgrenzung zu verwandten Krankheitsbildern

Die hier auftretenden Störungen sind typisch und relativ unverwechselbar.

3. Wann ist unbedingt ein Arzt hinzuzuziehen?

Auch die unmittelbar auf die Entbindung folgende Zeit und der Beginn des Stillens ist ausreichend durch Hebamme und Frauenarzt überwacht. Bei massiven Brustentzündungen muß der Arzt konsultiert werden.

4. Wichtige, homöopathisch relevante, Symptome, Merkmale, Modalitäten

1. Art der auftretenden Probleme (Milchstau, Brustentzündung, Erschöpfung etc.)
2. Zeitpunkt der Auftretens nach der Entbindung
3. Schmerzqualität, Aussehen der Brust, Entzündungszeichen etc.
4. Modalitäten von Besserung und Verschlechterung: also Kühlung, Wärmeanwendung, Gehen, Stehen, Liegen, Essen, Trinken
5. Allgemeinsymptome wie Durst, Hunger, Schweiß etc.
6. seelische Verfassung, Stimmungslage
7. Tageszeit des Auftetens, der Verschlimmerung oder Besserung von Beschwerden
8. mögliche Auslöser von Beschwerden

5. Differenzierung der wichtigsten homöopathischen Arzneimittel

5.1 Mittel direkt nach der Entbindung: Erschöpfung, Folgen von Blutverlust

Arnika (Arn)
Für die traumatischen Aspekte einer Entbindung.
- Gefühl wie zerschlagen, nach Prellungen, Quetschungen etc.
- zur Verminderung von Blutungen
- allgemeine Berührungsempfindlichkeit
- Angst vor Annäherung
♦ **Potenzwahl und Dosierung:**
C30, 1x5 Globuli unmittelbar nach der Entbindung. C200, 1x5 Globuli 12 Stunden später.

China (Chin)
Das klassische Mittel für die Folgen von Säfteverlusten, also Blutverlusten, starkem Schwitzen etc. Auch beginnender Milcheinschuß stellt für den Körper einen Säfteverlust dar.
- starke Erschöpfung durch Blutverluste, Schweiß, Milcheinschuß, Durchfall, Eiterungen

- Schmerzanfälle bei der geringsten Berührung des Körpers
- heftige, pulsierende Kopfschmerzen nach übermäßiger Blutung
- nervöse, erschöpfte Gereiztheit
♦ **Potenzwahl und Dosierung:**
C200, 1x5 Globuli am zweiten Tag nach der Entbindung, folgt gut auf Arnika.

Acidum phosphoricum (Ph-ac)

Wie viele andere Säuren auch ist die Phosphorsäure ein gutes Mittel gegen Erschöpfungszustände, vor allem, wenn diese länger anhalten und gar keine Erholung einzutreten scheint.
- Folgen von Verlust wichtiger Körpersäfte
- ohnmachtsartige Schwäche durch die geringste Erregung
- geistige Erschöpfung mit Langsamkeit und Trägheit des Geistes
- Verschlechterung des Gedächtnisses, Apathie, Gleichgültigkeit gegenüber allem
- Schwäche und Depression nach seelischer Erschütterung, Entbindung
- Wochenbettdepressionen
- Kopfschmerzen, die durch die geringste geistige Anstrengung schlimmer werden
- reichliche Schweiße, schlimmer nachts und morgens
- Verschlechterung durch jede Anstrengung, Stehen, Kälte, Zugluft, Koitus
- Besserung durch Wärme, Ausruhen in Stille und Einsamkeit, nach einem langen, ruhigen Schlaf
♦ **Potenzwahl und Dosierung:**
C200, 1x5 Globuli, dann abwarten.

5.2 Brustentzündungen. Beschwerden beim Stillen

Belladonna (Bell)

Eines der wichtigsten Entzündungsmittel für alle plötzlich und heftig beginnenden Entzündungen mit den klassischen Entzündungszeichen: Röte, Schwellung, Schmerz, Hitze.
- plötzlich beginnende Brustentzündung, häufig einseitig, mit hohem Fieber und Schüttelfrost

- starke Kopfschmerzen, allgemeine Überempfindlichkeit der Sinne
- bei plötzlicher Abkühlung nach Schwitzen
- entzündete Brust rot, trocken, heiß, berührungsempfindlich
- jede Erschütterung ist unerträglich

♦ **Potenzwahl und Dosierung:**
D12, 5x3 Globuli am ersten, 3x3 am zweiten Tag. Besser noch: C30, verkleppern wie auf Seite 21 angegeben.

Bryonia (Bry)

Seit jeher ein wichtiges Mittel für „Milchfieber". Die rechte Brust ist besonders betroffen. Allgemeine Entzündungszeichen mit viel Durst. Die Beschwerden entwickeln sich eher langsam.
- Brüste schwer, steinhart, blass
- Brüste heiß und schmerzhaft, müssen gestützt werden
- Brustentzündung, wenn der Wochenfluß ausbleibt
- starker Durst auf kalte Getränke
- Abszeßbildung in den Brüsten

♦ **Potenzwahl und Dosierung:**
D12, 5x3 Globuli am ersten, 3x3 am zweiten Tag. Besser noch C30, verkleppern wie auf Seite 21 angegeben.

Lac caninum (Lac-c)

Brustentzündungen, die im Zusammenhang mit Störungen im Milchfluß und der Milchbildung auftreten.
- zu starke Milchbildung, die Milch läuft heraus
- die Brüste sind sehr berührungsempfindlich
- Brustentzündung, die geringste Erschütterung schmerzt
- oder: spärliche Milchbildung, Kind wird nicht satt, Mutter unruhig und besorgt
- gutes Mittel zur Unterstützung beim Abstillen

♦ **Potenzwahl und Dosierung:**
D12, Globuli, 5x3 am ersten, 3x3 am zweiten Tag. Besser: C30, verkleppern wie auf Seite 21 angegeben.

Lachesis(Lach)

Wichtiges Mittel für akute Entzündungen.
- Entzündung der linken Brust, später der rechten
- bläulich-rote Verfärbung des befallenen Gewebes

- jede Berührung ist unerträglich, die Patientin kann keine beengenden Kleidungsstücke ertragen
- große Redseligkeit bei der akuten Erkrankung
- Haarausfall während Schwangerschaft, beim Stillen
- Entzündung besser bei starkem Milchfluß, schlechter bei spärlichem Fluß
- jede Ausscheidung oder Absonderung bessert
- Wärme, Hitze und Sonne verschlechtern den Zustand

♦ **Potenzwahl und Dosierung:**
D12, 5x3 Globuli am ersten, 3x3 am zweiten Tag. Besser: C30, verkleppern wie auf Seite 21 angegeben.

Lycopodium (Lyc)

Wie stets bei Lyc ist die rechte Seite zuerst und stärker befallen. Der Oberkörper ist eher abgemagert, bei gleichzeitiger Einlagerung der unteren Partien.

- Abmagerung, Haarausfall und Verdauungsstörungen während des Stillens
- der Säugling zieht die rechte Brust beim Stillen vor
- Entzündung der rechten Brust, die sich durch leichten Druck besser fühlt
- die bevorzugte Position beim Liegen und Schlafen ist rechts
- Verschlimmerungszeit nachts ab 4 Uhr und tags ab 16 Uhr
- Besserung durch Wärme, durch frische Luft, durch Lockerung der Kleider
- Verschlechterung durch Kälte, im warmen Zimmer

♦ **Potenzwahl und Dosierung:**
D12, 5x3 Globuli am ersten, 3x3 am zweiten Tag. Besser: C30, verkleppern wie auf Seite 21 angegeben

Phytolacca (Phyt)

Klassisches Mittel für Drüsenentzündungen, vor allem für Entzündungen der Brust und der Brustwarzen in der Stillzeit.

- Schmerzhaftigkeit der Brüste oder einer Brust
- harte lymphatische Stauung oder Knotenbildungen in den Brüsten
- volle, harte, schmerzhafte Brüste; Brustentzündung
- Brustschmerzen mit unzureichender dicker Milch
- schmerzhafte Risse in den Brustwarzen

- Schmerzen schlimmer beim Stillen, strahlen von den Brustwarzen bis in den Rücken aus
- drohender Brustdrüsenabszess
♦ **Potenzwahl und Dosierung:**
D12, 5x3 Globuli am ersten, 3x3 am zweiten Tag. Besser: C30, verkleppern wie auf Seite 21 angegeben.

Silicea (Sil)

Sil ist wichtig bei Drüsenentzündungen, wenn die Entzündung ins Stadium der Eiterung überzugehen droht.
- Neigung zu knotigen Verhärtungen der Brust
- Rückenschmerzen beim Stillen
- häufig Schweiße am Kopf, stinkende Fußschweiße
- Neigung der Brustentzündung, chronisch zu werden oder ins Eiterungsstadium überzugehen
- Brüste mit harten Knoten, die nach außen aufbrechen und eitern können
- Hautausschläge in der entzündeten Gegend
- Eingezogene Brustwarzen, die manchmal aufbrechen und rissig sind
- die Patientin wirkt schwach und schlecht ernährt, am Rand der Erschöpfung, durchhaltend um jeden Preis
♦ **Potenzwahl und Dosierung:**
D12, 5x3 Globuli am ersten, 3x3 am zweiten Tag. Besser: C30, verkleppern wie auf Seite 21 angegeben.

Sulphur (Sulph)

Für jede Entzündung, die in Eiterung überzugehen droht, vor allem wenn die Haut mitbeteiligt ist.
- Entzündungen der Brustwarzen, mit schrundigem, rissigem Aussehen
- Entzündung der die Brustwarzen umgebenden Haut mit ungesundem Aussehen
- Die Brustwarzen sind rissig an der Basis.
- starker Juckreiz an den befallenen Stellen
- brennende Schmerzen, schlimmer nachts und in der Bettwärme
- starker Haarausfall beim Stillen

♦ **Potenzwahl und Dosierung:**
D12, 5x3 Globuli am ersten, 3x3 am zweiten Tag. Besser: C30, verkleppern wie auf Seite 21 angegeben.

6. Zusätzliche Maßnahmen

Sämtliche Probleme rund ums Stillen und ums Wochenbett sind bei den Hebammen in den besten Händen und müssen hier nicht weiter vertieft werden. Es sollte auf jeden Fall versucht werden, das Stillen zu ermöglichen und nicht bei der ersten leichten Störung ans Abstillen zu denken. Es ist wichtig für die Beziehung zwischen Mutter und Kind und für den Aufbau des kindlichen Immunsystems. Je länger gestillt wird, um so länger kann mit den Impfungen gewartet werden.

18. Kinderkrankheiten

Allgemeine Vorbemerkungen

Die Kinderkrankheiten im engeren Sinn haben eine wichtige Funktion für die Gesundheit der Kinder. Einige sind im Verlauf harmlos (Mumps, Röteln), andere können sowohl durch die Erkrankung für den Erkrankten und andere gefährlich werden (Röteln, Scharlach, Keuchhusten, Diphtherie). Manche eignen sich gut zur Selbstbehandlung (Windpocken, Röteln, Mumps), andere sind dafür ungeeignet (Diphtherie, Keuchhusten, Scharlach). Windpocken, Masern, Röteln und Mumps sind unter Beachtung einiger Vorsichtsmaßregeln gut homöopathisch zu behandeln. Scharlach und Keuchhusten sowie Krupphusten sollten nur in bestimmten Fällen und dann nur vom Arzt homöopathisch behandelt werden. Die Diphtherie gehört bei ihrem seltenen Auftreten unbedingt in ärztliche Behandlung. Auch diese letztgenannten Krankheiten sind der homöopathischen Behandlung prinzipiell zugänglich, wegen der hohen Komplikationsrisiken sind sie hier jedoch nicht weiter ausgeführt.

A. Windpocken

1. Wesentliche Merkmale

Windpocken sind eine gutartig verlaufende und harmlose Erkrankung, wegen ihrer hohen Ansteckungsrate sehr häufig. Nach einer Ansteckung kann es zwischen zwei bis vier Wochen dauern, ehe die Krankheit „herauskommt". Wie bei vielen Kinderkrankheiten besteht ein typischer Hautausschlag, der aus oberflächlichen, streichholzkopfgroßen Bläschen besteht, die heftig jucken können. Die Ansteckungsgefahr besteht schon einen bis zwei Tage vor dem Auftreten des Ausschlags und hält dann eine Woche bis zehn Tage lang an. Die Bläschen verkrusten und fallen anschließend ab. Vor allem der Oberkörper, der Kopf und das Gesicht sind betroffen. Durch Kratzen können sich diese Bläschen infizieren und dann nach der Abheilung kleine Narben hinterlassen. Oft sind auch die Schleimhäute in Mund und

Rachen, Augen und Genitalien befallen. Es besteht kurze Zeit mäßiges Fieber, begleitet von leichten allgemeinen Krankheitserscheinungen. Jeder, der früher einmal Windpocken hatte, kann im späteren Leben die durch die gleichen Viren hervorgerufene Gürtelrose bekommen, eine schmerzhafte und häufig langwierige Hautkrankheit, die aber gut homöopathisch zu behandeln ist.

2. Abgrenzung zu verwandten Krankheitsbildern

Andere bläschenförmig verlaufende Hautkrankheiten wie Herpes, Gürtelrose, allergische Hautausschläge und seltenere Erkrankungen müssen unterschieden werden.

3. Wann ist unbedingt ein Arzt hinzuzuziehen?

Häufig verlaufen die Windpocken so harmlos, daß der Arzt die erkrankten Kinder gar nicht zu Gesicht bekommt. Wenn der Verdacht auf eine andere bläschenförmige Hauterkrankung besteht, wenn die Erkrankung selbst ungewöhnlich heftig verläuft, wenn die Bläschen stark superinfiziert sind und eitern, wenn das Kind über die Maßen krank erscheint, sollte der Arzt zu Rate gezogen werden. Die Erkrankung dauert bei normalem Verlauf zehn bis maximal vierzehn Tage.

4. Wichtige, homöopathische relevante Symptome, Merkmale, Modalitäten

1. allgemeine Krankheitszeichen wie Fieber, Abgeschlagenheit etc.
2. Zeitpunkt des Beginns und Tempo der Entwicklung des Hautausschlags
3. Stadium des Prozesses: Beginn der Erkrankung, entwickelter Ausschlag etc.
4. Art der Schmerzen: juckend, stechend, brennend etc., Zeitpunkt der größten Schmerzintensität (nachts etc.)
5. Aussehen des Hautausschlags: Verteilung auf dem Körper, betroffene Körperpartien, Ausmaß der Bläschen etc.
6. Modalitäten der Besserung bzw. Verschlechterung: Kälte, Wärme, Essen, Trinken, Gehen, Stehen, Druck, frische Luft, Zimmerluft etc.

7. Allgemeinsymptome wie Schwitzen, Frieren, Durst, Appetit etc., konstitutionelle Merkmale
8. psychische Verfassung des Patienten
9. auffällige Begleitsymptome

5. Differenzierung der wichtigsten homöopathischen Arznei-mittel

Aconitum (Acon)

Acon ist eines der großen Mittel für akute Infekte, die heftig und unvermittelt beginnen, mit plötzlichem hohem Fieber einher-gehen und von Angst und Unruhe begleitet sind.

– im frühen Stadium der Krankheit mit Fieber und merklicher Unruhe, Angst
– Die Symptome entwickeln sich schnell.
– starker Durst, kein Schweiß
– schlimmer am frühen Abend, in warmen Räumen, bei Kälte
– besser an der frischen Luft, durch Schlaf, beim Schwitzen
♦ **Potenzwahl und Dosierung:**
C30-Globuli, verkleppern, wie auf Seite 21 beschrieben.

Arsenicum album (Ars)

Ähnlich wie Acon für ängstliche und unruhige Kinder.
– Windpocken mit Frösteln und deutlicher Unruhe
– juckender, brennender Ausschlag, wird durch Wärme gelin-dert
– Verschlechterung durch Alleinsein, Kälte, nachts
– Besserung durch Wärme, schluckweises Trinken warmer Ge-tränke, Gesellschaft
♦ **Potenzwahl und Dosierung:**
C30-Globuli, verkleppern, wie auf Seite 21 beschrieben.

Belladonna (Bell)

Als wichtiges Mittel für plötzlich beginnende akute Infektions-krankheiten mit charakteristischen Symptomen ist Bell auch für den Beginn der Windpocken häufig angezeigt.
– trockene, heiße, hellrote Haut bei plötzlichem Fieber
– heftiger und plötzlicher Beginn der Symptome
– roter Kopf und pochende Kopfschmerzen

- empfindlich gegen Erschütterung, Sinnesreize, Störungen
- Verschlechterung durch Licht, laute Geräusche, Erschütterungen, Kälte
- Besserung in Ruhe
- Muskeln und Glieder zucken im Schlaf
♦ **Potenzwahl und Dosierung:**
C30-Globuli, verkleppern, wie auf Seite 21 beschrieben.

Mercurius solubilis (Merc)

Merc ist eher im fortgeschrittenen Stadium der Erkrankung angezeigt.

- Windpocken mit starkem Schweiß und vergrößerten Lymphdrüsen
- übelriechender Atem und übelriechender Schweiß
- reichlicher Nachtschweiß; alle Symptome sind nachts schlimmer
- Speichelfluß
- die Bläschen können sich eitrig infizieren und groß werden
- Hitze und Kälte verschlechtern den Zustand
♦ **Potenzwahl und Dosierung:**
C30-Globuli, verkleppern, wie auf Seite 21 beschrieben.

Pulsatilla (Puls)

Puls hilft bei voll ausgebildeter Krankheit, wenn die typischen Symptome auftreten.

- geschwollene Drüsen bei hartnäckigem, wenn auch nicht sehr hohem Fieber
- Verlangen nach Zuwendung, die auch die körperlichen Symptome bessert
- Verlangen nach frischer Luft, schlechter im warmen Zimmer
- Besserung durch Zuwendung und kühlende Bäder
- auffälliges Fehlen von Durst trotz Fieber
♦ **Potenzwahl und Dosierung:**
D12-Globuli, 3x3 über 3 Tage.

Rhus toxicodendron (Rhus-t)

Rhus-t ist im Stadium des vollausgebildeten Hautausschlags oft das beste Mittel, um Infizierung, Juckreiz und Abheilung günstig zu beeinflussen.

213

- stark juckender Hautausschlag, schlimmer durch Kälte
- starke Unruhe, vor allem auch durch Jucken und Kratzen
- Jucken besser durch warme Bäder
- Verschlimmerung durch Kratzen, nachts, im Bett, durch Kälte
- Besserung durch Wärme, warme Bäder
♦ **Potenzwahl und Dosierung:**
C30-Globuli, verkleppern, wie auf Seite 21 beschrieben.

6. Zusätzliche Maßnahmen

Eine Infektion der Bläschen durch Kratzen ist nach Möglichkeit zu verhindern. Schneiden sie dem Kind die Fingernägel kurz und baden es nicht zu lange in nicht zu heißem Wasser, dem sie eventuell auch Hypericum-Tinktur oder Calendula-Tinktur hinzufügen können. Unkomplizierte Windpocken bedürfen im Prinzip keiner weiteren Maßnahme.

B. Röteln

1. Wesentliche Merkmale

Röteln sind eine leicht verlaufende, mit einem fleckigen Hautausschlag einhergehende Infektionskrankheit, die durch Viren verursacht wird und eine lebenslange Immunität hinterläßt. Die Zeit zwischen Ansteckung und Erkrankungsbeginn beträgt in der Regel zwei bis drei Wochen, es werden hauptsächlich Kinder und jugendliche Erwachsene befallen, die Erkrankung ist nicht sehr ansteckend. Der Ausschlag beginnt nach Fieber und Allgemeinerscheinungen hinter den Ohren und im Gesicht und geht dann nach unten auf den ganzen Körper über. Die Flecken sind hellrot, nicht größer als eine Erbse und fließen nicht zusammen. Auch im Rachen können leichte Flecken zu sehen sein. Das Fieber geht selten über 38.5 Grad. Am Hals und Nacken sind Lymphknotenschwellungen sicht- oder mindestens tastbar. Nach drei bis vier Tagen verschwindet der Hautausschlag wieder. Komplikationen sind extrem selten, mit einer Ausnahme: Wenn Frauen während der Schwangerschaft an Röteln erkranken, besteht für den Embryo ein stark erhöhtes Mißbildungs-

214

risiko, besonders in der ersten Schwangerschaftsphase. Aus diesem Grund sollten mit Eintritt der Geschlechtsreife alle Mädchen, die bis dahin nicht an Röteln erkrankt waren, die Schutzimpfung erhalten.

2. Abgrenzung zu verwandten Krankheitsbildern

Es können vor allem Verwechslungen mit den Masern auftreten, Ringelröteln, allergischen Hauterkrankungen sowie der Röschenflechte (Pityriasis rosea) im Frühstadium.

3. Wann ist unbedingt ein Arzt hinzuzuziehen?

Ein Arzt sollte dann konsultiert werden, wenn die Natur der Erkrankung nicht klar ist oder wenn eine Schwangerschaft besteht. Bei unerwartet schwerem Verlauf der Erkrankung mit hohem Fieber ist ebenfalls ein Kinderarzt oder der Hausarzt aufzusuchen.

4. Wichtige, homöopathische relevante Symptome, Merkmale, Modalitäten

Siehe die Punkte der Checkliste unter A. Windpocken

5. Differenzierung der wichtigsten homöopathischen Arzneimittel

Aconitum (Acon)

Acon ist eines der großen Mittel für akute Infekte, die heftig und unvermittelt beginnen, mit plötzlichem hohem Fieber einhergehen und von Angst und Unruhe begleitet sind.
- im frühen Stadium der Krankheit, mit Fieber und merklicher Unruhe, Angst
- Die Symptome entwickeln sich schnell.
- starker Durst, kein Schweiß
- Verschlimmerung am frühen Abend, in warmen Räumen, bei Kälte
- Besserung an der frischen Luft, durch Schlaf, beim Schwitzen
♦ **Potenzwahl und Dosierung:**
C30-Globuli, verkleppern, wie auf Seite 21 beschrieben.

Belladonna (Bell)

Als wichtiges Mittel für plötzlich beginnende akute Infektionskrankheiten ist Bell auch bei Röteln häufig angezeigt.
- trockene, heiße, hellrote Haut bei plötzlichem Fieber, frühes
  Stadium der Symptome
- heftiger und plötzlicher Beginn der Symptome
- roter Kopf und pochende Kopfschmerzen
- empfindlich gegen Erschütterung, Sinnesreize, Störungen
- Verschlechterung durch Licht, laute Geräusche, Erschütterungen, Kälte
- Besserung in Ruhe
- Muskeln und Glieder zucken im Schlaf
♦ **Potenzwahl und Dosierung:**
C30-Globuli, verkleppern, wie auf Seite 21 beschrieben.

Ferrum phosphoricum (Ferr-p)

Ferrum phosphoricum ist im Anfangsstadium von Infektionskrankheiten dann gut einsetzbar, wenn die Symptome ähnlich,
aber nicht so heftig sind wie bei Acon oder Bell.
- pulsierende Kopfschmerzen, besser durch kalte Kompressen
- Fieber vor allem nachts und in den frühen Morgenstunden,
  sowie von 16–18 Uhr
- ausgesprochen reizbare Schwäche
- Gesicht abwechselnd blaß und rot
- oft Betonung der rechten Seite
- Typus: blasse Haut und Schleimhäute, nervös, geschwächt,
  leichtes Erröten; Nasenbluten
- jede Anstrengung verschlechtert
- wenn sonst kein klares Mittelbild aufscheint
♦ **Potenzwahl und Dosierung:**
D12-Globuli, 3x3 über 3 Tage.

Pulsatilla (Puls)

Puls hilft, wenn Augen und Nase Probleme machen und die
typischen Symptome vorhanden sind.
- geschwollene Drüsen bei hartnäckigem, wenn auch nicht sehr
  hohem Fieber
- Verlangen nach Zuwendung, die auch die körperlichen Symptome bessert

216

- Verlangen nach frischer Luft, schlechter im warmen Zimmer
- Besserung durch Zuwendung, kühlende Bäder, leichte Bewegung
- auffälliges Fehlen von Durst trotz Fieber
- dicker, milder Fließschnupfen, gelblich

♦ **Potenzwahl und Dosierung:**
D12-Globuli, 3x3 über 3 Tage.

6. Zusätzliche Maßnahmen

Der Kontakt mit schwangeren Frauen ist unbedingt zu vermeiden. Ansonsten sind bei Röteln keine weiteren Maßnahmen notwendig. Oft müssen Röteln gar nicht behandelt werden, auch nicht homöopathisch.

C. Masern

1. Wesentliche Merkmale

Die Masern sind weltweit verbreitet. Sie werden durch Viren verursacht und haben einen typischen Hautausschlag, der nach einem kurzen Vorerkrankungsstadium auftritt. Die Zeitdauer von Ansteckung bis Erkrankungsausbruch beträgt 9–12 Tage, bis zum Auftreten des Hautausschlags 12–15 Tage. Masern sind sehr ansteckend, sie gehören zu den sogenannten „fliegenden Infektionen". Schon ein kurzer Kontakt über eine Entfernung von 5 m genügt, um das Virus von Mensch zu Mensch zu übertragen. Meist beginnt die Erkrankung mit allgemeinen Symptomen: Schnupfen, Husten, Bindehautentzündung und Fieber um 39 Grad. Obwohl die Kinder mit ihrer deutlichen Lichtscheu, dem bellenden Husten und dem gedunsenen Aussehen bald ein ziemlich typisches Bild bieten, wird die Diagnose vor Ausbruch des Hautausschlags meist nicht gestellt, und es gibt gehäufte Kontaktinfektionen. Dann erscheint auf der Wangenschleimhaut ein Ausschlag, der weißlich wie Kalkspritzer aussieht, danach kommen zuerst hinter dem Ohr, dann auf dem Kopf und im Gesicht hellrote, später dunkelrote Flecken, die 3–6 mm groß und manchmal leicht erhaben sind. Sie neigen zum Zusammenfließen und breiten sich über den Körper nach unten hin aus. Das zunächst abgefallene Fieber steigt jetzt an, es kann über 40 Grad erreichen. Die Kinder sind dann apathisch, appetitlos, weinerlich, haben Entzündungen an den Bindehäuten und den oberen Luftwegen, Durchfälle, vergrößerte Lymphknoten und sind einige Tage stark beeinträchtigt. Nach drei Tagen bildet sich der Hautausschlag dann wieder zurück und zwar in der umgekehrten Reihenfolge des Auftretens. Solange Kinder gestillt werden, erkranken sie in der Regel nicht an Masern, da sie über die Muttermilch Antikörper haben und eine erworbene Immunität besitzen. Bei den Masern können Komplikationen auftreten: Masernpneumonie (Lungenentzündung), Masern-Otitis (Mittelohrentzündung), Masernkrupp (Kehlkopfentzündung mit Husten), Masernenzephalitis (Gehirnentzündung). Wegen dieser Komplikationen, die in sehr seltenen Fällen (vor allem bei der Enzephalitis) zu Bewußtlosigkeit oder Tod führen können, wird die Masernimpfung mit Nachdruck empfohlen. Wegen der wie bei jeder Impfung möglichen Impffolgeschäden, die das Komplikationsrisiko aufwiegen, kann sie jedoch nicht empfohlen werden. Kinder verkraften die unkompliziert verlaufenden Masern sehr gut und erleben danach in der Regel einen regelrechten Entwicklungsschub, den sie durch die Impfung verpassen. Durch konsequente homöopathische Behandlung können die Komplikationen verhindert und der Verlauf abgemildert werden.

2. Abgrenzung zu verwandten Krankheitsbildern

Die Krankheit verläuft, obwohl meist sehr spät erkannt, typisch, Verwechslungen sind nur mit Röteln, Scharlach und allergischen Hautausschlägen möglich.

3. Wann ist unbedingt ein Arzt hinzuzuziehen?

Eigentlich bedarf jeder Verdacht auf Masern-Erkrankung der ärztlichen Kontrolle, denn nur der Arzt ist in der Lage, den Schweregrad einzuordnen und Komplikationen rechtzeitig zu erkennen.

4. Wichtige, homöopathische relevante Symptome, Merkmale, Modalitäten

Siehe die Punkte der Checkliste unter A. Windpocken

5. Differenzierung der wichtigsten homöopathischen Arzneimittel

Aconitum (Acon)

Kann häufig zu Beginn der Masern eingesetzt werden, vor allem bei plötzlichem, abruptem Beginn mit viel Durst, starken Frostschauern, hohem Fieber, Unruhe und Angst.

- heftige Symptome sonst robuster und kräftiger Menschen
- Zustand von Furcht, Angst, Schrecken, Unruhe, psychisch und physisch aufgeregt, gequält
- plötzlicher und heftiger Beginn, sehr lichtempfindliche Augen
- Erstauftreten oder Verschlechterung abends und nachts; Verschlechterung im warmen Raum
- Besserung im Freien
- plötzliches, starkes Absinken der Kräfte; will nicht berührt werden; verträgt nichts
- „eisig": Gefühl wie von eisigem Schreck, der in die Glieder fährt, eine eisige Faust; starke Angst und Unruhe
- Trockenheit und intensive Hitze und Röte von Haut und Schleimhäuten
- massiver Durst, vor allem auf Kaltes; alles schmeckt bitter außer kaltes Wasser
- kurze Wirkdauer, nur für die erste Phase
♦ Potenzwahl und Dosierung:
C30-Globuli, verkleppern, wie auf Seite 21 beschrieben.

Apis mellifica (Apis)

Die Entwicklung der Symptome erfolgt schnell, heftig, führt zu Unruhe und starken, stechenden Schmerzen, zum Beispiel im Hals oder in den Ohren.
- Masern mit Schwellung des Gesichts, der Augen und der Augenlider
- langsam sich bildender Hautausschlag, stechende Schmerzen, besser durch kaltes Baden

- Ausschlag hellrosa, geschwollen, stark juckend, zusammen-
  fließend
- auffälliges Fehlen von Durst
- starke Unruhe, Weinen, oft Schreien
- schlechter durch Berührung und Wärme, Hitze
- besser durch Kühlung, kalte Getränke, Eis

♦ **Potenzwahl und Dosierung:**
C30-Globuli, verkleppern wie auf Seite 21 beschrieben.

Belladonna (Bell)

Hitze, Rötung, Trockenheit, Pulsieren und Brennen sind die
Hauptcharakteristika von Bell. Die Symptomatik hat plötzlich
eingesetzt und entwickelt sich rasch und kräftig, oft, aber nicht
immer, mit hohem Fieber.

- Masern mit Halsentzündung und schwierigem Schlucken
- ausgesprochene Lichtscheu, starke Bindehautreizung, starke
  Empfindlichkeit auf Außenreize
- heftiger Beginn, rasches Verschlimmern
- Zusammenschnürungsgefühl beim Versuch zu schlucken;
  Wasser kommt wieder zur Nase heraus
- manchmal Trockenheit und dennoch Abneigung gegen Flüssigkeiten, wegen der starken Schluckbeschwerden
- Gesicht und Haut rot und heiß, Pupillen erweitert, ausgeprägte Hitze und Trockenheit
- nachts anhaltendes Fieber mit steigenden Temperaturen
- Verschlechterung bei jeder Erschütterung, vor allem des Bettes, bei Bewegungen der Bettdecke
- Schmerzen beginnen plötzlich und enden ebenso plötzlich.

♦ **Potenzwahl und Dosierung:**
C30-Globuli, verkleppern wie auf Seite 21 beschrieben.

Ferrum phosphoricum (Ferr-p)

Ferrum phosphoricum ist im Anfangsstadium von Infektionskrankheiten dann gut einsetzbar, wenn die Symptome ähnlich,
aber nicht so heftig sind wie bei Acon oder Bell.

- am Beginn der Masern, mit Ruhelosigkeit und Schlaflosigkeit
- pulsierende Kopfschmerzen, besser durch kalte Kompressen
- Fieber vor allem nachts und in den frühen Morgenstunden
  sowie von 16–18 Uhr.

- ausgesprochene reizbare Schwäche
- Gesicht abwechselnd blass und rot, Tendenz zu Nasenbluten
- oft Betonung der rechten Seite
- Typus: blasse Haut und Schleimhäute, nervös, geschwächt, leichtes Erröten.
- jede Anstrengung verschlechtert

♦ **Potenzwahl und Dosierung:**
D12-Globuli, 3x3 über 3 Tage.

Gelsemium (Gels)

Die Symptome entwickeln sich sehr langsam über viele Stunden, der Patient wird zunehmend träge, schläfrig und scheut jede Bewegung, kann keinen klaren Gedanken mehr fassen, vor Erschöpfung fast die Augen nicht mehr aufhalten.

- allmählicher Beginn, allmähliche Entwicklung der Symptome, für das Stadium des beginnenden Ausschlags
- ausgesprochene Schwäche, Erschöpfung, Müdigkeit, kann die Augen nicht offenhalten
- ausgesprochene und auffällige Durstlosigkeit
- Schwindel, Benommenheit, Zittern
- Muskelschwäche, Gliederschmerzen, vor allem den Rücken heraufziehend
- Schmerzen vom Nacken in den Kopf ziehend, mit Stirnkopfschmerzen
- Besserung an der frischen Luft, in Ruhe, durch reichliches Wasserlassen
- dumpfer, schwerer Kopfschmerz („Matschkopf") mit schweren Augenlidern
- apathisch, der Patient will in Ruhe gelassen werden
- subjektiver Zustand deutlich schlechter als objektiver Befund (Höhe des Fiebers etc.)
- nervöses Frösteln, das den Rücken hinauf und hinunter läuft
- Verschlechterung im Laufe des Nachmittags

♦ **Potenzwahl und Dosierung:**
D12, 3x3 Globuli über 3 Tage, oder C30, Verkleppern wie auf Seite 21 beschrieben.

Pulsatilla (Puls)

Puls kann im Stadium voll ausgebildeter Symptome bei fortgeschrittener Erkrankung sehr hilfreich sein, wenn der Hautausschlag voll ausgebildet ist.

– Masernausschlag voll ausgebildet, schlimmer durch Wärme
  und abends
– geschwollene Drüsen bei hartnäckigem, wenn auch nicht sehr
  hohem Fieber
– Verlangen nach Zuwendung, die auch die körperlichen Symptome bessert
– Verlangen nach frischer Luft, schlechter im warmen Zimmer
– Besserung durch Zuwendung und kühlende Bäder
– auffälliges Fehlen von Durst trotz Fieber und trockenem
  Mund
– dicker, eitriger, milder Schnupfen, besser an der frischen Luft
– der Patient fühlt sich wohler bei Bewegung und im Freien
♦ **Potenzwahl und Dosierung:**
D12-Globuli, 3x3 über 3 Tage.

Sulphur (Sulph)

Kann gegeben werden, um einen nicht gut ausgebildeten Masernausschlag voll herauszubringen, aber auch am Ende der Erkrankung, wenn sich die Rekonvaleszenz verzögert, wenn die Haut
stark schuppt, aber auch bei langanhaltendem, chronischem
Husten, der nach den Masern übrigbleibt. Chaotische, eigenwil-
lige Kinder, die alles sammeln, keine Ordnung halten können
und häufig Hautprobleme haben.
♦ **Potenzwahl und Dosierung:**
D12-Globuli, 3x3 über 3 Tage.

6. Zusätzliche Maßnahmen

Bei anhaltend hohem Fieber können Wadenwickel eingesetzt
werden, jedoch nicht, solange der Hautausschlag nicht voll ausgebildet ist. Für sehr lichtempfindliche Kinder sollte das Zimmer
abgedunkelt werden. Die Appetitlosigkeit soll respektiert werden, das Kind wird nach der Genesung den Gewichtsverlust
bald ausgleichen.

D. Mumps

1. Wesentliche Merkmale

Mumps ist eine weltweit verbreitete, durch Viren ausgelöste Infektionskrankheit, die vor allem die Ohrspeicheldrüsen befällt und eine dauerhafte Immunität hinterläßt. 16 bis 20 Tage nach der Ansteckung tritt die Krankheit auf. Ansteckung besteht wie bei allen Infektionskrankheiten bereits kurz vor Beginn der Erkrankung bis ca. eine Woche danach, spätestens nach Abschwellen der Drüsen ist der Patient nicht mehr ansteckend. Die Erkrankung ist relativ ansteckend, jedoch münden längst nicht alle Ansteckungen in eine sichtbare Erkrankung. In etwa der Hälfte der Fälle bleibt sie unbemerkt. Die Schwellung einer oder beider vor dem Ohr gelegenen Speicheldrüsen ist typisch. Die Kinder klagen über Schmerzen in den Ohren, beim Kauen, beim Bewegen des Kopfes. Die Ohrläppchen stehen ab, die Haut über den Drüsen ist teigig und etwas flüssigkeitsgefüllt (ödematös). Gelegentlich können auch andere Drüsen befallen sein, wobei insbesondere der Befall der Keimdrüsen, also der Ovarien und der Hoden, gefürchtet ist, da es damit vor allem beim männlichen Geschlecht zu späterer Unfruchtbarkeit kommen kann. Deshalb wird heutzutage vielfach die Schutzimpfung empfohlen, über deren Sinn man durchaus streiten kann.

2. Abgrenzung zu verwandten Krankheitsbildern

Die eitrige Entzündung der Ohrspeicheldrüse, Sekretstauungen in den Ausführungsgängen oder Steinbildungen können ein ähnliches Beschwerdebild verursachen. Ansonsten kann es praktisch keine Verwechslungen geben.

3. Wann ist unbedingt ein Arzt hinzuzuziehen?

Wenn das Krankheitsbild nicht klar ist oder bei schwerem, kompliziertem Verlauf ist auf jeden Fall der Arzt zu konsultieren. In der Regel jedoch verläuft diese Krankheit ohne weitere Beschwerden. Sollten Benommenheit, Erbrechen, Hörstörungen oder andere ernste Symptome auftreten, die eventuell auf eine

Entzündung des Gehirns hinweisen, ist auf jeden Fall der Arzt aufzusuchen.

4. Wichtige, homöopathische relevante Symptome, Merkmale, Modalitäten

Siehe die Punkte der Checkliste unter A.Windpocken

5. Differenzierung der wichtigsten homöopathischen Arzneimittel

Aconitum (Acon)

Der plötzliche Beginn mit heftigen Symptomen, Angst und Unruhe sind auch die Leitsymptome von Acon für den Einsatz bei Mumps.

- heftige Symptome sonst robuster und kräftiger Menschen
- Zustand von Furcht, Angst, Schrecken, Unruhe, psychisch und physisch aufgeregt, gequält
- plötzlicher und heftiger Beginn, Schmerzen werden schlimmer bei Kälte
- Erstauftreten oder Verschlechterung abends und nachts; Verschlechterung im warmen Raum
- plötzliches, starkes Absinken der Kräfte; will nicht berührt werden; verträgt nichts.
- „eisig": Gefühl wie von eisigem Schreck, der in die Glieder fährt, eine eisige Faust
- Trockenheit und intensive Hitze und Röte von Haut und Schleimhäuten
- massiver Durst, vor allem auf Kaltes; alles schmeckt bitter außer kaltem Wasser

♦ **Potenzwahl und Dosierung:**
C30-Globuli, verkleppern, wie auf Seite 21 beschrieben.

Apis mellifica (Apis)

Die Entwicklung der Symptome erfolgt schnell, heftig, führt zu Unruhe und starken, stechenden Schmerzen, zum Beispiel im Hals oder in den Ohren.

- Mumps mit deutlicher Schwellung der Drüsen, aber auch der Augen und Augenlider

- empfindlich gege Hitze, stechende Schmerzen in den Drüsen, besser durch kaltes Baden
- auffälliges Fehlen von Durst
- starke Unruhe, Weinen, oft Schreien
- Verschlechterung durch Berührung und Wärme, Hitze
- Besserung durch Kühlung, kalte Getränke, Eis
♦ **Potenzwahl und Dosierung:**
C30-Globuli, verkleppern wie auf Seite 21 beschrieben.

Belladonna (Bell)

Hitze, Rötung, Trockenheit, Pulsieren und Brennen sind die Hauptcharakteristika von Bell. Die Symptomatik hat plötzlich eingesetzt und entwickelt sich rasch und kräftig, oft, aber nicht immer mit hohem Fieber.

- Mumps beginnt plötzlich und heftig, mit hohem Fieber und trockener Haut
- die Drüsen sind empfindlich gegen Berührung und Druck, das Kind reagiert auf Außenreize jeder Art
- oft rechts schlimmer oder rechts beginnend
- trockener wunder Hals und Schluckbeschwerden
- nachts anhaltendes Fieber mit steigenden Temperaturen, pochende Kopfschmerzen
- Verschlechterung bei jeder Erschütterung, vor allem des Bettes, bei Bewegungen der Bettdecke
- Schmerzen beginnen plötzlich und enden ebenso plötzlich
- Gesicht und Haut rot und heiß, Pupillen erweitert, ausgeprägte Hitze und Trockenheit
♦ **Potenzwahl und Dosierung:**
C30-Globuli, verkleppern wie auf Seite 21 beschrieben.

Bromium (Brom)

Brom ist ein ausgesprochenes Drüsenmittel und damit häufig bei Mumps einsetzbar, wenn die Erkrankung voll ausgeprägt ist.
- Verdickung und Verhärtung der Drüsen, vor allem der linken Ohrspeicheldrüse
- Wärme verschlechtert, das Kind erhitzt sich leicht und schwitzt leicht
- die Drüsenschwellung ist schmerzlos oder nur wenig schmerzhaft

- blonder Typ, ziemlich korpulent
- oft gleichzeitige Entzündung der oberen Luftwege mit Husten und Heiserkeit
- Kehlkopf empfindlich gegen Berührung
- allgemeine Schwäche bei lang anhaltender Drüsenschwellung

♦ **Potenzwahl und Dosierung:**
D12, 3x3 Globuli über 5 Tage.

Lachesis (Lach)

In der Regel ist zuerst die linke Seite betroffen, erst später kommt die rechte hinzu. Stets findet man auch eine morgendliche Verschlimmerung. Schmerzen und Krankheitsverlauf können sehr heftig sein.

- Mumps mit starken Schmerzen, die Schmerzen sind frühmorgens beim Erwachen am schlimmsten
- die linke Seite ist nur oder zuerst betroffen
- dunkelrote bis blaurote Farbe der Schwellung
- Schmerzen schlimmer durch heiße Getränke, durch Wärme
- die geringste Berührung des Ohrs erzeugt starke Schmerzen
- der Kragen kann nicht weit genug sein, Enges am Hals ist unerträglich
- oft besteht während der Erkrankung eine erhebliche Geschwätzigkeit, und das Zeitgefühl kommt durcheinander

♦ **Potenzwahl und Dosierung:**
C30-Globuli, verkleppern wie auf Seite 21 beschrieben.

Mercurius solubilis (Merc)

Merc ist eines der wichtigsten Mittel für fortgeschrittenen Mumps, vor allem, wenn Eiterung droht. Oft ist die rechte Seite etwas stärker befallen, und die Patienten haben einen starken und unangenehmen bis widerlichen Mundgeruch.

- fortgeschrittener Mumps mit schlechtem Geschmack im Mund
- vermehrte Speichelsekretion; der Speichel läuft aus dem Mund
- geschwollene, vergrößerte Zunge
- Verschlechterung durch Erwärmung oder Abkühlung
- Verschlechterung nachts, durch Bettwärme
- starkes bis extremes Schwitzen, schlimmer nachts, Patient muß mehrfach die Kleidung wechseln

226

- Schwitzen bringt keine Erleichterung
- starke Müdigkeit, Erschöpfung, Zittern
- übler Geruch des Schweißes und anderer Absonderungen
♦ **Potenzwahl und Dosierung;**
D12-Globuli, 3x3 über 4–5 Tage.

Phytolacca (Phyt)

Die Hauptverschlimmerungszeit dieses Mittels ist nachts. Die Mandeln und alle Drüsen, vor allem auch die Ohrspeicheldrüsen, können eine ganz erhebliche Schwellung zeigen.

- schmerzhaftes Druck- und Spannungsgefühl in den Drüsen, die sich hart anfühlen
- dunkelrote Hals- und Rachenentzündung, starke Schwellung der Mandeln
- Gefühl eines Klumpens im Hals beim Schlucken
- schlimmer nachts, häufig schlimmer rechts
- auch die äußeren Halsdrüsen sind stark geschwollen und empfindlich
- einschießende Schmerzen, die sich zu den Ohren erstrecken
- der Patient kann nichts Heißes schlucken
- Hitzegefühl im Rachen und in den befallenen Drüsen, Neigung zur Fistelbildung
♦ **Potenzwahl und Dosierung;**
D12-Globuli, 3x3 über 4–5 Tage.

Pulsatilla (Puls)

Puls kann im Stadium voll ausgebildeter Symptome sehr hilfreich sein, wenn die Symptome sich nicht zurückbilden wollen und Augen und Nase Probleme machen.

- Mumps im fortgeschrittenen Stadium, wenn sich die Schwellung nicht zurückbilden will
- Mumps, wenn Verdacht auf Befall der Keimdrüsen besteht
- geschwollene Drüsen bei hartnäckigem, wenn auch nicht sehr hohem Fieber
- Verlangen nach Zuwendung, die auch die körperlichen Symptome bessert
- Verlangen nach frischer Luft, schlechter im warmen Zimmer
- Besserung durch Zuwendung und kühlende Bäder, leichte Bewegung

- auffälliges Fehlen von Durst trotz Fieber
- dicker, milder Fließschnupfen, gelblich
♦ **Potenzwahl und Dosierung;**
D12-Globuli, 3x3 über 4–5 Tage.

6. Zusätzliche Maßnahmen

Wie die meisten Kinderkrankheiten muß auch Mumps oft nicht behandelt werden. Die Schwellungen lassen sich je nach Bedarf und Symptomen durch kühlende oder wärmende Umschläge lindern. Saure Getränke sollten vermieden werden, da sie die Sekretion der Speicheldrüsen erhöhen und deshalb zu stärkeren Schmerzen führen können. Massagen und andere Manipulationen der verdickten Drüsen sind zu unterlassen. Die Kinder sollten von Erwachsenen, die noch keinen Mumps hatten, ferngehalten werden, da für diese das Risiko einer Hoden- oder Eierstockentzündung sehr hoch ist. Sollte das Hörvermögen beeinträchtigt sein, ist sicherheitshalber ein HNO-Arzt zu konsultieren.

E. Keuchhusten und Krupphusten

1. Wesentliche Merkmale

Keuchhusten ist eine akute, übertragbare Infektionskrankheit, die ihren Sitz in den Atemwegen hat, durch anfallsartige Hustenattacken charakterisiert ist und Immunität hinterläßt. Es besteht bei Neugeborenen nach bisherigen Erkenntnissen keine erworbene Immunität durch Antikörper über die Muttermilch, so daß schon die Jüngsten infiziert werden können. Gerade Säuglinge sind durch Keuchhusten gefährdet. Die Zeit zwischen Ansteckung und Erkrankungsbeginn beträgt in der Regel zwischen sieben und vierzehn Tagen, selten bis zu drei Wochen. Im ersten Stadium der Erkrankung besteht ein uncharakteristischer Husten bei wenig erhöhten Temperaturen ohne nennenswerte Störung des Allgemeinbefindens. Nach und nach geht der Husten immer mehr zu heftigen, ununterdrückbaren Anfällen über, mit kurzen, harten, schnell aufeinanderfolgenden Hustenstößen und ziehendem Geräusch beim Einatmen. Das Gesicht wird rot und bei fortgeschrittenen Stadien nicht selten blau. Ein starker Keuchhustenanfall, der typischerweise oft nachts auftritt, kann wegen der damit einhergehenden Atemnot sehr bedrohlich wirken. Er endet durch Hochwürgen eines zähen, glasigen Schleims, oft mit Erbrechen. Zwischen den Anfällen machen die Kinder einen gut erholten Eindruck, doch schon der nächste Anfall kann wieder sehr schwer verlaufen, häufig kommt es zu zwanzig und mehr Anfällen pro Tag.

Der Krupphusten hingegen ist eine durch verschiedene Erreger, meist Viren, hervorgerufene Erkrankung des Kehlkopfes, die vor allem Säuglinge und Kleinkinder betrifft, gehäuft in den Wintermonaten auftritt und mit Schnupfen, Heiserkeit und Fieber einhergeht. Der Husten ist charakteristisch bellend, häufig gefolgt von Atemnot, da durch die Entzündung und Verdickung im Kehlkopf die Atemwege verengt sind. Die Krankheit kann im Unterschied zum Keuchhusten rasch wieder abklingen, kann aber auch zu lebensbedrohlichen Erstickungsanfällen führen.

Beide Erkrankungen, Krupp und Keuchhusten, sind schwere und bedrohliche Krankheiten, die keinesfall in Eigenregie behandelt werden sollten. In der Hand eines erfahrenen homöopathischen Arztes sind sie jedoch der homöopathischen Behandlung sehr gut zugänglich. Die Besprechung einiger hierfür in Frage kommender Arzneimittel findet sich im Kapitel Husten/Bronchitis, das die wichtigsten Keuchhusten- und Krupp-Mittel enthält.

2. Abgrenzung zu verwandten Krankheitsbildern

Keuchhusten und Krupp können schwer voneinander abzugrenzen sein, und vor allem im Anfangsstadium kann die Unterscheidung von einer Bronchitis schwierig werden. Auch die Tuberkulose und die Diphtherie sind Krankheiten, an die in diesem Zusammenhang zu denken ist, wie auch eine schwer verlaufende Grippe durchaus mit heftigem, kruppähnlichem Husten einhergehen kann.

3. Wann ist unbedingt ein Arzt hinzuzuziehen?

Wann immer der Verdacht auf Krupp- oder Keuchhusten besteht, ist der Arzt einzuschalten.

F. Diphtherie

Die Diphtherie ist wegen des hohen Durchimpfungsgrades der Bevölkerung heute sehr selten. Sie kann sehr gefährlich und rasch lebensbedrohlich werden. Sie ist eine akute übertragbare Infektionskrankheit, die vor allem im Rachen und im Kehlkopf zu Entzündungen mit Ausbildung von membranartigen Belägen führt und dadurch zu Atemnot und Erstickung führen kann. Andererseits werden durch die Erreger Toxine, also Giftstoffe freigesetzt, die an anderen Stellen im Körper, namentlich am Herzen, zu schweren Schädigungen führen können. Hier ist wegen der hohen Gefährlichkeit der schulmedizinischen Therapie mit Serumbehandlung und Antibiotika der Vorzug zu geben, obwohl im Prinzip gute homöopathische Mittel zur Verfügung stehen. Aus den genannten Gründen wird jedoch von einer Selbstbehandlung, auch von einer homöopathischen Behandlung durch nicht sehr erfahrene Homöotherapeuten unbedingt abgeraten.

G. Scharlach

Als Scharlach bezeichnet man eine akute epidemisch auftretende Infektionskrankheit, die durch verschiedene Typen von Streptokokken hervorgerufen wird. Sie beginnt oft mit einer fieberhaften Mandelentzündung, kurz darauf entsteht ein feinfleckiger Hautausschlag. Es bestehen Kopfschmerzen und Erbrechen, Schluckbeschwerden und Vergrößerung der Mandeln, die oft mit Eiterbelägen bedeckt sind. Die Zunge ist anfangs weißlich belegt, später werden die Beläge abgestoßen, und darunter sieht die Zunge hellrot aus. Der Hautausschlag beginnt in der Regel im oberen mittleren Brustbereich und überzieht von da den ganzen Körper. Die Flecken sind etwa stecknadelkopfgroß, sie stehen sehr dicht. Das Gesicht ist meist frei, die Zone um den Mund ist deutlich blaß. Danach schuppt sich die Haut ab. Die Krankheit wird oft durch gesunde Bakterienausscheider oder durch Kranke mit Streptokokkenangina ohne Hautausschlag übertragen. Die Zeit von der Ansteckung bis zum Erkrankungsbeginn ist oft sehr kurz und kann nur zwei bis vier Tage betragen. Die Streptokokken, also die Erreger des Scharlachs, sind weltweit verbreitet und sehr empfindlich auf Penicillin. Da sie auch durch gesunde Ausscheider übertragen werden, sind sie durch die bisherigen großangelegten Therapieversuche mit Penicillin nicht einzudämmen. Immer wieder treten vor allem in den Wintermonaten wellenartige Streptokokkeninfektionen auf, so daß viele Menschen häufig in kurzen Abständen Penicillin oder andere Antibiotika einnehmen müssen. Die Erkrankung kann sehr gefährlich und bedrohlich verlaufen, in Fällen von Komplikationen können Herz, Nieren, Gelenke befallen und schwer geschädigt werden. Dennoch ist die kritiklos und frühzeitig angewandte Penicillintherapie, wann immer ein Streptokokkus gesichtet wird, nicht zu begründen und sollte nur den schweren und riskanten Fällen vorbehalten bleiben. Die für Streptokokkeninfekte und Scharlach zur Verfügung stehenden homöopathischen Mittel sind eingehend in den Kapiteln über Infekte, Halsentzündungen und Ohrenentzündungen dargestellt. Sprechen Sie mit ihrem homöopathischen Arzt, ob homöopathisch behandelt werden kann oder ob Penicillin vorzuziehen ist.

19. Erkrankungen des Kindesalters

Allgemeine Vorbemerkungen

Zahlreiche Erkrankungen, die bei Kindern auftreten, unterscheiden sich in nichts von den Erkrankungen der anderen Lebensalter, seien es nun Infekte, Durchfallerkrankungen, Husten oder Ohrenschmerzen etc. Für diese Erkrankungen sind die Behandlungshinweise jeweils in den betreffenden Kapiteln zu finden. Es gibt jedoch bei Babys und Kleinkindern eine Anzahl von Krankheiten, die für diesen Lebensabschnitt typisch sind. Dazu gehören die oft zuerst auftretenden Blähungskoliken, die nässenden Hautausschläge im Windelbereich, die als Windeldermatitis bezeichnet werden, Unruhezustände und Schlafstörungen sowie die Zahnungsbeschwerden.

A. Blähungskoliken

1. Wesentliche Merkmale

Anfallsartiges Schreien, Zusammenkrümmen oder Überstrecken, oft schon während des Stillens oder kurz danach sind ein sicheres Zeichen für das Vorliegen von Blähungskoliken. Es rumpelt im kleinen Bäuchlein, unter großen Anstrengungen werden Winde produziert, die kleinen Menschen sind durch das, was sich in ihrem Bauch abspielt, sehr gequält. Die Mütter übrigens auch, denn die Nächte werden in Kürze unerträglich und Stillen und Schlafmangel werden auch für die Mutter zur Belastung. Für diese Zustände gibt es einige sehr hilfreiche homöopathische Arzneien, die Linderung verschaffen können. Meist ist diese Phase mit dem Beginn des Zufütterns beendet, wenn nämlich der Darm feste Nahrung mit einem entsprechenden Anteil von Ballaststoffen erhält. Bis dahin aber können Blähungskoliken auftreten.

2. Abgrenzung zu verwandten Krankheitsbildern

Natürlich kann hinter solchen kolikartigen Bauchschmerzen eine ernste Erkrankung stecken, die sich im Bauchraum abspielt.

Solche Erkrankungen sind für Laien schwer feststellbar und sollten durch den Kinderarzt untersucht werden. In der Regel werden die Kinder von Anfang an durch ein engmaschiges Vorsorgenetz geschleust, so daß dem aufmerksamen Kinderarzt ernsthafte Krankheiten eigentlich nicht entgehen können.

3. Wann ist unbedingt ein Arzt hinzuzuziehen?

Bei unklaren Beschwerden ist auf jeden Fall ein Arzt zu konsultieren, der den besorgten Eltern bestätigen kann, daß es sich um Blähungskoliken und nichts Ernstes handelt. Eigentlich reichen die Vorsorgetermine für solche Abklärungen aus, dennoch können solche Störungen auch in den Zwischenphasen auftreten. Bei unklaren Schmerzzuständen von Säuglingen sollte mindestens einmal zur Abklärung ein Arzt aufgesucht werden. Bei fortgesetztem Schlafmangel der Familie wird der Arzt früher oder später freiwillig konsultiert.

4. Wichtige, homöopathisch relevante Symptome, Merkmale, Modalitäten

1. zeitlicher Zusammenhang der auftretenden Beschwerden zum Stillen, zur Nahrungsaufnahme
2. Symptome und Begleitsymptome der Koliken: Schreien, harter Bauch, Krümmen, Überstrecken, Kollern, Rumoren etc.
3. psychisches Verhalten des Säuglings: Unruhe, Angst, Zorn, Reizbarkeit, will getragen werden etc.
4. Tageszeiten des Auftretens: eher nachts, morgens, abends etc.
5. Bedingungen der Besserung und Verschlechterung: Zimmer, frische Luft, im Freien, Wärme, Kälte, Getragenwerden, Schlaf, Druck auf den Bauch, Massieren etc.
6. mögliche andere Ursachen: Schreck, Kälte, Schimpfen etc.
7. Typus: eher dick, pausbäckig, hell, dunkel, freundlich, schüchtern, schlank
8. vegetative Besonderheiten: Schweiß, Temperaturregulation etc.
9. Begleitsymptome, die scheinbar nichts mit den Koliken zu tun haben

5. Differenzierung der wichtigsten homöopathischen Arzneimittel

Chamomilla (Cham)

Chamomilla ist eines der großen Kindermittel der Homöopathie, das für Schmerzen mit Reizbarkeit und Schreien, die nur durch andauerndes Herumtragen gebessert werden, in erster Linie bedacht werden muß.

- der Bauch ist wie eine Trommel aufgetrieben
- Blähungskoliken
- die Blähungen gehen in kleinen Mengen ab, dies erleichtert jedoch nicht
- die Koliken sind schlimmer nachts, morgens, nach einer Mahlzeit
- die Kinder treten mit den Füßen, schreien, knirschen mit den Zähnen; heißes Gesicht
- nur andauerndes Herumtragen bessert den Zustand
- nach dem Ablegen fängt das Kind sofort wieder an zu schreien

♦ **Potenzwahl und Dosierung:**

In akuten Fällen gibt man am besten C30, 1x5 Globuli oder Verkleppern, wie auf Seite 21 beschrieben.

Jalapa (Jal)

Koliken und Durchfälle bei Säuglingen sind die Hauptanzeige dieses Mittels, das sehr oft an erster Stelle eingesetzt werden kann.

- das Kind ist den ganzen Tag brav, aber nachts ist es ruhelos und schreit
- Blähungskoliken bei Säuglingen, schlimmer nachts
- Koliken mit wäßrigem Durchfall, dünnen Stühlen
- Bauch aufgetrieben, Gesicht kühl und blau, Anus wund

♦ **Potenzwahl und Dosierung:**

In akuten Fällen gibt man am besten C30, 1x5 Globuli, oder Verkleppern, wie auf Seite 21 beschrieben.

Lycopodium (Lyc)

Lycopodium ist nicht nur für die Verdauungsstörungen des Erwachsenen, sondern gerade auch für Säuglingskoliken ein häufig angezeigtes Mittel. Diese Kinder sehen oft etwas ältlich aus, mit gelblichem Teint, sind am oberen Körper eher mager, die untere Körperhälfte dagegen ist aufgebläht (Bauch) und aufgedunsen (Beine).

- Blähungskoliken bei Säuglingen
- die eingeklemmten Blähungen verursachen viel Schmerz, da sie nicht abgehen können
- Blähungen und Koliken nach den Mahlzeiten, aber auch unabhängig davon
- Verschlimmerungszeit oft zwischen 16 und 20 Uhr, und zwischen 4 und 8 Uhr morgens
- Reizbarkeit, schlechte Laune

♦ **Potenzwahl und Dosierung:**
In akuten Fällen gibt man am besten C30, 1x5 Globuli, oder Verkleppern, wie auf Seite 21 beschrieben.

Magnesium carbonicum (Mag-c)

Magnesium carbonicum ist besonders gut geeignet für Kinder, die von Natur aus reizbar und nervös sind und Neigung zu Verdauungsstörungen haben.

- Übersäuerung des Magens mit Hochsteigen der Säure
- saures Erbrechen
- Blähungskoliken, die zum Zusammenkrümmen zwingen, danach Durchfall
- das Kind kann stärkehaltige Nahrung nicht vertragen, auch keine Milch
- saurer Geruch des ganzen Körpers
- blasse, kränkliche Kinder mit Bauchkrämpfen und grünen Stühlen

♦ **Potenzwahl und Dosierung:**
D12-Globuli, 3x3 über 5 bis 8 Tage.

Magnesium phosphoricum (Mag-p)

Mag-p ist eines der wirksamsten homöopathischen Schmerzmittel, insbesondere dann, wenn die Schmerzen krampfartig oder anfallartig einschießen.

- Bauchkrämpfe und Blähungskoliken, oft begleitet von wäßrigen Durchfällen
- blitzartige, heftige Krämpfe, die nach verschiedenen Richtungen ausstrahlen

- Bauchkrämpfe gebessert durch heftiges Zusammenkrümmen
- Besserung durch Druck mit der Hand oder durch äußerliche Wärme
- Aufstoßen, das nicht bessert
- Verschlechterung durch Kälte, kalte Luft, kaltes Wasser
- nervöses, überempfindliches Baby mit körperlicher Unruhe während der Schmerzen

♦ **Potenzwahl und Dosierung:**
In akuten Fällen gibt man am besten C30, 1x5 Globuli, oder Verkleppern, wie auf Seite 21 beschrieben.

Nux vomica (Nux-v)

Nux-v ist ein gutes Mittel für Verdauungsstörungen aller Art, reagiert leicht gereizt, ärgerlich und hat Neigung zu krampfartigen Schmerzen. Für alle Altersstufen bei Koliken sehr geeignet.

- Koliken und Bauchkrämpfe durch Verdauungsstörungen, mit saurem Aufstoßen
- Blähungskoliken mit Druck nach oben, starkem Aufstoßen, Erbrechen
- regelmäßig wiederkehrende Kolik nach den Mahlzeiten
- hartnäckige Verstopfung, harter Stuhl, kalte Hände und Füße
- Blähungskoliken mit außerordentlicher Reizbarkeit, besser durch Zusammenkrümmen
- Koliken und Blähungen, wenn die Mutter Stimulanzien wie Nikotin, Kaffee, Wein zu sich genommen hat
- Koliken mit nachfolgendem Stuhl, Erbrechen
- allgemeine Besserung abends, Verschlimmerung morgens und vormittags

♦ **Potenzwahl und Dosierung:**
In akuten Fällen gibt man am besten C30, 1x5 Globuli, oder Verkleppern, wie auf Seite 21 beschrieben, oder D12, 3x3 über eine Woche.

6. Zusätzliche Maßnahmen

Mutter und Kind sollten beim Stillen von störenden äußeren Einflüssen nach Möglichkeit frei sein. Die Mutter sollte auf Kaffee, Alkohol, Zigaretten verzichten, keine allopathischen Medikamente einnehmen, denn alles, was sie zu sich nimmt, geht in die Muttermilch über und muß vom Säugling aufgenommen und „verdaut" werden. Leichtes Massieren des verkrampften Bäuchleins kann ebenso hilfreich sein wie der sanfte Druck einer warmen Hand oder einer Wärmflasche.

B. Windeldermatitis

1. Wesentliche Merkmale

Rötung, Entzündung, Nässen sind Erscheinungen, die im Windelbereich oft bei Neugeborenen auftreten, häufig im Zusammenhang mit der Zahnung oder mit Durchfällen, aber auch als Hinweis auf eine bestehende Empfindlichkeit der Haut.

2. Abgrenzung zu verwandten Krankheitsbildern

Eine Windeldermatitis bietet nicht zu vielen Verwechslungen Anlaß. Eine primäre Hauterkrankung wie Neurodermitis oder Schuppenflechte kann auch im Windelbereich beginnen, ansonsten aber ist die Windeldermatitis leicht zu identifizieren.

3. Wann ist unbedingt ein Arzt hinzuzuziehen?

Wenn trotz eigener Maßnahmen ein Fortschreiten des Windelausschlags nicht verhindert werden kann, wenn Eiterung eintritt oder andere Zeichen der Superinfektion mit Pilzen oder Bakterien, ist der Arzt zu konsultieren.

4. Wichtige, homöopathisch relevante Symptome, Merkmale, Modalitäten

1. mögliche Ursachen: Zahnung, Durchfälle, Erkältungskrankheiten etc.
2. zeitlicher Zusammenhang der auftretenden Beschwerden zum Stillen, zur Nahrungsaufnahme (vor, während, nach dem Stillen etc.)
3. psychisches Verhalten des Säuglings: Unruhe, Angst, Zorn, Reizbarkeit, will getragen werden etc.

4. Tageszeiten der Verschlimmerung des Windelausschlags: eher nachts, morgens etc.
5. Bedingungen der Besserung und Verschlechterung: Zimmer, frische Luft, im Freien, Wärme, Kälte
6. Typus: eher dick, pausbäckig, hell, dunkel, freundlich, schüchtern, schlank
7. vegetative Besonderheiten: Schweiß, Temperaturregulation etc.
8. Begleitsymptome, die scheinbar nichts mit den Ausschlägen zu tun haben

5. Differenzierung der wichtigsten homöopathischen Arzneimittel

Calcium carbonicum (Calc)

Als für Kinder häufig angezeigtes Konstitutionsmittel ist Calc mit seiner ausgeprägten Hautwirkung eines der wichtigen Mittel für den „roten Po".
- rote, wunde Haut im Windelbereich bei Säuglingen und kleinen Kindern
- kräftige, pausbäckige, gemütliche Kinder mit gelegentlichen Zornesausbrüchen
- Kinder, die sich langsam entwickeln, spät zahnen, gehen lernen etc.
- Kinder, die zu Verstopfung neigen, sich dabei aber wohlfühlen
- Verschlechterung durch Anstrengung, Kälte, Wetterwechsel
- große, leicht schwitzende Kinder, Schweiß vor allem am Kopf, nachts

♦ **Potenzwahl und Dosierung:**
D12-Globuli, 3x3 5–7 Tage lang, bei deutlicher Besserung absetzen.

Cantharis (Canth)

Cantharis ist mit seiner Wirkung auf die Haut und die Blase häufig für starke, rote, heiße, brennende Ausschläge im Windelbereich angezeigt.
- brennender Windelausschlag, extrem berührungsempfindlich
- starke Unruhe, die das Kind nachts am Schlafen hindert
- Verschlechterung durch Bewegung und Berührung, Besserung durch Kühlung

- Windelausschlag schlimmer durch Urin
- Windelausschlag zusammen mit Blasenentzündungen
- Windelausschlag mit Bildung von Blasen in besonders entzündeten Bereichen

♦ **Potenzwahl und Dosierung:**
D12-Globuli, 3x3 5–7 Tage lang, bei deutlicher Besserung absetzen.

Medorrhinum (Med)

Der eigenen Erfahrung nach dürfte dieses Mittel die wichtigste homöopathische Arznei für die roten und wunden Popos der Säuglinge sein. Der Erfolg zeigt sich relativ rasch.

- Windeldermatitis beim Säugling
- Schlaflage auf dem Bauch oder in der Knie-Ellbogen-Lage
- vor allem wirksam bei nervösen, schlecht gelaunten Säuglingen
- die Füße werden nachts sehr warm, müssen entblößt werden
- Besserung aller Symptome am Meer

♦ **Potenzwahl und Dosierung:**
D12-Globuli, 3x3 5–7 Tage lang, bei deutlicher Besserung absetzen.

Natrium muriaticum (Nat-m)

Konstitutionsmittel mit zahlreichen Hautsymptomen für dünne, nervöse Säuglinge, die nicht besonders gut gedeihen wollen und dauernd durstig sind.

- Windeldermatitis bei schlecht ernährt wirkenden Säuglingen: wund, rot und entzündet
- frostige Kinder, die dennoch keine Sonne vertragen
- Haut einerseits trocken, an behaarten Stellen fettig und ölig
- frühzeitiges Verlangen nach Salzigem (Salzbrezeln etc.)

♦ **Potenzwahl und Dosierung:**
D12-Globuli, 3x3 5–7 Tage lang, bei deutlicher Besserung absetzen.

Sulphur (Sulph)

Sulph ist als vorwiegend auf die Haut wirkendes Mittel für die Windeldermatitis häufig angezeigt, insbesondere bei Säuglingen, die auch sonst zu Hautproblemen neigen.

- Windelausschlag mit rauher Haut, rot, entzündet, stark juckend
- Windelausschlag, der durch Baden schlimmer wird
- Windelausschlag, der durch Wärme, vor allem Bettwärme, schlimmer wird
- Kind möchte am liebsten nackt sein und nicht gewaschen werden
- Rötung der Haut-Schleimhautgrenzen (Lippen, Schamlippen, Anus etc.)

♦ **Potenzwahl und Dosierung:**
D12-Globuli, 3x3 5–7 Tage lang, bei deutlicher Besserung absetzen.

6. Zusätzliche Maßnahmen

Vorrang hat die Hygiene, häufiges Windeln ist in dieser Phase unerläßlich. Nach Möglichkeit soll man die Babies in warmen Wohnungen unbekleidet strampeln lassen, die notorisch feuchte Genitalregion kann dadurch abtrocknen und die Windeldermatitis schneller abheilen. Zusätzlich kann man feuchte Kompressen, die mit Calendula-Essenz in 1:10-Verdünnung getränkt sind, auflegen, auch Calendula-Salbe nach sorgfältigem Trocknen kann Linderung bringen. Stark säuernde Nahrungsmittel wie Fruchtsäfte müssen bis zum Abheilen weggelassen werden. Wenn eine Durchfallerkrankung, Zahnung oder eine Blasenentzündung als Ursache des Windelausschlags in Betracht kommt, muß natürlich diese Erkrankung (homöopathisch) vorrangig behandelt werden, mit ihrer Ausheilung wird dann auch der Windelausschlag verschwinden. Sollten alle diese Maßnahmen nicht binnen weniger Tage deutliche Besserung bringen, ist der Arzt aufzusuchen.

C. Unruhezustände

1. Wesentliche Merkmale

Unruhezustände, Nervosität, Schlafstörungen und ähnliche Beschwerden sind in den letzten Jahren gerade bei Säuglingen und

Kleinkindern immer häufiger zu beobachten, und dafür gibt es eine Vielzahl von Gründen. Es handelt sich hierbei um Störungen, die sehr komplex und tiefgreifend sind und sich von daher der einfachen Selbstbehandlung verweigern. Deshalb können hier nur einige homöopathische Hinweise gegeben werden. Grundsätzlich gilt es, Störquellen zu erkennen und auszuschalten und sich möglichst frühzeitig in homöopathische Behandlung zu begeben, die sich auf die psychische und konstitutionelle Ebene der Erkrankungen konzentrieren sollte.

2. Abgrenzung zu verwandten Krankheitsbildern

Die Abgrenzung harmloser „reaktiver" Unruhezustände von tieferliegenden neurologischen oder psychiatrischen Erkrankungen ist sehr schwierig und sollte dem geschulten Blick des Therapeuten überlassen werden. Soziale, familiäre, genetische Faktoren sind hier genauso mit zu berücksichtigen wie Fragen der Ernährung, der Umweltbelastung, vor allem aber auch eventuell stattgehabter Impfungen, die häufig in Störungen dieser Art münden.

3. Wann sollte unbedingt ein Arzt hinzugezogen werden?

Dem Hausarzt als dem eigentlich Vertrauten mit der Familie und ihren Problemen kommt in der Erarbeitung von Lösungsstrategien für solche Probleme die Hauptrolle zu. Mit ihm sind solche Entwicklungen, also Nervosität, Unruhe, Schlafstörungen gerade bei Babies und Kleinkindern frühzeitig zu besprechen.

4. Wichtige homöopathisch relevante Symptome, Merkmale, Modalitäten

1. Art der Störung: Schlaflosigkeit, Quengeligkeit, Geräuschempfindlichkeit, Ruhelosigkeit, Angst etc.
2. eventuelle Ursache der Störung: *Impfung,* Lärm, Streit in der Familie
3. zeitliches Auftreten der Störungen: eher nachts, tagsüber, abends etc.
4. zeitlicher Zusammenhang der auftretenden Beschwerden zum Stillen, zur Nahrungsaufnahme etc.

5. psychisches Verhalten des Säuglings: Unruhe, Angst, Zorn, Reizbarkeit, will getragen werden etc.
6. Bedingungen der Besserung und Verschlechterung: Zimmer, frische Luft, im Freien, Wärme, Kälte
7. Typus: eher dick, pausbäckig, hell, dunkel, freundlich, schüchtern, schlank; bevorzugte Schlaflage etc.
8. vegetative Besonderheiten: Schweiß, Temperaturregulation etc.
9. Begleitsymptome, die scheinbar nichts mit den Störungen zu tun haben

5. Differenzierung einiger wichtiger homöopathischer Arzneimittel

Calcium phosphoricum (Calc-p)

Neben Calcium carbonicum eines der wichtigsten homöopathischen Arzneimittel in allen Wachstumsphasen, vor allem in Phasen hohen Energieverbrauchs, wenn Erschöpfung und Unzufriedenheit ohne faßbare Ursachen beim Kind festzustellen sind.

- Kind nörgelig und unzufrieden, verdrießlich, hat an nichts Spaß
- leicht gelangweilt, seufzt dauernd
- Furcht im Dunkeln, bei Gewitter, schlechten Nachrichten
- Jammern und Stöhnen, sogar nachts im Schlaf
- das Kind weint und verlangt dauernd nach Zuwendung und Aufmerksamkeit
- empfindlich gegen Kälte, Zugluft; das Kind entwickelt sich langsam

♦ **Potenzwahl und Dosierung:**
D12, Globuli, 2x3 täglich für einige Tage. Oder als Hochpotenz im Rahmen einer Konstitutionsbehandlung in langen Abständen.

Kalium bromatum (Kali br)

Bei diesem Mittel stehen Angst und Unruhe, bei deutlicher nächtlicher Verschlechterung, im Mittelpunkt der bei Säuglingen und Kleinkindern auftretenden Beschwerden.

- schreckliche Angst nachts, kann nicht schlafen, kann nicht allein sein
- Schlafwandeln; Aufschrecken aus schrecklichen Träumen mit Angst und Schreien

- muß dauernd seine Hände beschäftigt halten, nestelt, spielt mit den Fingern, trommelt etc.
- kann nicht ruhig sitzen, dauernd in Bewegung
- Ruhelosigkeit, scharrt dauernd mit den Füßen
♦ **Potenzwahl und Dosierung:**
D12, Globuli, 2x3 täglich über einige Tage. Oder als Hochpotenz im Rahmen der Konstitutionsbehandlung in langen Abständen.

Jalapa (Jal)

Jalapa ist für starke körperliche Unruhe bei Säuglingen ohne ersichtlichen Grund häufig ein gutes Mittel, vor allem, wenn sie zu Verdauungsstörungen und Blähungskoliken neigen.
- für ruhelose Kinder, die durch nichts zu trösten sind
- das Kind weint die ganze Nacht und schläft tagsüber
- Ruhelosigkeit bei Verdauungsstörungen wie Durchfall, Verstopfung, Koliken, Appetitmangel, Abmagerung
♦ **Potenzwahl und Dosierung:**
D12, Globuli, 2x3 täglich über einige Tage. Oder als Hochpotenz im Rahmen der Konstitutionsbehandlung in langen Abständen.

Stramonium (Stram)

Kinder, die Stramonium benötigen, sind nachts von Angst und Schrecken erfüllt. Ihre Innenwelt ist von Geistern und Dämonen besetzt, sie haben frühzeitig Alpträume und einen Hang zur Gewaltsamkeit.
- Angstträume, Schlaflosigkeit, Furcht und Schrecken nachts
- Wut und Heftigkeit; Schlagen, Treten, Beißen
- Kind klammert sich verzweifelt an Erwachsene, an Möbel
- nächtliches Aufschreien und Aufsitzen, ohne ganz zu erwachen
- hyperaktive Kinder
- Fieberkrämpfe in der Vorgeschichte, delirante Zustände
- Kind schlägt mit seinem Kopf gegen das Bett, die Wände
♦ **Potenzwahl und Dosierung:**
D12, Globuli, 2x3 täglich über einige Tage. Oder als Hochpotenz im Rahmen einer Konstitutionsbehandlung in langen Abständen.

Sulphur (Sulph)

Sulphur-Kinder stehen frühzeitig gern im Mittelpunkt des Interesses und beanspruchen viel Aufmerksamkeit. Erhalten sie diese nicht, können sie sehr jähzornig werden. Sie sind robust und haben einen starken Willen.

- anspruchsvolle, unruhige Kinder, die viel Aufmerksamkeit brauchen
- Kinder, die auf Frustrationen mit Wutausbrüchen reagieren
- Kinder mit Hautproblemen, die sich nicht gern waschen lassen
- nächtliche Unruhe und Schlafstörungen, vor allem bei Ekzemkrankheiten
- schlechter Geruch aller Ausscheidungen
- warme Kinder, die durch Hitze verschlechtert werden

♦ **Potenzwahl und Dosierung:**

D12, Globuli, 2x3 täglich über einige Tage. Oder als Hochpotenz im Rahmen einer Konstitutionsbehandlung in langen Abständen.

6. Zusätzliche Maßnahmen

Der Ausschaltung von Störfaktoren ist das Hauptaugenmerk zu widmen. Kinder sollten in einer ungestörten, harmonischen Umgebung aufwachsen, und wie schwer dies heute zu erreichen ist, weiß jeder, der selbst Kinder großzieht oder großgezogen hat. Impfungen sind häufig der erste Anlaß für solche Beschwerden. Der übermäßige Genuß von Süßigkeiten kann ebenso eine Rolle spielen wie Reizüberflutung durch Lärm, Fernsehen. Spannungen und Streit innerhalb der Familie können der Auslöser für solche Verhaltensstörungen sein. In all diesen Fällen ist zu versuchen, eine Änderung der Situation herbeizuführen, und in der Regel haben solche Maßnahmen den Vorrang. Homöopathische Mittel können ergänzend eingesetzt werden.

D. Zahnungsbeschwerden

1. Wesentliche Merkmale

Fieber, Speichelfluß, einseitig oder beidseitig gerötete Wangen, Kauen auf allem Erreichbaren, Nörgeln, Quengeln, Schreien, geschwollenes Zahnfleisch, Durchfall, Verstopfung, Infekte der oberen Luftwege – die Liste der Beschwerden und Erkrankungen im Zusammenhang mit der Zahnung zwischen dem sechsten Lebensmonat und dem dritten Lebensjahr ist schier endlos. Durchwachte Nächte, in denen die Kinder stundenlang getragen und immer an die Brust gelegt werden müssen, erschöpfte Eltern und entnervte Kinder – jeder kennt diese häufig nicht sehr einfache Entwicklungsphase, in der homöopathische Mittel oft helfen können.

2. Abgrenzung zu verwandten Krankheitsbildern

Fieber, Durchfälle, Hautausschläge etc. können natürlich immer Hinweis auf das Vorliegen eigenständiger Erkrankungen sein und müssen entsprechend ernstgenommen und gegebenenfalls untersucht und abgeklärt werden. In der Regel aber sind Zahnungsbeschwerden leicht und relativ eindeutig zuzuordnen.

3. Wann ist unbedingt ein Arzt hinzuzuziehen?

Wenn bezüglich der Symptome und des Krankheitsbildes keine eindeutige Sicherheit besteht, das Kind auf die gegebenen Mittel nicht anspricht oder das richtige Mittel nicht zu finden ist. Auch wenn die Kinder wegen der Zahnungsbeschwerden nicht mehr richtig trinken oder über längere Zeit die Nahrungsaufnahme verweigern, ist aus Sicherheitsgründen ein Arzt aufzusuchen.

4. Wichtige, homöopathisch relevante Symptome, Merkmale, Modalitäten

1. zeitlicher Zusammenhang der Zahnungsbeschwerden zum Stillen, zur Nahrungsaufnahme
2. Symptome und Begleitsymptome der Schmerzen: Schreien,

Speichelfluß, rote Wangen, Ruhelosigkeit, Reizbarkeit, Schlaf-losigkeit etc.

3. psychisches Verhalten des Säuglings: Unruhe, Angst, Zorn, Reizbarkeit, will getragen werden etc.
4. Tageszeiten des Auftretens: eher nachts, morgens, abends etc.
5. Bedingungen der Besserung und Verschlechterung: Zimmer, frische Luft, im Freien, Wärme, Kälte, Getragenwerden, Schlaf, Druck auf das Zahnfleisch, Massieren etc.
6. Typus: eher dick, pausbäckig, hell, dunkel, freundlich, schüch-tern, schlank
7. vegetative Besonderheiten: Schweiß, Temperaturregulation etc.
8. Begleitsymptome, die scheinbar nichts mit den Zahnungs-schmerzen zu tun haben

5. Differenzierung der wichtigsten homöopathischen Arznei-mittel

Aconitum (Acon)

Unruhe und Angst sowie plötzlicher und heftiger Beginn von Entzündungszuständen sind die Leitsymptome von Acon, und damit ist es auch ein wichtiges Mittel für Zahnungsbeschwerden.
- Zahnen mit Schreien, Angst und Unruhe
- plötzlicher und heftiger Beginn der Beschwerden
- Zahnungsbeschwerden schlimmer im warmen Zimmer, aber auch im kalten Wind
- frische Luft und Schlafen bessern
- Baby verängstigt, schreckt leicht auf und will nicht berührt werden
- Fieber, heißer Kopf; der übrige Körper fühlt sich kühl an.
♦ Potenzwahl und Dosierung:
In akuten Fällen gibt man am besten C30, 1x5 Globuli, oder Verkleppern, wie auf Seite 21 beschrieben.

Belladonna (Bell)

Ebenso wie Acon ein ausgesprochenes Akutmittel und oft zu Be-ginn der Zahnschmerzattacken gut wirksam.
- abrupter, heftiger Beginn der Schmerzattacken, die ebenso plötzlich enden

246

- das ganze Gesicht ist gerötet, Fieber, evtl. Schweiß, kalte Hände und Füße
- das Kind reagiert überempfindlich auf die geringste Berührung, auf Geräusche, Licht, Erschütterung
- das Zahnfleisch ist dunkelrot, heiß und geschwollen
- Schlaf unruhig, das Kind erwacht ruckartig
- heftige Reaktionen, das Kind schlägt um sich, beißt

♦ **Potenzwahl und Dosierung:**
C30, 1x5 Globuli, oder Verkleppern, wie auf Seite 21 beschrieben.

Calcium carbonicum (Calc)

Bei ansonsten robusten, rundlichen, pausbäckigen Kindern, deren Entwicklung eher langsam vorangeht und die spät mit dem Zahnen beginnen, paßt Calc gut.
- langsames, schmerzhaftes, schwieriges Zahnen
- Zahnen begleitet von Verstopfung oder Durchfall
- runde, pausbäckige, friedliche Kinder, die am Kopf schwitzen, vor allem nachts
- Schweiß und andere Ausscheidungen riechen säuerlich, das ganze Kind riecht sauer
- die ansonsten friedlichen Kinder werden während des Zahnens schwierig und eigensinnig
- Verschlechterung durch Bewegung und Anstrengung

♦ **Potenzwahl und Dosierung:**
D12, 3x3 Globuli über einige Tage, nach Durchbruch der Zähne absetzen.

Calcium phosphoricum (Calc-p)

Kann anstelle von Calc eingesetzt werden, wenn dieses angezeigt scheint und nicht ausreichend wirkt. Langsamkeit der Entwicklung, ausgesprochene Schwäche und Reizbarkeit bei schubartigen Entwicklungsphasen. Quengeligkeit und Unzufriedenheit sind bei diesem Mittel stärker ausgeprägt als bei Calc.
- Zahnungsbeschwerden verbunden mit Durchfall und starken Blähungen
- spätes Zahnen, späte Schließung der Fontanellen
- eventuell sichtbare Anzeichen einer Störung in der Nahrungsverwertung
- sonstige Symptome wie Calc

247

♦ **Potenzwahl und Dosierung:**
D12, Globuli, 3x3 über einige Tage, nach Durchbruch der Zähne
absetzen.

Chamomilla (Cham)

Chamomilla ist eines der großen und wichtigen Kindermittel der
Homöopathie, das immer dann gegeben wird, wenn Schmerzen,
Reizbarkeit und Schreien auftreten, die nur durch andauerndes
Herumtragen gebessert werden, ein erstrangiges Zahnungsmittel.

- Zahnungsbeschwerden mit Reizbarkeit bei sonst ruhigen Kindern
- Zahnungsbeschwerden mit roten Wangen, oft einseitig, wech-
  selnd eine Wange rot, die andere blaß
- das Kind will andauernd getragen werden
- die Zahnschmerzen sind schlimmer nachts, morgens, nach
  einer Mahlzeit
- die Kinder treten mit Füßen, schreien, knirschen mit den Zähnen, heißes Gesicht
- starker Speichelfluß; das Kind quengelt und kaut auf allem
  Erreichbaren
- nach dem Ablegen fängt das Kind sofort wieder an zu
  schreien
- Zahnen mit leichtem Fieber, evtl. auch Durchfall

♦ **Potenzwahl und Dosierung:**
C30, 1x5 Globuli, besser Verkleppern, wie auf Seite 21 beschrieben.

Kreosotum (Kreos)

Kreos wird häufig für Erkrankungen der weiblichen Sexualor-
gane eingesetzt, hat aber auch bei Erkrankungen der Zähne, des
Mundes und bei Zahnungsbeschwerden häufig ausgezeichnete
Wirkung.

- schwierige Zahnung; das Kind ist reizbar und weint andauernd
- Zahnfleisch entzündet, schwammig, blutet leicht und neigt zu
  kleinen Geschwüren
- schlechter Mundgeruch beim Zahnen
- schlechter Stuhlgeruch und Geruch anderer Ausscheidungen
  während des Zahnens

- Beschwerden schlechter von 18 Uhr abends bis 6 Uhr morgens
♦ **Potenzwahl und Dosierung:**
D12, 3x3 Globuli über einige Tage, nach Durchbruch der Zähne absetzen.

Magnesium phosphoricum (Mag-p)

Im Grunde genommen eignen sich alle Magnesium-Salze wegen ihrer guten Wirksamkeit auf neuralgieartige Schmerzen gut bei Zahnungsbeschwerden, Mag-p dürfte aber am häufigsten wirksam und angezeigt sein.

- Zahnungsbeschwerden mit dauerndem, unablässigem Jammern
- Beschwerden zahnender Kinder ohne Fiebersymptome
- Zahnschmerzen gebessert durch Hitze und heiße Flüssigkeiten
- Schwellung der Gesichts-, Hals- und Nackenlymphknoten beim Zahnen
- Schwellung der Zunge
- Zahnschmerzen zusammen mit Verdauungsbeschwerden
- Zahnungsbeschwerden schlimmer durch Kälte und Waschen des Gesichts mit kaltem Wasser
♦ **Potenzwahl und Dosierung:**
D12, 3x3 Globuli über einige Tage, nach Durchbruch der Zähne absetzen, bei heftigen Beschwerden auch C30, am besten verkleppert, wie auf Seite 21 angegeben.

Pulsatilla (Puls)

Ausgesprochen weinerlich, trost- und anlehnungsbedürftig, einseitige, oft die Seite wechselnde Beschwerden, die eine Wange ist blaß, die Wange der schmerzenden Seite rot, das Kind will nicht mehr vom Schoß.

- Zahnungsbeschwerden, die sich durch kalte Flüssigkeiten bessern
- Zahnungsbeschwerden zusammen mit dickem, gelbem Schnupfen
- Trockener Mund, ohne Durst
- das Kind möchte dauernd gehalten oder getragen werden
- deutliche Besserung der Beschwerden durch Zuwendung

- häufiger Seitenwechsel der Schmerzen
- eine Wange rot, die andere blaß, im Wechsel
- gelbe oder weiße Zunge während des Zahnens
♦ **Potenzwahl und Dosierung:**
D12, Globuli, 3x3 über einige Tage, nach Durchbruch der Zähne absetzen.

Rheum (Rheum)

Der saure Geruch, ähnlich wie bei Calc, die Neigung zu sauren, wundmachenden Durchfällen im Zusammenhang mit einer sehr schwierigen Zahnungsphase sind typisch für dieses oft übersehene Mittel.
- schwierige Zahnung, das Kind ist ungeduldig und ungestüm
- das Kind verlangt viele Sachen und weint dauernd; Abneigung selbst gegen sein Lieblingsspielzeug
- Schweiß an der behaarten Kopfhaut, im Gesicht, um Mund und Nase
- viel Speichel, sauer riechender Atem
- Durchfälle während des Zahnens mit saurem Geruch
- Windelausschlag und wunder Anus während des Zahnens
♦ **Potenzwahl und Dosierung:**
D12, 3x3 Globuli über einige Tage, nach Durchbruch der Zähne absetzen.

6. Zusätzliche Maßnahmen

Beiß- oder Zahnringe oder auch einfach saubere Tücher sind oft das wirksamste Hilfsmittel für die geplagten Babies. Da Druck lindert, sollte das Zahnfleisch des Babies öfters gerieben werden. Auch das Einreiben des geschwollenen Zahnfleisches mit einigen Tropfen Muttermilch wird als hilfreich beschrieben. Das Kauen auf einer Brotrinde wird ebenfalls oft empfohlen.

20. Verletzungen

1. Wesentliche Merkmale

Verletzungen sind gekennzeichnet durch ein auslösendes Ereignis (Unfall oder Operation) und die darauf folgende Wunde. So vielfältig wie die Verletzungen können auch die Wunden sein. Eine rechtzeitige fachmännische Wundversorgung bei größeren Verletzungen ist der sicherste Weg, unerwünschte Spätfolgen zu vermeiden und eine gute Wundheilung zu garantieren. Homöopathische Mittel sind bei kleinen Verletzungen zu Hause, bei schwereren Verletzungen als Ersthilfe bis zum Eintreffen des Notarztes sowie als Nachbehandlung nach erfolgter ärztlicher Versorgung anzuwenden.

2. Abgrenzung zu anderen Krankheitsbildern

Verwechslungen sind wirklich die Ausnahme. Beim plötzlichen und unerklärlichen Auftreten von Blutergüssen ohne Anlaß ist an eine Blutgerinnungsstörung zu denken, bei plötzlichen Knochenbrüchen vor allem älterer Menschen ohne adäquates Trauma an eine Knochenerweichung.

3. Wann ist unbedingt ein Arzt hinzuzuziehen?

1. Wenn Verletzung und Anlaß nicht zusammenpassen, die Wunde unerklärlich ist.
2. Wenn Größe und Ausmaß der Verletzung die primäre chirurgische Wundversorgung erfordern.
3. Bei Knochenbrüchen, Bißwunden, allergischen Reaktionen auf Insektenstiche etc.
4. Wenn die Verletzung bei der Berufsausübung zustande kam.

4. Wichtige, homöopathisch relevante Symptome, Merkmale, Modalitäten

Die Ursache und die Art der Verletzungen nehmen bei der Mittelwahl den Vorrang ein.

1. Art der Verletzung:

Blutungen, Prellungen, Stöße, Erschütterungen, Fall aus großer Höhe, Riß-, Platz-, Schürfwunden, Schnittwunden, Stichwunden, Wundheit, Nagelverletzungen, Gesichtsverletzungen, Augenverletzungen, Bißverletzungen, Insektenstiche, Fremdkörperverletzungen, Gehirnerschütterung, Knochenbrüche, Sehnen-, Muskel-, Bänderverletzungen, Verstauchungen, Zerrungen, Verrenkungen (Gelenke), Verbrennungen, Sonnenstich, Hitzschlag etc., Erfrierungen, Operationsfolgen, Schwere Schockzustände, Kollaps, Ohnmachten, Atmungsnotfälle werden im nächsten Kapitel besprochen.

2. Weitere homöopathische Kriterien:

1. Schmerzqualität
2. Modalitäten der Besserung und Verschlechterung (Ruhe, Bewegung, Wärme, Kälte, Trinken etc.)
3. psychischer und allgemeiner Zustand des Verletzten

Für die Differenzierung wird aus praktischen Gründen vom bisherigen Schema abgewichen. Meist handelt es sich um Notfälle, bei denen nicht lange nach differenzierenden Merkmalen gesucht werden kann, sondern quasi reflexartig und indikationsbezogen das passende Mittel ausgewählt werden muß.

5. Differenzierung der wichtigsten homöopathischen Arzneimittel

5.1 Blutungen

Blutungen können aus den verschiedensten Anlässen auftreten. Folgende Sofortmaßnahmen sind sinnvoll:

a) Nasenbluten: Eisbeutel ins Genick halten bei aufrechter Sitzhaltung und leicht zurückgebeugtem Kopf, das blutende Nasenloch zuhalten. Nach einer Viertelstunde muß die Blutung stehen, sonst ist der Arzt aufzusuchen.

b) geplatzte Krampfadern: Druckverband anlegen, Bein hochlagern

c) Hämorrhoidalblutung: Eisbeutel, in Mull gewickelt, auf den After legen, Pobacken zusammenpressen. Sobald als möglich den Arzt aufsuchen.

d) Spontanblutung: Verband anlegen, zur Abklärung einer möglichen Gerinnungsstörung oder anderer Ursachen den Arzt aufsuchen.

e) Blutungen aus Wunden: siehe auch unter den betreffenden Kapiteln (5.2, 5.3 etc.). Erneute Wundversorgung und Wundreinigung, am besten beim Arzt. Infektionsprophylaxe, Tetanusprophylaxe.

Die hier geschilderten homöopathische Maßnahmen verstehen sich als zusätzliche Möglichkeiten zu den oben geschilderten Sofortmaßnahmen oder, bei eher kleinen Blutungen, als Möglichkeit der schnellen Selbstbehandlung.

Arnika (Arn)

- hellrote, arterielle Blutungen nach Verletzungen
- leichte Blutungsneigung wegen Gefäßbrüchigkeit
- überempfindlich gegen Berührungen
- ablehnend gegen Hilfe, reizbar, unruhig

♦ **Potenzwahl und Dosierung:**

C30, 5 Globuli, sofort, eventuell in kurzem Abstand wiederholen (5–10 Minuten).

China (Chin)

- für Folgen von massiven, aber langsamen (arteriellen) Blutverlusten
- Schwäche, Reizbarkeit, der Ohnmacht nahe
- bleiches oder blaues Gesicht, Neigung zum Kollaps
- Abkühlung während der Blutung und Frostigkeit
- Ohrensausen, Verlangen nach Luftzufuhr

♦ **Potenzwahl und Dosierung:**

C30, 1x5 Globuli, abwarten. Eventuell nach 30 min wiederholen.

Hamamelis (Ham)

Wichtiges Mittel für venöse, also dunkle Blutungen, zum Beispiel aus aufgeplatzten Krampfadern, Hämorrhoiden etc.

- Blut gerinnt nicht
- sickernde, dunkle Blutung
- Krampfaderblutung, Hämorrhoidenblutung

♦ **Potenzwahl und Dosierung:**

C30, 1x5 Globuli, eventuell einige Male wiederholen, bis ärztliche Abklärung möglich ist oder die Blutung steht.

Lachesis (Lach)

Dunkle, nicht gerinnende Blutungen bei starken Krampfadern, bei Hämorrhoiden, bei infizierten Wunden mit dunklen Wundrändern.

- Blutungen von schwärzlichem Blut mit kleinen Klumpen
- Blutungen mit nachfolgender Besserung des Allgemeinzustandes
- Nasenbluten mit dunklem Blut, vorwiegend links

♦ **Potenzwahl und Dosierung:**
C30 und C200, als Globuli, je 1x5 im 15-Minuten-Abstand.

Phosphorus (Phos)

- starke arterielle Blutung bei schlanken, sensiblen, empfindlichen Menschen
- hellrotes Nasenbluten
- große Schwäche bei Blutungen, auch kleinen Blutverlusten
- Neigung zu starken und wiederholten Blutungen an verschiedenen Körperstellen
- starke helle Blutungen auch kleiner Wunden
- Ängstlichkeit, Schwäche, Nervosität, Herzjagen, Durst

♦ **Potenzwahl und Dosierung:**
C30 1x5 Globuli sofort, oder C200-Globuli, 1x5 sofort. Kann nach 30 Minuten wiederholt werden.

5.2 Prellungen, Stöße, Erschütterungen, Fall aus großer Höhe

Bei diesen Verletzungen ist die Haut in der Regel geschlossen, es bilden sich Blutergüsse, Schmerzen und Schwellungen unter der Haut.

Arnika (Arn)

Das erste Mittel für die meisten Verletzungen.

- Folgen von Schlag, Prellung, Tritt, Stoß, Sturz aus großer Höhe, Erschütterung
- Gefühl von Zerschlagenheit, Erschöpfung, Schwäche
- große Blutergüsse, auch tieferliegende Blutergüsse
- Folgen von körperlicher Überlastung mit Zerschlagenheitsgefühl
- empfindlich gegen Berührung, reizbar, will keine Hilfe

- Blutungsneigung
- traumatischer Schock
♦ **Potenzwahl und Dosierung:**
C30-Globuli, 1x5, nach 30 Minuten C200 Globuli 1x5, dann abwarten.

Bellis perennis (Bell-p)

große Ähnlichkeit mit Arnika, auf das es bei Verletzungen wie Prellung, Stoß, Schlag etc. gut folgt.
- Schmerzen wie zerschlagen
- Folgen von Stoß, Schlag, Prellung, Erschütterung mit Blutergüssen
- Folgen von Muskelverletzungen oder Überanstrengung der Muskeln
- Empfindlichkeit gegen Berührung
- Folgen von Prellungen des Beckens oder der Brüste
- dunkle Blutergüsse (venös) im Bereich der verletzten Stelle
- schmerzhafte Bauchdecken bei Schwangeren, wie gequetscht
♦ **Potenzwahl und Dosierung:**
D12-Globuli, 3x3 über mehrere Tage.

Hypericum (Hyper)

wichtiges Verletzungsmittel, vor allem, wenn Nerven- oder Gehirnsubstanz betroffen ist.
- Gehirnerschütterung nach Sturz, Schlag, Stoß (nach Arn)
- nach Quetschungen oder Prellungen von Fingern, Zehen
- nach Sturz aus großer Höhe mit Stauchung der Wirbelsäule
- Kopfschmerzen nach Unfällen, Stürzen
- Steißbeinprellungen
- Nervenverletzung durch Quetschung, zum Beispiel durch zu starkes Bandagieren von Gliedmaßen
♦ **Potenzwahl und Dosierung:**
C30 1x5 Globuli im Akutfall. Zur Behandlung von Folgezuständen nach Nervenquetschung D12-Globuli, 2x3 über 6–10 Tage.

Ruta (Ruta)

Verletzungsmittel nach Tritten vor das Schienbein oder wenn Knochen dicht unter der Oberfläche getroffen wurden.
- Knochenschmerzen nach Tritten, Knochenhautreizung

- Muskelschmerzen wie gequetscht oder zerschlagen, nach heftiger Anstrengung
- Verschlimmerung bei Liegen auf der schmerzhaften Stelle
- besser durch Bewegung

♦ **Potenzwahl und Dosierung:**
D12-Globuli, 3x3 über einige Tage, oder akut, nach Arn C30, 3x5 am ersten Tag, dann weiter 3x3 Globuli.

5.3 Riß-, Platz, Schürfwunden

Unregelmäßige, gezackte Wunden verschiedener Größe, die je nach Hergang der Verletzung auch verschmutzt sein können. Die Haut ist durchtrennt, Erreger und Schmutz können eindringen oder eingedrungen sein. Der Wundstarrkrampf-Schutz (Tetanus-Impfung) muß bei solchen Verletzungen überprüft werden.

Arnika (Arn)

Auch bei Wunden mit Eröffnung der Hautoberfläche ist Arn zumeist das erstindizierte Arzneimittel.
- für alle frischen Weichteilverletzungen
- Gefühl von Zerschlagenheit, Erschöpfung, Schwäche
- Empfindlichkeit gegen Berührung, Furcht vor Berührung
- Blutungsneigung, schmerzende, blutende Wunden
- traumatischer Schock
- der Patient ist reizbar, will keine Hilfe

♦ **Potenzwahl und Dosierung:**
Bei kleineren Wunden C30, 1x5, bei größeren Wunden, starken Schmerzen oder heftiger Blutung zuerst C30, 1x5, nach 15 min C200, 1x5 Globuli. Dann warten, ob wiederholt werden muß oder ob eventuell ein anderes Mittel angezeigt ist.

Calendula (Calend)

Vor allem für Schürf- sowie Brandwunden ein sehr gutes Mittel.
- infizierte Wunden, die schlecht heilen (nach Arn)
- Schürfwunden, auch großflächig
- Rißwunden mit Substanzverlusten
- zur Weiterbehandlung offener Wunden innerlich und äußerlich

♦ **Potenzwahl und Dosierung:**
Calend ist eines jener Mittel, die gut äußerlich anzuwenden sind.
Man nimmt die Urtinktur und verdünnt diese in einer Schale reinen Leitungswassers ca. 1:10, tränkt mehrere Kompressen damit und legt sie auf die Wunden. Wenn sie getrocknet sind, wird der Vorgang wiederholt. Dies kann gleich zu Beginn der Wundbehandlung getan werden. Für die Weiterbehandlung je nach Verletzungsgrad einmalige oder wiederholte Gaben von Calend C30, 1x5 täglich, über 3–5 Tage, danach in größeren Abständen.

Hypericum (Hyper)

Für Wunden in nervenreichen Geweben, also vor allem Fingern, Lippen, Zehen.
- die Schmerzen ziehen den Nervenbahnen entlang
- Durchtrennung kleiner Hautnerven mit starken Schmerzen
- starke Berührungsempfindlichkeit im Wundgebiet
♦ **Potenzwahl und Dosierung:**
C30 Globuli 1x5 akut. Zur Behandlung von Folgezuständen nach Nervenverletzung D12-Globuli, 2x3 über 6–10 Tage.

5.4 Schnittwunden, Stichwunden

Auch hier ist die Haut durchtrennt, das Eindringen von Schmutz und Erregern möglich. Je besser es blutet, um so sauberer ist in der Regel die Wunde. Tetanus-Schutz überprüfen lassen!

Arnika (Arn)

Auch bei diesen Wunden oft das erste Mittel, vor allem, wenn Blutergüsse im Wundgebiet sind.
♦ **Potenzwahl und Dosierung:**
C30, 1x5, dann Folgemittel.

Ledum (Led)

Hauptmittel für Stichverletzungen aller Art.
- Stichverletzungen durch Messerstiche, Nadelstiche, in die Fußsohle eingetretene Nägel
- Folgen von Insektenstichen
- nach üblen Folgen von Spritzen
- geringe Blutungsneigung der Wunde

- Kältegefühl im Wundbereich
- kalte Anwendungen bessern
♦ **Potenzwahl und Dosierung:**
C30-Globuli, 1x5, eine halbe Stunde später C200, ebenfalls 1x5.
Saubere Wundversorgung. Die Tetanusprophylaxe ist wegen der
geringen Blutungsneigung wichtig.

Staphisagria (Staph)

Das wichtigste Mittel für alle glatten Schnitt- oder Stichverletzungen, auch zur besseren Heilung von Operationswunden.
- stechende, brennende Schmerzen, wie Messerstiche
- Schnittwunden durch sehr scharfe Instrumente
- Schnittwunden mit heftigen Wundschmerzen
♦ **Potenzwahl und Dosierung:**
Je nach Schweregrad C30-Globuli, 1x5, dann abwarten, oder C30
und 15 Minuten später C200. Eventuell anschließend mit Calen-
dula-Urtinktur in Verdünnung abdecken.

Hypericum (Hyper)

Bei Schnittwunden in nervenreichen Geweben, also Fingern, Zehen, Lippen etc., oder wenn kleine Nerven mit durchtrennt wurden. Folgemittel nach Staph bei entsprechender Anzeige.
- starke Berührungsempfindlichkeit im Wundgebiet
♦ **Potenzwahl und Dosierung:**
C30 Globuli 1x5. Zur Behandlung von Folgezuständen nach
Nervenverletzung D12-Globuli, 2x3 über 6–10 Tage.

5.5 Wundsein, Aufgeriebensein

Arnika (Arn)

Für Wundsein zwischen den Schenkeln, mit Aufgeriebenheit bis
zum Blutaustritt, für wunde Stellen und Blasen an den Füßen,
nach langem Gehen, Wandern etc.
- die Stellen sind heiß und brennen
- große Berührungsempfindlichkeit und Schmerzen
♦ **Potenzwahl und Dosierung:**
C30 Globuli nach dem Gewaltmarsch, am nächsten Morgen
wiederholen. Außerdem Calendula-Umschläge in starker Verdünnung.

5.6 Nagelverletzungen

Den Nagel nach Möglichkeit belassen, Blutergüsse unter dem Nagel müssen wegen der starken Schmerzhaftigkeit vom Arzt „gefenstert" oder mit einer Kanüle abgesaugt werden. Auch hier muß der Tetanus-Schutz gewährleistet sein.

Arnika (Arn)

- vor allem bei Nagelverletzungen mit Blutergüssen, die sehr schmerzhaft sind (Hammerschlag etc.)
- starke Berührungsempfindlichkeit

♦ **Potenzwahl und Dosierung:**
Wegen der starken Schmerzen bei Blutergüssen, die unter dem Nagel gelegen sind: C30, 1x5 Globuli, 15 Minuten später C200, 1x5 Globuli. Blutergüsse abziehen lassen.

Hypericum (Hyper)

Wie immer das Folgemittel der Wahl nach Arn, wenn nervenreiche Gewebe, hier also Finger- oder Zehenspitzen, betroffen sind.

♦ **Potenzwahl und Dosierung:**
C30-Globuli, 1x5 täglich über 3–5 Tage, je nach Schmerzentwicklung.

5.7 Gesichtsverletzungen

Für Prellungen speziell der Knochen (Jochbein, Kieferknochen etc.) ist nach Arn oft Symphytum angezeigt.

Arnika (Arn)

Erstmittel bei allen akuten Verletzungen, auch bei Prellungen im Gesichtsbereich. Symptome siehe oben.

♦ **Potenzwahl und Dosierung:**
C30-Globuli, 1x5, später (30 min) C200-Globuli, 1x5.

Symphytum (Symph)

Gutes Mittel für schmerzhafte Prellungen im Bereich des Gesichtsschädels, wenn die Knochenhaut gereizt ist, vor allem in Augennähe.

- Hauptmittel bei Prellungen, wenn die Gesichtsknochen betroffen sind

- Schmerzen an Knochenvorsprüngen nach Prellung
♦ **Potenzwahl und Dosierung:**
Folgt gut auf Arn, D12, 3x3 Globuli über 5 bis 7 Tage.

5.8 Augenverletzungen

Wegen der Gefahr für die Sehkraft sind Augenverletzungen eigentlich immer vom Facharzt zu untersuchen. Die Behandlungsvorschläge sind als Erstmaßnahmen zu werten bzw. als Vorschläge zur Weiterbehandlung, wenn die ärztliche Abklärung erfolgt ist.

Aconitum (Acon)
Für den ersten Schock nach einer Augenverletzung durch Schlag oder Fremdkörperkontakt etc.
- Schock durch Schreck
- Unruhe, Ängstlichkeit, Tränenfluß, Schmerzen
♦ **Potenzwahl und Dosierung:**
C30-Globuli, 1x5, dann das Folgemittel auswählen und den Augenarzt aufsuchen.

Arnika (Arn)
Bei Prellungen im Bereich des Auges, wenn ein Bluterguß auftritt oder zu erwarten ist.
- starke Unruhe, Reizbarkeit
- starke Schmerzen mit Berührungsempfindlichkeit
- Bluterguß im Verletzungsbereich
♦ **Potenzwahl und Dosierung:**
C200-Globuli, 1x5. Dann Facharzt konsultieren.

Ledum (Led)
Bei schwerer Prellung des Augapfels mit Bluterguß.
- kalte Umschläge erleichtern
- Schmerzen, die nach außen drücken
- „blaues Auge"
♦ **Potenzwahl und Dosierung:**
C30-Globuli, kann mehrfach wiederholt werden, je nach Bedarf und Verlauf.

Ruta (Ruta)

Bei Prellungen, wenn vorwiegend die Augenumgebung betroffen ist.
- Auge entzündet und bläulich
- Folgen von Schlageinwirkung auf das Auge
♦ **Potenzwahl und Dosierung:**
C30 Globuli, 1x5 täglich über 5 Tage.

Symphytum (Symph)

Das wichtigste Mittel für Verletzungen, die direkt den Augapfel betreffen, wie Schneeball, Schlag, Stockschlag etc.
- direkter Schlag auf das Auge mit Berührung des Augapfels
- sehr schmerzhafter Reizzustand des Auges
- die Knochen der Umgebung sind mitbetroffen
- wenn nach ärztlicher Untersuchung Linsentrübungen befürchtet werden
♦ **Potenzwahl und Dosierung:**
D12-Globuli, 3x3 über 6–10 Tage, je nach Rückbildung der Beschwerden.

5.9 Bißverletzungen

Vor allem bei Tierbissen sind die Abklärung der Tetanusprophylaxe sowie eine gute Wundversorgung unerläßlich. Auch durch Insektenstiche kann es zu Wundstarrkrampf kommen. Bei solchen Verletzungen besteht immer eine ganz besondere Infektionsgefahr. Deshalb ist spätestens nach Durchführung der Erstmaßnahmen ein Besuch beim Arzt unerläßlich. Bei Tollwutverdacht sind entsprechende ärztliche Maßnahmen notwendig.

Aconitum (Acon)

Bei starken Schock- und Schrecksymptomen, z.B. nach Hundebiß.
♦ **Potenzwahl und Dosierung:**
C200, 1x5 Globuli.

Arnika (Arn)

Wie immer zuerst anzuwenden, vor allem, wenn schockartige Beschwerden bestehen.

– vorwiegend Blutergüsse bei Bißverletzungen
♦ **Potenzwahl und Dosierung:**
C200, 1x5 Globuli, dann das Folgemittel wählen.

Ledum (Led)

Das wichtigste Mittel für Bißverletzungen. Das erste Mittel nach Insekten- oder Wespenstichen.
– schlechter durch lokale Wärme oder Bettwärme
– besser durch lokale Kälte
– verletzte Stelle bleibt lange taub oder blaß
♦ **Potenzwahl und Dosierung:**
C30 und C200, je 1x5 Globuli in 10-minütigem Abstand. Folgt gut auf Arn.

Hypericum (Hyper)

Wenn Biß- oder Stichverletzungen in besonders nervenreichen Gebieten liegen, also Fingern, Zehen etc.
♦ **Potenzwahl und Dosierung:**
C30-Globuli, 1x5 über 3–5 Tage.

5.10 Insektenstiche

Insektenstiche, Wespen- oder Bienenstiche haben oft eine zweifache Wirkung. Durch den Stich zuerst Schmerzen, Schwellung, Unruhe, Rötung etc. Danach kann in mehr oder minder großem Zeitabstand eine allergische Reaktion auftreten, die lokal begrenzt sein oder den ganzen Körper betreffen kann. Im letzten Fall kann es zu lebensbedrohlichen Zuständen kommen, und wenn bei einem Betroffenen eine Allergie auf Insektengift bekannt ist, ist sofort ärztliche Hilfe aufzusuchen. Die homöopathische Behandlung ist allenfalls ergänzend oder nach der Soforthilfe sinnvoll. Nach Rückgang der Beschwerden kann versucht werden, über Konstitutionsbehandlung die Allergiebereitschaft zu dämpfen. Die Erstbehandlung normaler Mückenstiche ist jedoch für homöopathische Behandlung gut zugänglich.

Für die *Erstbehandlung nach einem Insektenstich* gilt: Wunde untersuchen, eventuell den noch vorhandenen Stachel entfernen. Dann kühlen. Dann Ledum C30 und C200 je 1x5 in 10-minütigem Abstand. Dann ist entsprechend der Symptomlage über die Weiterbehandlung zu entscheiden.

Ledum (Led)

Das wichtigste Akutmittel bei Insektenstichen, ähnlich wie bei Bißverletzungen. Je früher es gegeben wird, um so besser und prompter ist die Wirkung.

- Erstmittel bei Insektenstichen, Bienen-, Wespenstichen etc.
- gestochene Stelle zuerst sehr schmerzhaft, dann blaß und taub
- schlechter durch lokale Wärmeanwendung, Bettwärme
- besser durch lokale Kälteanwendung, Eisbehandlung der gestochenen Stelle
- Stichstelle schillert in allen Farben
- Infektion der gestochenen Stelle, eventuell mit Rotverfärbung der ableitenden Lymphbahn (roter Strich)

♦ **Potenzwahl und Dosierung:**

C200 Globuli, 1x5 sofort, eventuell nach 15 Minuten wiederholen.

Apis mellifica (Apis)

Die homöopathische Zubereitung der Biene (ganzes Tier) ist oft bei Insektenstichen nützlich, bei Wespen-, Mücken- und Insektenstichen eher als bei Bienenstichen.

- Schwellung heiß, rot, wässrig
- allergische Reaktionen nach Insektenstichen
- Schreien, Angst und Unruhe
- Wärme und Hitze verschlimmern
- Fehlen von Durst trotz Wasseraustritt ins Gewebe
- Besserung durch Kälte und kalte Umschläge

♦ **Potenzwahl und Dosierung:**

C30 Globuli, 1x5, nach einer halben Stunde C200 Globuli, 1x5.

Vespa crabro (Vesp)

Ähnlich wie Apis bei allergischen oder heftigen Reaktionen auf Insektenstiche angezeigt, weniger bei Wespenstichen.

- bei heftigen, brennenden Schmerzen mit wäßriger Schwellung
- bei allergischen Reaktionen
- Besserung der Stichfolgen durch kalte Umschläge

♦ **Potenzwahl und Dosierung:**
C30 Globuli, 1x5, nach einer halben Stunde C200 Globuli, 1x5.

Staphisagria (Staph)

Kann nach Insektenstichen für die Weiterbehandlung als Folgemittel angezeigt sein.
- Hautausschläge, die nach Insektenstichen bestehen bleiben
- stechende, brennende Schmerzen
- große Entrüstung über jeden Insektenstich
- starke Überempfindlichkeit, seelisch und körperlich, sehr schmerzempfindlich
- Kratzen vertreibt den Juckreiz an eine andere Stelle

♦ **Potenzwahl und Dosierung:**
Zur Weiterbehandlung D12-Globuli, 3x3 für 3–5 Tage. Oder 1x5 C30, dann abwarten.

5.11 Fremdkörperverletzungen

Der ganze Körper kann von Fremdkörperverletzungen betroffen sein. Besonders ins Auge eingedrungene Fremdkörper bedürfen jedoch der umgehenden Entfernung. Homöopathische Mittel können hier durchaus behilflich sein, die chirurgische Entfernung hat jedoch Vorrang.

Silicea (Sil)

Wichtigstes homöopathisches Mittel zum Austreiben eingedrungener Fremdkörper, vor allem, wenn der Gegenstand nicht zu erreichen oder zu klein ist.
- akut eingedrungene Fremdkörper, die nicht entfernt werden können
- länger bestehende Fremdkörperinjektionen, wenn Eiterung eintritt
- Fremdkörper in eher oberflächlich gelegenen Geweben

♦ **Potenzwahl und Dosierung:**
1. Akut: C30 und C200, je 1x5 Globuli in 30 Minuten Abstand. Abwarten.
2. Länger bestehend: C6 oder D12, Globuli, 2x3 über 8–10 Tage oder bis zur Austreibung.

Aconitum (Acon)

Hilfreich, wenn bei akuten Fremdkörperverletzungen in Auge, Ohr, Nase schockartige Schmerzreaktionen aufgetreten sind.

♦ **Potenzwahl und Dosierung:**
C30-Globuli, 1x5, eventuell 10 Minuten später C200, 1x5.

Calendula (Calen)

Als Urtinktur auf die Wunde nach Entfernen des Fremdkörpers. 1:10 Verdünnen und durchtränkte Kompressen auf die Wunde legen.

5.12 Gehirnerschütterungen

Nach Sturz oder Schlag auf den Kopf entweder kurze Bewußtlosigkeit oder nachfolgende Erinnerungslücke („Filmriß"), oft mit Übelkeit und Erbrechen, Schwäche und Erschöpfung und anhaltenden Kopfschmerzen. Muß zum Ausschluß einer im Schädelbereich auftretenden Blutung immer dem Arzt zugeführt werden. Für die Weiterbehandlung gibt es hilfreiche homöopathische Mittel.

Arnika (Arn)

Hauptmittel für Gehirnerschütterung.

♦ **Potenzwahl und Dosierung:**
1x5 Globuli C200.

Hypericum (Hyper)

Gutes Folgemittel nach Arn, falls die Kopfschmerzen bestehen bleiben.

♦ **Potenzwahl und Dosierung:**
D12-Globuli, 2x3 über 8–10 Tage.

5.13 Knochenbrüche

Keine Frage, Knochenbrüche bedürfen der chirurgischen Behandlung. Homöopathische Mittel sind nach der ärztlichen Versorgung zur Unterstützung der Heilvorgänge hilfreich und sinnvoll. Bei Knochenbrüchen werden oft schon vor dem Eintreffen des Arztes entscheidende Fehler gemacht. Ein verletztes Glied, das gebrochen sein könnte, soll nicht mehr bewegt werden, allenfalls ist Schienen für den Transport erlaubt, und zwar in der Lage, in der der Verletzte sich befindet. Erst nach Schienung darf der Verletzte auf eine Transportliege verbracht werden. Am besten, man gibt bis zum Eintreffen der Helfer ein homöopathisches Schockmittel, also Acon oder Arn, deckt den Verletzten zu und sichert die Unfallstelle ab. Nach erfolgter chirurgischer Versorgung kann dann die homöopathische Weiterbehandlung erfolgen.

Erkennungsmerkmale von Knochenbrüchen:

1. stechende Schmerzen im Wundgebiet, jede Bewegung ist unerträglich
2. Stufenbildung
3. das gebrochene Glied ist verkürzt
4. Richtungsänderung (Achsenabweichung) des gebrochenen Glieds bei Schädelfrakturen: Blut läuft aus Nase und Ohren; es bildet sich ein Monokel- oder Brillenhämatom um die Augen

Die Hauptmittel sind Symphytum, Ledum, Ruta, für die Erst- und Schockbehandlung Aconitum und Arnika.

Aconitum (Acon)

Wenn ein unfallbedingter Schockzustand besteht mit Angst und Unruhe.

♦ **Potenzwahl und Dosierung:**
C200, 1x5 Globuli sofort.

Arnika (Arn)

Bei starken Blutungen, Hämatomen und Schockzustand unmittelbar nach dem Unfall, alternativ zu Acon.

♦ **Potenzwahl und Dosierung:**
C200, 1x5 Globuli sofort.

Ledum (Led)

Wenn nach Arnika Schwellung und Bluterguß unverändert bestehen oder sich vergrößern.

– Verschlechterung durch lokale Wärme
– Besserung durch Kälteanwendung
– Blutergüsse von bläulich-roter, später grünlicher Farbe
– die gebrochene Stelle ist zunächst sehr schmerzhaft, später fühlt sie sich eher taub an

◆ **Potenzwahl und Dosierung:**
C30, 1x5 Globuli, bis zur definitiven chirurgischen Versorgung. Danach D12, 3x3 über mehrere Tage bis zum Abklingen von Schmerzen und Schwellung.

Ruta (Ruta)
Bei angebrochenen Knochen. Die Knochenhaut ist sehr schmerzhaft.
– bei Knochen- und Knochenhautschmerzen nach Knochenverletzungen
– vor allem bei Verletzungen von Lendenwirbelsäule, Knien, Handgelenken, Knöchel
◆ **Potenzwahl und Dosierung:**
Wird nach der definitiven chirurgischen Versorgung eingesetzt: D12-Globuli, 3x3 über 7–10 Tage.

Symphytum (Symph)
Mittel der Wahl zur Unterstützung der Ausheilung von Knochenbrüchen.
– bei komplizierten Brüchen mit starken Schmerzen
– Schmerzen verschlimmern sich bei der geringsten Berührung
– verzögerte Knochenbruchheilung
◆ **Potenzwahl und Dosierung:**
D6-Globuli, 3x3 über zwei Wochen.

5.15 Verrenkungen, Verstauchungen, Zerrungen von Sehnen, Bändern, Gelenken, Muskeln

Diese Bindegewebsverletzungen kommen häufig vor und sind, nach sauberer chirurgischer Diagnostik und Versorgung, gut und unter Abkürzung des Heilungsverlaufs homöopathisch mitzubehandeln. Nach Ausschluß eines Knochenbruchs (Röntgen) können kühlende Umschläge gemacht werden, entweder mit Alkohol, Rivanol oder essigsaurer Tonerde.

Arnika (Arn)
Wie immer das Erstmittel bei Verletzungen.
– jede Bewegung verursacht heftige Schmerzen
– wie zerschlagen, verstaucht, geprellt

– Angst vor Berührung, lehnt Hilfe ab
– Bluterguß und Schwellung, das Glied wird rot und blau
♦ **Potenzwahl und Dosierung:**
C30-Globuli sofort, dann die notwendigen ärztlichen Maßnahmen einleiten, anschließend das Folgemittel suchen.

Bryonia (Bry)

– Verstauchung von Gelenken, vor allem der Zehen, mit heißer roter Schwellung
– jede Bewegung verursacht starke Schmerzen
– Besserung durch Ruhe, Liegen, kalte Anwendungen und festen Druck (Bandagieren)
– Verschlechterung durch Bewegung, Berührung und Wärme
– Patient ist reizbar und will nach Hause
♦ **Potenzwahl und Dosierung:**
Nach Arn und definitiver Versorgung (Verband, Schienung etc.)
D12-Globuli, 3x3 über 6–10 Tage.

Calendula (Calen)

Vor allem hilfreich bei Muskelfaserrissen und Bänderrissen mit Bluterguß und unverhältnismäßig starken Schmerzen.
♦ **Potenzahl und Dosierung:**
C30, 1x5 Globuli über 3–5 Tage.

Rhus toxicodendron (Rhus-t)

Wichtiges Mittel zur Weiterbehandlung verstauchter, gezerrter, verrenkter Sehnen, Bänder und Gelenke.
– Gelenk- und Bänderschmerzen nach unverhältnismäßig starker Anstrengung
– Schmerzen schlechter in Ruhe, besser bei fortgesetzter Bewegung, schlechter bei längerer Bewegung
– Wärme bessert, Kälte verschlechtert die Beschwerden
– Schmerzen, als ob etwas auseinandergerissen würde
– starke Unruhe und ständiges Verlangen, die Lage zu verändern
– Steifwerden in Ruhe und zu Beginn der Bewegung
♦ **Potenzwahl und Dosierung:**
D12-Globuli, 3x3 über mindestens eine Woche.

Ruta (Ruta)

Wohl das am meisten angezeigte Mittel bei Bänderzerrungen, Verstauchungen und Verrenkungen von Sehnen und Gelenken.

- folgt gut auf Arnika
- heftige Schmerzen, die in Ruhe schlimmer werden
- geringere Steifigkeit und keine deutliche Verschlechterung bei beginnender Bewegung (im Gegensatz zu Rhus-t)
- Schmerz und Zerschlagenheitsgefühl im Gelenk
- Schlimmer durch Liegen auf der schmerzhaften Stelle

♦ **Potenzwahl und Dosierung:**
D12-Globuli, 3x3 über 6–10 Tage.

5.16 Verbrennungen, Sonnenbrand

Man unterscheidet Verbrennungen 1., 2., und 3. Grades, wobei die Verbrennungen 1. Grades heiße, rote Haut bedeuten (wie bei einem Sonnenbrand), die 2. Grades zusätzlich Blasen und dunklere Hautverfärbung beinhalten und bei Verbrennungen 3. Grades Nekrosen, das heißt mehr oder weniger tief reichende Zerstörungen der Haut und des Unterhautgewebes bestehen. Die Gefährlichkeit einer Verbrennung hängt indes mehr von der Ausdehnung der Verbrennung ab. Eine Verbrennung 1. Grades, die weite Teile des Körpers umfaßt, ist für Leben und Gesundheit viel gefährlicher als eine handgroße Verbrennung dritten Grades. Vor allem bei großflächigen Verbrennungen kann es zu Allgemeinsymptomen wie Fieber, Frieren, Kreislaufkollaps und ähnlichem kommen. Dann ist baldige ärztliche Hilfe vonnöten. Bei drittgradigen Verbrennungen ist sie eher unterstützend wirksam, bei Verbrennungen 1. und oft auch 2. Grades kann sie häufig genug neben sinnvollen äußeren Maßnahmen alleinige Therapie sein. Als Erstmittel eignen sich, wie so oft, **Arnika** oder bei Schockzeichen **Aconitum**, die weiteren Mittel werden dann je nach Art und Ausmaß der Schäden eingesetzt. Für die äußere Anwendung sind im Beginn unverdünnter Essig, für die Weiterbehandlung Calendula-Essenz (1:10 verdünnen und damit getränkte Kompressen auflegen) oder Perubalsam sinnvoll.

Aconitum (Acon)

Für den ersten Schock- und Schmerzzustand geeignet. Angst und Unruhe dominieren.

♦ **Potenzwahl und Dosierung:**

C200 Globuli, 1x5.

Arnika (Arn)

Kann ebenfalls im allerersten Augenblick nach der Verbrennung eingesetzt werden.

♦ **Potenzwahl und Dosierung:**

C200 Globuli, 1x5.

Cantharis (Canth)

Wichtigstes Mittel für die innerliche Weiterbehandlung von Verbrennungen 1. und 2. Grades, vor allem bei ausgedehnter und schmerzhafter Blasenbildung.

– bei intensiven Schmerzen mit Blasenbildung
– Besserung teils durch Wärme, teils durch Kälte

♦ **Potenzwahl und Dosierung:**

C30- Globuli, 3x3 am ersten Tag, dann 2x3, 1x3 an den darauffolgenden Tagen, dann weiter nach Bedarf.

Causticum (Caust)

Zur Behandlung von Verbrennungen 2. und 3. Grades, wenn nicht so sehr die Blasenbildung, sondern die starke Schmerzhaftigkeit im Vordergrund steht.

– intensive, brennende Schmerzen
– rauhes, wundes Gefühl, wie ausgetrocknet
– vor dem Stadium der Blasenbildung

♦ **Potenzwahl und Dosierung:**

C30-Globuli, 3x3 am ersten Tag, dann 2x3, 1x3 an den darauffolgenden Tagen, dann weiter nach Bedarf.

Urtica urens (Urt-u)

Für die innerliche Behandlung von Verbrennungen 1. und 2. Grades, wenn die Haut aussieht „wie in Brennesseln gefallen".

♦ **Potenzwahl und Dosierung:**

C30-Globuli, 3x3 am ersten Tag, dann 2x3, 1x3 an den darauffolgenden Tagen, dann weiter nach Bedarf.

Arsenicum album (Ars)
- brennender Schmerz, der durch Hitze gebessert wird
- Angst und Unruhe
- unaufhörlicher Durst auf kleine Mengen
- Blasenbildung mit Gewebszerstörung
♦ **Potenzwahl und Dosierung:**
C200-Globuli, 1x5.

5.17 *Hitzschlag, Sonnenstich*

Für die direkten Folgen ausgedehnter Sonneneinwirkung können rechtzeitig gegebene homöopathische Mittel für die primäre Behandlung ausreichend sein. Sollten sich jedoch Kreislaufstörungen und kollapsähnliche Symptome entwickeln, ist ärztliche Hilfe unverzüglich notwendig. Kennzeichnende Symptome sind Kopfschmerzen, Schwindel, Schwäche, Kollapsneigung, eventuell auch Übelkeit, Erbrechen, Bauchschmerzen. Kühle Umgebung, Ruhe und Flüssigkeit (nicht kalt, sondern warm) sind wichtig.

Aconitum (Acon)
- nach Einschlafen in der Sonne
- große Unruhe und Angst
- großer Durst auf kalte Getränke
- trockene Haut, Kopfschmerzen, Schwindel, kollapsartiger Zustand
♦ **Potenzwahl und Dosierung:**
C30 und C200, je 1x5 Globuli, im Abstand von 15 Minuten.

Belladonna (Bell)
- roter, heißer, pulsierender Kopf
- weite Pupillen, glänzende Augen
- pulsierende Halsschlagader
- trockene Haut
- eventuell leicht verwirrt, benommen, phantasierend
- plötzlicher Beginn der Symptome
♦ **Potenzwahl und Dosierung:**
C30 und C200, je 1x5 Globuli, im Abstand von 15 Minuten.

Gelsemium (Gels)

- Symptome entwickeln sich langsamer als bei Acon oder Bell
- Benommenheit, Schwäche, Zittern
- auffälliges Fehlen von Durst
- Gesicht dunkelrot und wie aufgedunsen
- der Patient kann schier die Augen nicht aufhalten

♦ **Potenzwahl und Dosierung:**
C30 und C200, je 1x5 Globuli, im Abstand von 15 Minuten.

Glonoinum (Glon)

Bei diesem Mittel ist nach Sonneneinwirkung vor allem der Kopf betroffen.

- berstender, pulsierender Kopfschmerz
- der Patient kann sich nicht hinlegen, weil die pochenden Kopfschmerzen unerträglich werden
- Gefühl, als wäre die Gehirnschale zu klein
- trockene Haut
- starrender, stierer Blick

♦ **Potenzwahl und Dosierung:**
C30 und C200, je 1x5 Globuli, im Abstand von 15 Minuten

Veratrum album (Verat)

Bei Verat dominieren die Kollapssymptome.

- Kollaps mit Erbrechen
- Kälte des Körpers
- kalter Schweiß auf der Stirn
- blasses Gesicht
- Verschlechterung durch die geringste Bewegung, besser durch warmes Zudecken

♦ **Potenzwahl und Dosierung:**
C30 und C200, je 1x5 Globuli, im Abstand von 15 Minuten.

Carbo vegetabilis (Carb-v)

Das Hauptmittel für Kollaps durch Hitzeeinwirkung.

- Schwindel, Sehstörungen, Ohrensausen, Atembeschwerden
- Kollaps nach Hitzeeinwirkung
- nach einem reichen Mahl an einem heißen Tag
- Besserung durch Zufächeln von Luft
- Kälte des Körpers

♦ **Potenzwahl und Dosierung:**
C30 und C200, je 1x5 Globuli, im Abstand von 15 Minuten.

5.18 Erfrierungen

Jeder weiß, daß man erfrorene Körperteile nicht mit Wärme, sondern mit Kälte behandelt, also etwa mit Eis einreibt oder mit Schnee. Dies ist nach der Ähnlichkeitsregel ein homöopathisches Vorgehen, das allerdings nur solange gilt, bis durch die reaktive Erwärmung des Körpers die betroffenen Körperteile warm werden und dann häufig Symptome zeigen wie nach Verbrennungen oder Überwärmungen. Bei ausgedehnten Frostschäden ist ärztliche Hilfe aufzusuchen.

Camphora (Camph)
Mittel der Wahl im ersten Stadium bei lokalen Erfrierungssymptomen, Kältegefühl, eventuell kollapsartigen Symptomen.
♦ **Potenzwahl und Dosierung:**
C30 und C200, je 1x5 Globuli, im Abstand von 15 Minuten. Äußerlich Kampferspiritus zum Einreiben, kann auch ins Eiswasser gegeben werden. Kampferspiritus kann bei entsprechender Empfindlichkeit prophylaktisch auf gefährdete Körperteile aufgebracht und eingerieben werden.

Aconitum (Acon)
Wenn in der Aufwärmphase vor allem Kopfschmerzen, Unruhe und Angst auftreten, verbunden mit Hitzegefühl und den Anzeichen eines psychischen Schockzustands.
♦ **Potenzwahl und Dosierung:**
C30 und C200, je 1x5 Globuli, im Abstand von 15 Minuten.

Arsenicum album(Ars)
– ängstliche Unruhe
– lokale Erfrierungen, die durch Anwendung von Wärme gebessert werden
– allgemeine Frostigkeit
– brennende Schmerzen, die durch Wärme gelindert werden
♦ **Potenzwahl und Dosierung:**
C30 und C200, je 1x5 Globuli, im Abstand von 15 Minuten.

Cantharis (Canth)

Wenn nach der akuten Erfrierung bei der körpereigenen Wiedererwärmung stark brennende und schmerzhafte Blasen auftreten.

♦ **Potenzwahl und Dosierung:**
C30 und C200, je 1x5 Globuli, im Abstand von 15 Minuten.

Carbo vegetabilis (Carb-v)

1. Wenn im Rahmen der Wiedererwärmung des unterkühlten Körpers oder der erfrorenen Stellen starke und stärkste Schmerzen auftreten.

♦ **Potenzwahl und Dosierung:**
C30 und C200, je 1x5 Globuli, im Abstand von 15 Minuten.
2. Wenn erfrorene Körperstellen sich in Geschwüre umwandeln und sehr schmerzhaft sind.
- funktionsträge und kalte Haut
- reaktionsarme Geschwüre mit brennenden Schmerzen
- jauchige, stinkende, scharfe Absonderung
- Verschlechterung in der Zimmerwärme
- Besserung durch frische Luft

♦ **Potenzwahl und Dosierung:**
D12-Globuli, 3x3 über 8–10 Tage.

5.19 Vergiftungen

Von leichten Fällen abgesehen gehören Vergiftungen in ärztliche Behandlung. Die aufgenommene Substanz muß schleunigst aus dem Magen entfernt werden, und dies bedarf fachmännischer Hilfe. Leichte Fälle von Vergiftung (geringer Drogenmißbrauch, verdorbenes Essen, Tabakvergiftung nach erstem Rauchen etc.) können eventuell selbst behandelt werden.

Arsenicum album (Ars)

- anhaltender großer Durst auf kleine Schlucke
- große Angst und Unruhe
- Furcht, sich tödlich vergiftet zu haben
- Kälte, Frostigkeit
- Übelkeit, Erbrechen, brennende Schmerzen

♦ **Potenzwahl und Dosierung:**
C30 und C200, je 1x5 Globuli, im Abstand von 15 Minuten.

Nux vomica (Nux-v)

Nach Diätsünden, Überstrapazierung der Verdauung mit Genußmitteln, zuviel Nikotin, Alkohol, unbekömmlicher Nahrung auf Tropenreisen.
- Übelkeit und Erbrechen mit viel Würgen, Durchfall
- Schwindel, Benommenheit, elendes Gefühl
- extrem gereizte Stimmungslage, schwieriger Patient
♦ **Potenzwahl und Dosierung:**
C30 und C200, je 1x5 Globuli, im Abstand von 15 Minuten.

Okoubaka (Okoub)

Ein gut wirksames Mittel bei Magen- und Darmverstimmungen mit Erbrechen, Durchfall und Bauchschmerzen bei Störungen durch Tropenaufenthalt, lange Reisen oder verdorbene Nahrungsmittel.
- Bauchbeschwerden mit oder ohne Durchfall nach fettem, zu reichlichem Essen
- Folgen von Ernährungsumstellung, viel Fett (Urlaub), ungewohnten Gewürzen, Milch
- Lebensmittelvergiftung, Genußmittelmißbrauch, Arzneinebenwirkungen
- Rumoren und Zwicken im Bauch, Krämpfe, Durchfall, Übelkeit, Speichelfluß
- nach Genuß von Speisen, die stark mit Insektiziden belastet waren
- Magen-Darm-Störungen nach Nikotinabusus
♦ **Potenzwahl und Dosierung:**
D6-Globuli, 5x3 am ersten Tag, dann 3x3 einige Tage lang.

5.20 Operationen und Operationsfolgen

Die homöopathisch unterstützende Behandlung im Rahmen notwendiger Operationen erstreckt sich auf drei Phasen.
1. Vorbereitung auf die Operation, Linderung der Erwartungsangst, Vorbeugung der Traumatisierungsfolgen
2. Narkose, Schnitt, Gewebstraumatisierung
3. Operationsfolgen

1. Die Linderung der begreiflichen Angst vor dem operativen Eingriff gelingt mit Gels oder Arg-n.

Gelsemium (Gels)
- Beschwerden durch Erwartungsspannung
- kaum oder kein Durst
- Wärmeunverträglichkeit
- Der Patient ist schwach und zitternd.
♦ **Potenzwahl und Dosierung:**
C30 und C200, je 1x5 Globuli, einige Tage vor der Operation.

Argentum nitricum (Arg-n)
- Beschwerden bei Erwartungsspannung
- Durchfall bei Erwartungsspannung
- eher für impulsive, ungeschickte Personen
- Höhenangst
- Nervosität, schnelles hastiges Essen
♦ **Potenzwahl und Dosierung:**
C30 und C200, je 1x5 Globuli, im Abstand von 15 Minuten.

2. Unmittelbar vor der Operation:

Arnika (Arn)
- vor jeder Operation
♦ **Potenzwahl und Dosierung:**
C30 und C200, je 1x5 Globuli, in 60 min Abstand, am Abend vor der Operation.

Sollte es sich um Eingriffe an Knochen oder Gelenken handeln, ist eher Ruta angezeigt.

Ruta (Ruta)
- vor Operationen an Knochen oder Gelenken
♦ **Potenzwahl und Dosierung:**
C30 und C200, je 1x5 Globuli, in 60 min Abstand, am Abend vor der Operation

3. In der postoperativen Phase

sind zunächst die Narkosefolgen zu behandeln. **Nux vomica (Nux-v)**.

♦ **Potenzwahl und Dosierung:**
C30 und C200, je 1x5 Globuli, im Abstand von 15 Minuten.

6. Zusätzliche Maßnahmen

Sind bei den einzelnen Verletzungsarten dargestellt.

21. Kreislaufbeschwerden. Kollaps. Schwindel

1. Wesentliche Merkmale

Kreislaufbeschwerden wie Schwindel oder Kollaps können sehr unterschiedliche Ursachen haben. Sie entstehen nach starker seelischer oder psychischer Erregung, bei Hitze oder nach großen Säfteverluste, also bei Blutungen, nach Erbrechen oder Durchfällen. Schwäche, Schwindel, Kälte, Zittern, Angst, Übelkeit, Erschöpfung sind einige der typischen Symptome. Der Pulsschlag ist beschleunigt, mit Herzjagen und Unruhe, der Blutdruck ist eher niedrig, entsprechend dem Volumenmangel im Kreislaufsystem. Wenn es bei zunehmenden Kreislaufstörungen endlich zum Kollaps kommt, heißt das nichts anderes, als daß die Zirkulationsleistung des Kreislaufs nicht mehr ausreicht, alle Organe, vor allem auch das Gehirn, ausreichend mit Blut und damit Sauerstoff zu versorgen. Man fällt entweder um oder legt sich besser freiwillig rechtzeitig hin, damit das Blut aus den unteren Bezirken des Körpers in das Gehirn umverteilt werden kann. Häufig ist flaches Lagern mit etwas erhöhten Beinen und Frischluftzufuhr ausreichend, um den Kollaps zu verhindern und die Kreislaufschwäche vorübergehend zu beheben. Schluckweises Trinken mineralhaltiger Flüssigkeiten kann dem Kreislauf zusätzlich zu Stabilität verhelfen. Häufig ist bei Kollapszuständen auch eine bläuliche Verfärbung von Nase, Lippen, Fingern, Zehen etc. als Zeichen der Sauerstoffunterversorgung des Organimus zu beobachten.

2. Abgrenzung zu verwandten Krankheitsbildern

Dem Kreislaufkollaps liegt in der Regel eine ursächliche Störung zugrunde, die erkannt und behoben werden muß, um die Funktionsfähigkeit des Kreislaufs wiederherzustellen. Der Kollaps hat die Aufgabe, auf die wirklich dahinterstehende Krankheit aufmerksam zu machen. Lebensbedrohliche Ursachen für Kreislaufstörungen sind häufig Erkrankungen des Herzens (Herzversagen bei Herzinfarkt, Herzmuskelentzündungen, Durchblutungsstörungen des Herzens, Herzvergrößerung). Auch Störungen des Gehirns wie Schlaganfall oder Blutungen im Gehirn können sich zuerst durch einen Kreislaufkollaps bemerkbar machen. Das Symptom Kreislaufschwäche und -kollaps ist also vieldeutig und unberechenbar, und in der Regel ist ärztliche Hilfe notwendig. Schwindel kann auch ein Hinweis darauf sein, daß eine Störung des über dem Innenohr gelegenen Gleichgewichtsorgans vorliegt, dahinter können sich Durchblutungsstörungen, aber auch Tumoren im Schädelbereich verbergen. Bei alten Menschen tritt er häufig im Rahmen einer generellen Gefäßverkalkung auf und ist schulmedizinisch oft nicht zu beeinflussen. Hier ist dann nach erfolgter Abklärung die homöopathische Behandlung durchaus möglich, allerdings durch einen kompetenten homöopathischen Arzt.

3. Wann ist unbedingt ein Arzt hinzuzuziehen?

Bei jedem unvermuteten, plötzlichen, unerklärlichen Kreislaufkollaps ist ärztliche Hilfe sofort nötig. Sie kann lebensrettend sein. Eigenmächtiges Hantieren mit kreislaufstabilisierenden Mitteln gefährdet das Leben des Patienten. Herzinfarkt, Schlaganfall, Herzversagen mit Lungenödem (Wasseransammlung in der Lunge) sind unmittelbar lebensbedrohliche Zustände. Insbesondere wenn bei einem Kollaps gleichzeitig Schmerzen in der Herzgegend, in der Halsgrube, im Rücken auf der Herzseite, in den linken Arm ausstrahlend auftreten, eventuell zusammen mit großer Angst und Unruhe, ist sofort der Arzt zu rufen. Über die lebensrettenden Sofortmaßnahmen bei Herz- und Atemstillstand ist in den entsprechenden Leitfäden über erste Hilfe nachzulesen. Die notwendigen Maßnahmen wie Mund-zu-Mund-(Nase-) Beatmung und die Brustkorbkompression sollte jeder beherrschen. Die homöopathische Behandlung und vor allem Selbstbehandlung von Kreislaufkollaps und Schwindel ist den harmlosen und ärztlich abgeklärten Fällen nach Hitze, psychischem Trauma, Brechdurchfällen und ähnlichen Säfteverlusten vorbehalten.

4. Wichtige, homöopathisch relevante Symptome, Merkmale, Modalitäten

1. Mögliche Auslöser: Blutverlust, Säfteverlust wie Erbrechen, Durchfall, Schwitzen etc.; Hitzeeinwirkung, starke Gemütsbewegung etc.
2. Allgemeine und seelische Verfassung des Patienten: kalt, blau, unruhig, zitternd, nervös, ängstlich; verlangsamt, nicht ansprechbar etc.
3. Tempo der Entwicklung des Krankheitsbildes: schnelle oder allmähliche Entwicklung
4. Tageszeit der Besserung bzw. Verschlechterung der Beschwerden (tags, nachts etc.)
5. Zeitpunkt des Auftretens der ersten Symptome, Reihenfolge des Auftretens der Symptome
6. Bedingungen der Besserung und Verschlechterung von Symptomen (Liegen, Gehen, Kühlung, Erwärmung, frische Luft, Essen, Trinken können bessern oder verschlechtern)
7. Schwitzen, Durst, Appetit, Ausscheidung, Farbe und Beschaffenheit von Haut und Schleimhäuten
8. Begleitsymptome, auffällige Besonderheiten
9. Krankheitsursachen: Durchfallerkrankung, Verletzung etc.

5. Differenzierung der wichtigsten homöopathischen Arzneimittel

Für die Behandlung akuter Beschwerden – und der Kreislaufkollaps ist ein sehr akutes Ereignis – gilt, daß sich die Beschwerden nach der Verabreichung des korrekten homöopathischen Mittels rasch zurückbilden müssen. Eine Wiederholung der Gabe in gleicher oder höherer Potenz kann bald erfolgen. Wenn nach kurzer Zeit keine Besserung eingetreten ist, ist das Mittel zu wechseln. Die Konsultation des Arztes ist dann jedoch der sicherste Weg.

Arsenicum album (Ars)

Wichtig für Kreislaufprobleme, wie sie vor allem im Zusammenhang mit Magen-Darm-Erkrankungen, also nach Erbrechen und Durchfall, auftauchen können.

– Körper eiskalt, der Patient will warm zugedeckt werden

- kalte Schweiße während der Schmerzen
- lebhafter Durst auf kleine Mengen
- Verschlechterung durch Essen oder Trinken
- Angst, Unruhe, Schwäche, Zittern
♦ **Potenzwahl und Dosierung:**
C30, 1x5 Globuli, abwarten, eventuell wiederholen.

Camphora (Camph)

Eines der klassischen homöopathischen Kollapsmittel nach Durchfall oder Erbrechen, Hitzeeinwirkung oder anderen Anlässen. Wichtigstes Erste-Hilfe-Mittel im Labor bei Kollaps durch Blutentnahme.
- heftigste, plötzliche Erschöpfung
- Kälte, eiskalter Körper, sogar der Atem ist kalt
- der Patient möchte zugedeckt werden, verträgt es aber nicht und stößt die Decke weg
- Gesicht blaß, kalter Schweiß, blaue Lippen
- Puls klein und schwach, schwache Atmung
- Verschlechterung durch Kälte, kalte Luft
- der Patient ist nur halb bei Bewußtsein, gleichgültig gegen alles
- dominierendes Gefühl von „allein auf der Welt, gottverlassen"
♦ **Potenzwahl und Dosierung:**
C30 und C200, je 1x5 Globuli, im Abstand von 15 Minuten.

Carbo vegetabilis (Carb-v)

Das Hauptmittel bei Kollaps durch Hitzeeinwirkung, durch massive Verdauungsstörungen, nach Durchfällen
- Verlust der vitalen Kräfte und der Lebenswärme
- tödliche Blässe, kalte Schweiße am Kopf
- Neigung zur bläulichen Verfärbung von Nägeln, Extremitäten, Lippen
- Schwindel, Sehstörungen, Ohrensausen, Atembeschwerden
- Kollaps nach Hitzeeinwirkung
- nach einem reichen Mahl an einem heißen Tag
- Besserung durch Zufächeln von Luft
- Kälte des Körpers, der Patient will zugedeckt sein, Zimmerwärme allerdings wird schlecht vertragen
♦ **Potenzwahl und Dosierung:**
C30 und C200, je 1x5 Globuli, im Abstand von 15 Minuten.

China (Chin)

Wichtiges Akutmittel für die Folgen von Säfteverlusten, wie sie durch Blutungen und Durchfälle auftreten können. Nach der Entbindung ein erstrangiges Kräftigungsmittel für erschöpfte, kollaptische, reizbare Frauen.

- Anämie (Blutarmut) mit Blässe des Gesichts und der Bindehäute
- blaue Ringe um die Augen
- Schwäche, Frostigkeit, starke Schweiße, die leicht kommen
- Depression mit schweigsamer, mutloser Apathie
- Kreislaufschwäche
- Verschlechterung durch Kälte und Zugluft
- Besserung durch Wärme

♦ **Potenzwahl und Dosierung:**
C30 und C200, je 1x5 Globuli im Abstand von 15 Minuten. Akut, z.B. bald nach Entbindung, C200, 1x5 Globuli, dann einige Tage abwarten.

Cocculus (Cocc)

Hervorragendes Mittel gegen Schwindel, Erbrechen und Kollapsneigung bei Reisen im Auto, Flugzeug, Schiff etc.

- See- oder Autokrankheit
- Übelkeit, hochgradige Schwäche; der Patient mag sich nicht bewegen
- Übelkeit mit starkem Schwindel
- Verschlechterung durch jede Bewegung, durch Tabakrauch, Lärm
- Überempfindlichkeit gegen Erschütterungen, Lärm und Kälte
- benommener, abgestumpfer Zustand (vgl. Opium)

♦ **Potenzwahl und Dosierung:**
C30 und C200, je 1x5 Globuli, im Abstand von 15 Minuten im akuten Zustand. Als Prophylaxe für Reisen C30, 1x5 Globuli vor Antritt der Reise. Kann bei starker Belastung (Schiffe mit starkem Seegang) oder langen Reisen wiederholt werden.

Conium (Con)

Schwindel aufgrund einer Störung des Gleichgewichtsorgans, vor allem bei Durchblutungsstörungen älterer Menschen.

- Schwindel infolge mangelhafter Koordination der Gleichgewichtszentren
- Schwindel stärker durch jede Art von Bewegung
- allgemeine Hinfälligkeit und Verlangsamung
- mürrische Traurigkeit

♦ **Potenzwahl und Dosierung:**
D12, 2x3 Globuli über 5-7 Tage, dann 2-3 Tage Einnahmepause, dann wiederholen. Kann über längere Zeit versucht werden, am besten aber in der Obhut eines erfahrenen Homöopathen. Konstitutionsbehandlung!

Opium (Op)

Wichtiges Kollapsmittel bei Unfällen und für Zeugen von Unfällen.
- Kollaps mit starker Furcht, die bestehenbleibt
- Mangel an Gefühl am ganzen Körper
- auffallende Schmerzlosigkeit bei fast allen Beschwerden
- Gliederzittern und Krämpfe nach Schreck, aber keine Reaktion
- Gesicht aufgedunsen, dunkelrot und heiß. Gesichtszüge verzerrt
- Zustand „wie gelähmt": Der Patient sitzt abseits, rührt sich nicht, sagt kein Wort
- Betäubung des Geistes und der Sinne; keine oder verminderte Reaktion
- Unverträglichkeit von Wärme
- rotangelaufenes Gesicht mit Schweißausbrüchen
- Krämpfe, Zuckungen, Schreikrämpfe, mit Bewußtlosigkeit
- kann nicht aufhören zu schreien oder dauernd den Hergang zu wiederholen, monoton, wie ferngesteuert

♦ **Potenzwahl und Dosierung:**
C30 und C200, je 1x5 Globuli im Abstand von 15 Minuten.

Veratrum album (Verat)

Bei diesem Kollapsmittel dominiert die Kälte zusammen mit Entkräftung, Ohnmacht, oft nach Durchfällen.
- Ohnmacht oder Kollaps mit Eiseskälte des Körpers
- Blässe des Gesichts
- reichliche, kalte Schweiße, vor allem auf der Stirn

- Verschlechterung durch die geringste Bewegung
- Besserung durch Zudecken, Wärme
- völlige Entkräftung, bläuliche Gesichtsfarbe
♦ **Potenzwahl und Dosierung:**
C30 und C200, je 1x5 Globuli im Abstand von 15 Minuten.

6. Zusätzliche Maßnahmen

Der akute Kollaps ist ähnlich wie der traumatische Schockzustand ernst und bedrohlich und verlangt vor allem nach sofortiger ärztlicher Hilfe. Oberstes Gebot ist Ruhe, Ruhe und nochmals Ruhe. Der Helfer muß so ruhig wie möglich agieren, um die richtigen Maßnahmen einzuleiten. Häufig ist der Griff zum Telefon die beste Maßnahme, um sich Hilfe zu holen. Die Quelle des Unfalls muß abgestellt werden, Unfallstelle absichern etc. Die Lagerung (stabile Seitenlagerung, siehe auch Anleitungen über Erste Hilfe) und die Abdeckung mit einer Decke sind wichtige Erstmaßnahmen. Aus ärztlicher Sicht ist die Stabilisierung des Kreislaufs, eventuell durch Infusionen, die vorrangige Maßnahme, damit der Transport ins Krankenhaus oder die Weiterversorgung durchgeführt werden können. Die Homöopathie ist vor allem für die Weiterbehandlung von Bedeutung.

22. Zahnschmerzen. Folgen von Zahnbehandlung

1. Wesentliche Merkmale

Zahnschmerzen können neuralgischen Ursprungs sein, in der Regel entstehen sie wegen kariöser Zähne oder aber als Folgen einer Zahnbehandlung. Sie gehören zu den stärksten und am schlechtesten ertragenen Schmerzen überhaupt und machen in der Regel den Gang zum Zahnarzt zur Beseitung der Schmerzursache notwendig. Die homöopathische Behandlung kann hier nur unterstützend im Rahmen der zahnärztlichen Behandlung verstanden werden.

2. Abgrenzung zu anderen Krankheitsbildern

Kopfschmerzen, Neuralgien im Gesichtsbereich, Nebenhöhlenentzündungen können Beschwerden wie bei Zahnschmerzen verursachen.

3. Wann ist unbedingt ein Arzt hinzuzuziehen?

Zahnschmerzen führen automatisch zum Zahnarzt. Regelmäßige zahnärztliche Kontrollen, vor allem bei Kindern, verstehen sich von selbst.

4. Wichtige, homöopathisch relevante Symptome, Merkmale, Modalitäten

1. Ursache von Zahnschmerzen: Entzündung, Karies, Zahnbehandlung, Erkältung, Verletzung etc.
2. zeitliche Auffälligkeit: eher nachts, morgens, tags etc.
3. Art der Schmerzen: pochend, stechend, brennend etc.
4. Modalitäten der Besserung bzw. Verschlechterung: Kälte, Wärme, Essen, Trinken, Gehen, Stehen, Druck, frische Luft, Zimmerluft etc.
5. genaue Lokalisation: rechts, links, oben, unten
6. Allgemeinsymptome wie Schwitzen, Frieren, Durst, Appetit etc.
7. psychische Verfassung des Patienten
8. auffällige Begleitsymptome

5. Differenzierung der wichtigsten homöopathischen Arznei-mittel

Aconitum (Acon)

Mittel für akute, heftig einsetzende Zahnschmerzen nach Art einer Neuralgie. Eventuell trockene, kalte Winde als Auslöser.
- Zahnfleisch heiß, trocken, entzündet
- klopfende, pochende Zahnschmerzen
- Schmerzen in gesunden Zähnen
- die Zähne sind kälteempfindlich
- gleichzeitig Angst und Unruhe
- nach einer psychisch als „schrecklich" erlebten Zahnbehandlung

♦ **Potenzwahl und Dosierung**:
C30, 1x5 Globuli, oder Verkleppern, wie auf Seite 21 angegeben.

Arnika (Arn)

Sollte nach jeder traumatisierenden Zahnbehandlung eingenommen werden.
- Wundschmerz wie gequetscht, wie zerschlagen
- nach Blutverlusten und Blutungen

♦ **Potenzwahl und Dosierung**:
C30, 1x5 Globuli, am besten kurz vor dem Eingriff.

Chamomilla (Cham)

In erster Linie als Zahnungsmittel für Kleinkinder bekannt. Kann aber auch bei heftigen Zahnschmerzen Erwachsener eingesetzt werden.
- außerordentliche Reizbarkeit bei den Zahnschmerzen
- sehr schmerzempfindlich; der Patient kann die Schmerzen nicht mehr ertragen.
- eine Wange rot, die andere blaß
- anfallartige Zahnschmerzen, mit Wutausbrüchen
- Zahnschmerzen besser beim Essen
- Zahnschmerzen verschlimmern sich nach warmen Getränken
- stechende Zahnschmerzen, die bis in die Ohren ausstrahlen
- Zahnweh, wenn irgend etwas Warmes eingenommen wird, nach Kaffee, während der Schwangerschaft
- Schmerz in gesunden Zähnen

♦ **Potenzwahl und Dosierung**:
C30, 1x5 Globuli, oder Verkleppern, wie auf Seite 21 angegeben.

Coffea (Coff)

Coffea zeigt im Arzneimittelbild eine starke Überempfindlichkeit gegen Schmerzen aller Art. Es ist eines der wenigen homöopathischen „Schmerzmittel" und häufig für Zahnschmerzen geeignet.

– Zahnschmerzen, die durch Eiswasser im Mund oder Eiswürfel gelindert werden
– Zahnschmerzen, die durch Wärme schlimmer werden
– Zahnschmerzen, die durch Lärm oder andere äußere Eindrücke schlimmer werden
– neuralgieartige Zahnschmerzen; Schmerz in gesunden Zähnen
– Zahnschmerzen besser beim Essen
– allgemeine Erregbarkeit und Überempfindlichkeit
– der Patient ist reizbar und lehnt Mitgefühl ab
♦ **Potenzwahl und Dosierung**:
C30, 1x5 Globuli, oder Verkleppern, wie auf Seite 21 angegeben.

Hypericum (Hyper)

Schmerzmittel, das immer dann angezeigt ist, wenn Nerven verletzt wurden oder Nervenschmerzen bestehen.

– Zahnschmerzen, wenn der Nerv betroffen ist
– Gesichtsneuralgie und Zahnschmerzen von ziehendem, reißendem Charakter
– Zahnschmerzen nach Zahnbehandlung, insbesondere wenn der Nerv betroffen ist
♦ **Potenzwahl und Dosierung**:
C30, 1x5 Globuli, oder Verkleppern, wie auf Seite 21 angegeben.

Kreosotum (Kreos)

Mit Kreos haben wir ein Mittel zur Hand, das bei Schmerzen kariöser, schlechter Zähne häufig hilfreich ist. Außerdem kann es ein wirksames Mittel bei Zahnungsbeschwerden der Säuglinge sein.

– Zähne, die frühzeitig schlecht werden
– Karies mit Zahnschmerzen

- schwarze Stellen auf den Zähnen, unerträgliche Schmerzen
- Zahnschmerzen schlimmer in der Schwangerschaft
- aufgedunsenes, bläuliches, blutendes Zahnfleisch
- nach Zahnextraktionen sickert dunkles, leicht geronnenes Blut heraus
- schon die Milchzähne haben frühzeitig Karies

♦ **Potenzwahl und Dosierung**:
Bei Schmerzen C30, 1x5 Globuli, oder Verkleppern, wie auf Seite 21 angegeben. Bei Karies frühzeitig D12, 3x3 in immer wiederkehrenden, kurzen Intervallen.

Mercurius (Merc)

Eines der wichtigsten Mittel für Zahnschmerzen, wenn chronische, eitrige Entzündungen mit im Spiel sind. Oft zur Nachbehandlung nach Entfernung von Amalgamfüllungen eingesetzt.
- lockere, hohle, schwarze Zähne mit Zahnschmerzen
- Zahnschmerzen schlimmer durch Wärme und Kälte
- Zahnschmerzen schlimmer nachts
- metallischer Mundgeschmack; Zahneindrücke der Zunge; starker Speichelfluß
- zur Nachbehandlung nach Entfernung von Amalgamfüllungen
- Zahnschmerzen nach Wurzelbehandlungen
- Zahnschmerzen „beherdeter" Zähne, bis diese saniert werden können (chronische Eiterung)
- Zähne empfindlich, locker, mit dem Gefühl, als wären sie zu lang
- Zahnfleischbluten, mit Neigung zur Geschwürsbildung um die Zähne

♦ **Potenzwahl und Dosierung**:
C30, 1x5 Globuli, oder Verkleppern, wie auf Seite 21 angegeben.

Magnesium carbonicum (Mag-c)

Alle Magnesium-Salze haben eine Beziehung zum Verdauungskanal und zu krampfartigen Schmerzen. Mag-c vor allem für Personen, die von Natur aus reizbar und nervös sind.
- ziehende, grabende, bohrende Zahnschmerzen, auch Gesichtsschmerzen
- Zahnschmerzen schlimmer in der Schwangerschaft, besser durch Kälte

- Zahnschmerzen, die nachts schlimmer sind
- Verlängerungsgefühl der Zähne
- Beschwerden vom Durchbruch der Weisheitszähne
- Karies der Zähne des Unterkiefers
♦ **Potenzwahl und Dosierung**:
C30, 1x5 Globuli, oder Verkleppern, wie auf Seite 21 angegeben.

Nux vomica (Nux-v)

Kann fast routinemäßig für die „Folgen einer Zahnbehandlung"
eingesetzt werden, wenn nach ausgedehnten Behandlungen viel
Anästhetikum gebraucht wurde und Beschwerden bestehen blei-
ben.
- wichtigstes Mittel für die Folgen einer Zahnbehandlung
- nach einer Zahnbehandlung mit lokaler Anästhesie
- Parodontose
- Zahnschmerzen schlimmer nach kalten Dingen
- Zahnschmerzen in gesunden Zähnen
♦ **Potenzwahl und Dosierung**:
C30, 1x5 Globuli, oder Verkleppern, wie auf Seite 21 angege-
ben.

Plantago major (Plant)

Hat vor allem Bedeutung für die Behandlungvon Ohrenschmer-
zen und Zahnschmerzen.
- Ohrenschmerzen und Zahnschmerzen abwechselnd
- Zähne wie zu lang
- Zahnschmerzen schlimmer in kalter Luft, von kalten Geträn-
ken, durch Berührung, durch Erwärmung
- Schmerz in gesunden Zähnen
- Zahnschmerzen besser beim Essen
- Zahnschmerzen bis in die Ohren ausstrahlend
- Speichelfluß bei den Schmerzen
♦ **Potenzwahl und Dosierung**:
C30, 1x5 Globuli, oder Verkleppern, wie auf Seite 21 angegeben.

Pulsatilla (Puls)

Die allgemeinen Charakteristika von Puls gelten auch für Zahnschmerzen.
- Zahnschmerzen mit trockenem Mund ohne Durst

- Zahnschmerz besser durch Halten von kaltem Wasser im Mund
- Zahnschmerz schlimmer durch Warmes
- Zahnschmerz schlimmer in heißen Räumen
- Zahnschmerz an wechselnden Zähnen

♦ **Potenzwahl und Dosierung**:
C30, 1x5 Globuli, oder Verkleppern, wie auf Seite 21 angegeben.

Silicea (Sil)

Silicea ist ein wichtiges Mittel für alle Entzündungen, die in Eiterung übergehen. Zahnherde können mit diesem Mittel manchmal noch nach außen abgeleitet werden. Bei chronisch eiternden Zuständen hilfreich.

- Abszesse an den Zahnwurzeln
- Zahnfisteln
- Karies greift auf den Knochen über, mit fistelartigen Öffnungen, Absonderung von Eiter und Knochensplittern
- Empfindlichkeit gegen kaltes Wasser

♦ **Potenzwahl und Dosierung**:
D12, 2x3 Globuli über 5–7 Tage oder bis der Abszeß abfließt bzw. das abzustoßende Gewebsstück erscheint.

Spigelia (Spig)

Wichtiges Mittel für neuralgieartige Schmerzen im Kopfbereich, auch der Zähne. Die linke Seite ist bevorzugt betroffen.

- Gesichtsschmerz, linksseitig, besonders der Oberkiefer- und Jochbeingegend
- neuralgieartige, einschießende Zahnschmerzen, eher links
- Zahnschmerzen reißend oder brennend, schlimmer mittags, durch Lärm oder Bewegung
- Zahnschmerzen verschlimmern sich durch Berührung, Bücken

♦ **Potenzwahl und Dosierung**:
C30, 1x5 Globuli, oder Verkleppern, wie auf Seite 21 angegeben.

Staphisagria (Staph)

Im Bereich der Zähne ist Staph ein wichtiges Mittel bei Kariesbeschwerden und nach Zahnbehandlungen.

- Zahnfleisch schwammig, leicht blutend

- gesunde und schlechte Zähne sind sehr schmerzhaft durch Berührung, Essen, Trinken
- frühzeitiger Verfall und Verfärbung der Zähne
- Zähne werden schwarz und bröckeln ab, sobald sie erscheinen
- neuralgieartige Zahnschmerzen durch Karies, die zu den Augen ausstrahlen
- Zahnschmerzen während des Menstruation
- Zahnfleischeiterung mit geschwollenen Unterkieferdrüsen

♦ **Potenzwahl und Dosierung**:
D12, Globuli, 2x3 eine Woche, dann eine Woche Pause, dann wiederholen.

6. Zusätzliche Maßnahmen

Bei Zahnschmerzen hilft letztlich nur die Sanierung der Ursache. Fehlerhafte Eßgewohnheiten mit hohem Anteil an Süßigkeiten sind zu korrigieren. Eine gute und regelmäßige Zahnhygiene ist neben guter Ernährung natürlich Grundvoraussetzung für gesunde Zähne.

23. Hauterkrankungen

Allgemeine Vorbemerkungen

Hautkrankheiten sind vielfältig und häufig schwierig zu diagnostizieren. Hier interessieren natürlich vor allem die relativ leicht und unkompliziert zu behandelnden akuten Erkrankungen der Haut, also Eiterungen, Abszesse, Herpes. Die Besprechung von Ekzemkrankheiten und Akne, die ihrer Natur nach ja chronisch sind, ist eher knapp bemessen. Wichtige Hauterkrankungen wie Neurodermitis, Psoriasis (Schuppenflechte), allergische Hauterkrankungen, Pilzerkrankungen etc. müssen in diesem Rahmen unberücksichtigt bleiben, weil sie hinsichtlich der Diagnostik anspruchsvoll und hinsichtlich der Behandlung häufig langwierig und kompliziert sind. In homöopathischer Sichtweise kommt der Haut eine eindeutig ausleitende Funktion beim Bestehen innerer Krankheiten zu. Einseitiges „Wegkurieren" dieses Ventils verschlimmert häufig die inneren Krankheitsprozesse. Gerade Ekzeme, aber auch die Akne als hormonelle Störung sind vor diesem Hintergrund zu bewerten und letztlich nur durch die konstitutionelle Behandlung des Gesamtorganismus sinnvoll zu behandeln.

A. Abszesse und Eiterungen

1. Wesentliche Merkmale

Eiterungen, Phlegmonen, Abszesse des Hautorgans kommen entweder als eigenständige Erkrankungen durch bakterielle Infekte oder als Folge schlecht verheilter, infizierter Wunden zustande. Es finden sich in der Regel die klassischen Entzündungszeichen: Schwellung, Rötung, Schmerz, Hitze, bei Eiterung mit gelblichen, unter der Haut gelegenen Bezirken. Im Frühstadium dieser Erkrankungen ist die Ausheilung der Infektion das Ziel, im fortgeschrittenen, eiternden Stadium die Beschleunigung der Ableitung des Eiters nach außen.

2. Abgrenzung zu verwandten Krankheitsbildern

Frische Wunden sind der korrekten chirurgischen Wundversorgung zuzuführen, insbesondere wenn sie verschmutzt sind und Infektionsgefahr besteht. Gelegentlich können gut- oder bösartige Hauttumore entzündliche Veränderungen wie Abszesse etc. aufweisen. Solche verdächtigen Hautbezirke bestehen aber in der Regel schon länger und sollten gelegentlich untersucht werden.

3. Wann ist unbedingt ein Arzt hinzuzuziehen?

Wenn ein großer Abszeß einen Reifegrad erreicht hat, daß er gespalten werden muß, wenn der Prozeß sehr schmerzhaft ist oder wegen seiner Lage (zum Beispiel obere Gesichtshälfte, Gelenknähe etc.) problematisch ist, wird ärztliche Behandlung notwendig. Jede hartnäckige Entzündung, die sich auf eigene Behandlung hin nicht bessert, gehört in ärztliche Obhut. Außerdem muß bei unklaren Prozessen die diagnostische Abklärung durch den Arzt vorgenommen werden. Ebenso sollten Panaritien, also Eiterungen am Nagelbett, wegen ihrer großen Schmerzhaftigkeit frühzeitig einem Arzt vorgeführt werden.

4. Wichtige, homöopathisch relevante Symptome, Merkmale, Modalitäten

1. Ursache von Abszessen und Eiterungen: Entzündung, Verletzung, Neigung zu Abszeßbildung etc.
2. Zeitpunkt des Beginns und Tempo der Entwicklung der Eiterung
3. Stadium des Prozesses: Entzündungsstadium, beginnende Eiterung, reifer Abszeß etc.
4. Art der Schmerzen: pochend, stechend, brennend etc.
5. Aussehen der Haut: bläulich, rötlich, geschwürig, angeschwollen, absondernd etc.
6. Modalitäten der Besserung bzw. Verschlechterung: Kälte, Wärme, Essen, Trinken, Gehen, Stehen, Druck, frische Luft, Zimmerluft etc.
7. genaue Lokalisation: Körperteil

8. Allgemeinsymptome wie Schwitzen, Frieren, Durst, Appetit etc.
9. psychische Verfassung des Patienten
10. auffällige Begleitsymptome

5. Differenzierung der wichtigsten homöopathischen Arznei-mittel

Belladonna (Bell)

Wichtiges Mittel für das erste Stadium einer Abszeßbildung mit klassischen Entzündungszeichen.
- Abszeßbildung mit Schwellung, Rötung, Hitze, starken Schmerzen
- oft Fieber im Anfangsstadium
- Druck, Brennen und Stechen im Abszeß
- Scharlachröte und heiße Schwellung
- große Empfindlichkeit gegen kalte Luft
- rascher Beginn
♦ **Potenzwahl und Dosierung:**
D12, 3x3 Globuli über 3 bis 4 Tage. Oder einmalig C30, 1x5, oder verkleppern wie auf Seite 21 angegeben.

Carbo vegetabilis (Carb-v)

Für kalte, reaktionslose Geschwüre in schlecht durchbluteten Bezirken bei Krampfaderneigung, wie zum Beispiel Unterschenkelgeschwüre älterer Menschen, aber auch entzündete Wunden, die nicht abheilen.
- hartnäckige Geschwüre mit harten Rändern und brennenden Schmerzen
- schmerzlose Geschwüre älteren Datums
- geschwürig entzündete Krampfadern (Ulcus cruris varicosum)
- Geschwüre mit stinkenden Absonderungen
- funktionsträge und kalte Haut als Grundlage für Entzündungen
- Verschlechterung durch Wärme, Zimmerwärme, warme Anwendungen, abends
- Besserung an der frischen Luft
♦ **Potenzwahl und Dosierung:**
C6, 1x5 , Globuli täglich über 8 bis 10 Tage.

Hepar sulfuris (Hep)

Eines der großen Eiterungsmittel der Homöopathie.

- stark ausgeprägte Eiterungsneigung
- Abszesse, eiternde Drüsen, die sehr empfindlich sind
- Papeln, die zur Eiterung und zur Ausbreitung neigen
- Akne bei Jugendlichen
- ungesunde Haut; jede kleine Verletzung eitert.
- sehr kälte- und zugluftempfindlich

♦ **Potenzwahl und Dosierung:**

D12, 3x3 Globuli über 3–4 Tage. Oder einmalig C30, 1x5, oder verkleppern wie auf Seite 21 angegeben.

Lachesis (Lach)

Wichtiges Entzündungsmittel, wobei bläuliche Verfärbung vorherrscht und oft die linke Seite bevorzugt befallen wird.

- Furunkel, Abszesse, Geschwüre mit bläulicher, purpurner Umgebung
- dunkle Blasenbildung
- Geschwüre mit schwarzen Rändern
- blau-schwarze Schwellungen
- Talgdrüsenzysten
- Krampfadergeschwüre

♦ **Potenzwahl und Dosierung:**

D12, 3x3 Globuli über 3–4 Tage. Oder einmalig C30, 1x5, oder verkleppern wie auf Seite 21 angegeben.

Mercurius (Merc)

Neben Hep und Sil das wichtigste Eiterungsmittel der Materia Medica. Die Allgemeinsymptome (nächtliche Verschlimmerung, übelriechende Absonderungen) sind wichtig.

- Geschwüre mit unregelmäßigen Rändern
- Abszesse im Eiterungsstadium, die Eiterung muß bereits stattgefunden haben
- Haut fast ständig feucht, klebrige, stinkende Schweiße
- allgemeine Neigung zu reichlichem Schwitzen, vor allem nachts, ohne Erleichterung
- langsam eiternde Abszesse
- reichlicher, blutiger, dünner, wundfressender und wäßriger Eiter
- harte, heiße, entzündliche Schwellung

◆ **Potenzwahl und Dosierung:**
D12, 3x3 Globuli über 3–4 Tage. Oder einmalig C30, 1x5, oder verkleppern wie auf Seite 21 angegeben.

Silicea (Sil)

Neben Hep und Merc das wichtigste Eiterungsmittel, kann die Eiterbildung beschleunigen und kontrollieren.

- für eiternde Hautprozesse, wenn die Eiterbildung beschleunigt, aber auch begrenzt werden soll
- zur Abstoßung von Schmutzpartikeln und Fremdkörpern aus infizierten, eiternden Wunden
- allgemein frostiger Patient, Neigung zu Kopfschweißen (kühl) und übelriechendem Fußschweiß
- langsame Wundheilung
- Fistelbildung(Ausbildung von kleinen Ausführungsgängen aus eiternden Prozessen)

◆ **Potenzwahl und Dosierung:**
D12, 3x3 Globuli über 3–4 Tage. Oder einmalig C30, 1x5, oder verkleppern wie auf Seite 21 angegeben.

6. Zusätzliche Maßnahmen

Ruhigstellung des entzündeten Körperteils, Desinfektion und Verband gehören zu den Grundmaßnahmen, die bei solchen Erkrankungen zu treffen sind. Schlimmere Schmerzen können durch kühlende Verbände mit Alkoholen wie Rivanol etc. gelindert werden. Von der Anwendung der weitverbreiteten, teerhaltigen Zugsalben ist eher abzuraten, da sie das Infektionsgebiet schwarz färben und der Zustand der Eiterbildung nicht mehr zu kontrollieren ist. Aufstechen mit Nadeln ist zu unterlassen, da die Stichkanäle sich umgehend wieder verschließen. Das ärztliche Skalpell ist die deutlich bessere Alternative. Strikte Hygiene aller, die mit der Wunde Kontakt hatten, ist notwendig, um eine Weiterverbreitung der Infektion zu verhindern.

B. Herpes (labialis und genitalis)

1. Wesentliche Merkmale

Die bläschenförmigen Hautausschläge, die vor allem an den Übergängen zwischen Haut und Schleimhäuten, also an Lippen, Nase, Genitalien und Anus auftreten, können im Prinzip jeden Körperteil befallen. Eine besonders schmerzhafte Variante und langwierig in der konventionellen Behandlung ist die Gürtelrose. Es handelt sich bei Herpeserkrankungen um die akute Ausprägung einer chronisch schlummernden (latenten) Infektion mit Herpesviren. Wenn einmal eine Infektion stattgefunden hat, ziehen sich nach Abheilung des Hautausschlages die Erreger in die Kerne der regionalen Nerven zurück, um bei Störungen des Immunsystems (Infekte, starke Sonneneinstrahlung, Unterkühlung, Streß) wieder aufzutauchen und erneut schmerzhafte Hautausschläge hervorzurufen. Sie sind Anzeiger für den Gesamtzustand des Immunsystems. In der Behandlung sind sie mithin als chronische Erkrankung einzustufen und sollten deshalb konstitutionell über längere Zeiträume behandelt werden. Gerade hier hat sich die homöopathische Behandlung sehr bewährt, aber sie verlangt entsprechende Erfahrung und ein weitgefächertes Arsenal von homöopathischen Mitteln, insbesondere von Nosoden. Diese Mittel sind nicht Bestandteil einer normalen Hausapotheke und sollten es auch nicht sein. Dennoch gibt es einige Mittel, die bei akutem Auftreten von Herpesausschlägen gut und sicher wirken. Die Intervallbehandlung sollte dann aber beim erfahrenen Homöotherapeuten durchgeführt werden.

2. Abgrenzung zu verwandten Krankheitsbildern

Die Bläschenausschläge, die innerhalb eines Tages auftreten, häufig aufplatzen und nässen, sind nur schwer mit anderen Hauterkrankungen zu verwechseln. In der Genital- und Afterregion können Kondylome, also Feigwarzen, gelegentlich zu Verwechslung Anlaß geben.

3. Wann ist unbedingt ein Arzt hinzuzuziehen?

Wenn die Natur der Erkrankung nicht eindeutig geklärt ist oder wenn der Herpesausschlag entgleist, wenn er also gewaltig an Größe zunimmt, ausgedehnte Partien befällt oder sich superinfiziert und ausgedehnte Eiterungen entstehen.

4. Wichtige, homöopathisch relevante Symptome, Merkmale, Modalitäten

1. mögliche Ursachen: Sonneneinwirkung, Unterkühlung, Erkältung, Infektionskrankheiten, Ärger etc.
2. Zeitpunkt des Beginns und Tempo der Entwicklung der Herpesbläschen
3. Stadium des Prozesses: Beginn der Erkrankung, entwickelter herpetischer Ausschlag etc.
4. Art der Schmerzen: pochend, stechend, brennend etc.
5. Aussehen der Haut: bläulich, rötlich, geschwürig, angeschwollen, absondernd etc.
6. Modalitäten der Besserung bzw. Verschlechterung: Kälte, Wärme, Essen, Trinken, Gehen, Stehen, Druck, frische Luft, Zimmerluft etc.
7. genaue Lokalisation: Körperteil
8. Allgemeinsymptome wie Schwitzen, Frieren, Durst, Appetit etc.
9. psychische Verfassung des Patienten
10. auffällige Begleitsymptome

5. Differenzierung der wichtigsten homöopathischen Arzneimittel

Dulcamara (Dulc)
Wichtiges Schleimhautmittel mit deutlicher Wirkung auf herpetische Ausschläge.
- feuchter, eiternder Herpes, beim Kratzen sickert helle Flüssigkeit heraus
- rot, mit rotem Hof, blutet beim Kratzen
- Verschlimmerung abends, bei kaltem, feuchtem Wetter, in Ruhe

- Besserung durch leichte körperliche Betätigung im warmen Zimmer
- Herpes tritt oft nach Durchnässung im Zusammenhang mit Auskühlung auf (Regen)

♦ **Potenzwahl und Dosierung:**
D12, 3x3 Globuli über 3–4 Tage. Oder einmalig C30, 1x5, oder verkleppern wie auf Seite 21 angegeben.

Hepar sulphuris (Hep)

Wichtiges Mittel für eitrige Entzündungen der Haut, aber auch für Herpes.
- Herpes äußerst berührungsempfindlich
- kleine Geschwüre umgeben inselartig ein großes
- Herpes schlimmer nachts, es besteht äußerste Empfindlichkeit gegen kalte Luft
- stechende splitterartige Schmerzen im herpetischen Ausschlag
- Herpes mit Neigung, in Eiterung überzugehen
- Herpes nach Zugluft, Erkältung

♦ **Potenzwahl und Dosierung:**
D12, 3x3 Globuli über 3–4 Tage. Oder einmalig C30, 1x5, oder verkleppern wie auf Seite 21 angegeben.

Natrium muriaticum (Nat-m)

Bei Herpes am besten dann einzusetzen, wenn dieser im Rahmen einer fieberhaften Erkrankung als sog. Fieberbläschen oder nach starker Sonnenexposition aufgetreten ist. Allgemeineindruck: empfindliche Personen, dünn, durstig, hoffnungslos, schlechter Ernährungszustand.
- Herpes simplex an den Lippen während Fiebers
- feuchter Herpes
- Herpes nach starker Sonneneinwirkung (Gletscherbrand)
- Herpes schlechter durch Wärme
- Herpes besser im Freien, beim Hinlegen und beim Schwitzen

♦ **Potenzwahl und Dosierung:**
D12, 3x3 Globuli über 3–4 Tage. Oder einmalig C30, 1x5, oder verkleppern wie auf Seite 21 angegeben.

Rhus toxicodendron (Rhus-t)

Eines der wichtigsten Hautmittel der Homöopathie, oft im Zusammenhang mit rheumatischen Beschwerden.

- Herpes nach starker Abkühlung, im Winter, durch naßkalte Witterung
- Herpes mit unaufhörlichem Jucken, Brennen, Kribbeln
- bei warmem Wetter selten Hautausschläge
- Neigung zu rheumatischen Beschwerden
- Herpes bei jeder Erkältung und nach Durchnässung

♦ **Potenzwahl und Dosierung:**
D12, 3x3 Globuli über 3–4 Tage. Oder einmalig C30, 1x5, oder verkleppern wie auf Seite 21 angegeben.

Sepia (Sep)

Sep ist häufiger beim genitalen Herpes und öfter bei Frauen angezeigt. Oft taucht er auf oder verschlimmert sich während der Menstruation, in der Schwangerschaft und in der Stillzeit.

- Herpes genitalis und labialis, häufig während Menstruation, Schwangerschaft, Stillzeit
- Herpesbläschen mit schuppenartigen Auflagerungen
- Verschlimmerung durch kaltes Wetter
- Herpes oft auch an anderen Körperstellen
- Ausbreitungstendenz von Lippen zu Mundwinkeln und Nase
- vor allem passend für brünette, sportliche, drahtige, aber erschöpfte Frauen

♦ **Potenzwahl und Dosierung:**
D12, 3x3 Globuli über 3–4 Tage. Oder einmalig C30, 1x5, oder verkleppern wie auf Seite 21 angegeben.

6. Zusätzliche Maßnahmen

Kratzen ist tunlichst zu unterlassen, da das austretende Sekret andere, benachbarte Partien infizieren kann und sich die Herpeserkrankung immer weiter ausbreitet. Intimkontakte mit anderen Personen in der Entzündungsphase sind zu vermeiden, da Herpesviren über auch sehr kleine Schleimhautwunden leicht übertreten und den Partner infizieren können. Eventuell können milde, pflanzliche Substanzen, die etwa Melissenblätter enthalten, aufgetragen werden, um die Symptome zu mildern und das

Abtrocknen zu beschleunigen. Die im Handel befindlichen Virustatika sind nicht zu empfehlen, da sie das Geschehen nur unterdrücken und den Körper auf Dauer noch anfälliger machen. Auch hier gilt: Die Erkrankung der Haut ist die Äußerungsform einer sich im Innern des Körpers abspielenden Erkrankung, und der Körper sollte dieses zwar subjektiv unersprießlichen, aber so wichtigen Ventils nicht beraubt werden.

C. Akne

Akne ist ein Problem vieler heranwachsender Jugendlicher und junger Erwachsener und entspricht einem chronischen, konstitutionellen Geschehen auf der Grundlage tiefgreifender Reifungsprozesse und hormoneller Umstellungen. Rasche und akut wirkende Maßnahmen helfen entweder nicht oder nur kurz, so daß eine konstitutionelle Behandlung häufig notwendig ist. Die typischen Aknemittel (Aurum, Hepar sulphuris, Syphilinum, Sulphur) sollten keinesfalls aufgrund ihrer lokalen Symptome, sondern wegen ihrer konstitutionellen und psychischen Auffälligkeiten und Besonderheiten eingesetzt werden. Hierzu bedarf es einer ausführlichen Anamnese und einer Behandlung mit hochpotenzierten Einzelmitteln in seltenen Gaben sowie einer kontinuierlichen Betreuung des Patienten über einen längeren Zeitraum mit regelmäßigen Arzt-Patienten-Kontakten.

D. Ekzem

Was für die Akne dargelegt wurde, gilt in noch weit stärkerem Maß für die Ekzemkrankheit, einer Globalbezeichnung für ein wahres Sammelsurium verschiedenartiger Hauterkrankungen, die alle in ähnlichen, nämlich ekzemartigen Ausschlägen an verschiedenen Körperteilen resultieren. Man unterscheidet beispielsweise das neurodermitische Ekzem vom atopischen Ekzem, vom allergischen Ekzem, vom stoffwechselbedingten Ekzem etc. Die Ekzemmittel sind fast so zahlreich wie die gesamte Materia medica überhaupt, und das ist bei der Vielzahl an möglichen auslösenden Faktoren auch kein Wunder. Die Ekzemsymptome selbst werden so gut wie nie auf das passende Mittel weisen, sondern nur jene, die die ganze Person in ihrer Eigenart kennzeichnen, und häufig sind hier gerade psychische Faktoren ausschlaggebend. Auch wenn hier also von der kurzfristigen Selbstbehandlung von Ekzemen abgeraten wird, soll an gleicher Stelle dennoch zur ärztlichen homöopathischen Behandlung von Ekzemen ermutigt werden, denn nur dadurch ist eine Unterdrückung der Hautausschläge und ein Umschlagen nach Innen, beispielsweise in ein Asthma oder ähnlich schwerwiegende Erkrankungen, zu verhindern. Die unterdrückende Behandlung durch Salben, vor allem Cortisonsalben, ist aus homöopathischer Sicht abzulehnen, da gerade dadurch das Entstehen innerer Erkrankungen gefördert wird.

Von der Selbstbehandlung ist noch aus einem weiteren, homöopathiespezifischen Grund abzuraten. Die Behandlung von Ekzemen erfordert viel Fingerspitzengefühl und Erfahrung, da es nicht selten nach Einnahme des passenden Simile zu langanhaltenden Erstreaktionen mit starker Verschlimmerung kommen kann. Insbesondere Sulphur, aber auch jedes andere gutsitzende Mittel kann drastische Hautreaktionen hervorrufen.

III
Materia medica:
Kurzporträts der homöopathischen Mittel

Im folgenden Abschnitt werden in alphabetischer Reihenfolge die Arzneimittelbilder dargestellt. Die konstitutionellen, psychischen und allgemeinen Merkmale werden dabei besonders berücksichtigt, da die Organwirkungen in den einzelnen Kapiteln ausführlich dargestellt sind. Diese Persönlichkeitsmerkmale sind bei den einzelnen Mitteln in unterschiedlicher Ausprägung vorhanden. Sie dienen zur weiteren Absicherung der Arzneiauswahl, es müssen aber auf jeden Fall die Symptome aus den Organkapiteln berücksichtigt werden.

Aconitum napellus (Acon) *Eisenhut oder Sturmhut*
Für hitzige, leicht errötende, kräftige Personen mit robustem Erscheinungsbild. Acon wird bei plötzlichen, heftigen, schmerzhaften, akuten Ereignissen eingesetzt. Der auslösende Faktor ist bei Acon von überragender Bedeutung. Der eiskalte Wind und der (eiskalte) Schreck fahren beide sozusagen „in die Glieder" mit Folgezuständen wie akuten Infekten, Angstzuständen, Unruhe, Furcht. Wenn schreckliche Dinge mit schockartigen Reaktionen erlebt wurden (Anblick eines Unfalls, Erfahrung von drohendem Tod), wird Acon rasch und sicher helfen. Diese äußerlich robust wirkenden Persönlichkeiten sind lebhaft, teilnahmsvoll, extrovertiert, mitfühlend mit Verlangen nach Gesellschaft, in der sie sich wohlfühlen. Andererseits sind sie trotz ihres stabilen Erscheinungsbildes ungemein empfindlich gegen seelische Erschütterung oder plötzlichen Schreck, auf körperlicher Ebene gegen Kälte und kalten Wind, vor allem, wenn sie erhitzt waren. Aus völligem Wohlgefühl heraus plötzlich heftig erkrankt – so werden oft die akuten Acon-Zustände beschrieben.

Gehirn und Psyche, das Nervensystem, das Herz, die inneren Organe sowie die Gelenke sind Hauptangriffspunkte der Acon-

Wirkung. Es reagiert immer die ganze Person, der Verlauf ist plötzlich und heftig.

Es können in einem akuten Acon-Zustand viele Ängste auftreten: in Menschenmengen, engen Räumen, auf offenen Plätzen, in der Dunkelheit, im Lift, im Tunnel, vor einer Herzkrankheit, daß der Herzschlag aufhört, ohnmächtig zu werden, im Flugzeug und viele andere. Es kommt dann häufig zu panikartigen Zuständen, die wie ein inneres Erdbeben erlebt werden: rotes Gesicht, Schwindel, Taubheitsgefühle, auch einseitig, ohnmachtsartige Zustände mit Schwitzen, Zittern, Atemnot. Die Verschlimmerungszeiten sind nachts von 0–4 Uhr oder kurz nach dem Einschlafen, während des Einschlafens, in der Dämmerungszeit.

Allgemein findet sich bei solchen Personen eine starke Erregbarkeit des Gefäß- und Nervensystems, eine Verschlimmerung der Symptome durch Hitze, ein Verlangen nach frischer Luft. Häufig finden sich einseitige Gefühlsstörungen oder neuralgieartige Schmerzen mit Kribbeln, Taubheit. Häufigste Ursache sind die genannten psychischen Auslöser, die plötzliche Abkühlung, vor allem nach vorhergehender Überhitzung, trockene kalte Winde, plötzliche Wetterstürze mit trocken-kaltem Wetter, Ostwind.

Berührung, Bewegung, Dämmerung verschlimmern die Beschwerden. Absonderungen, Ruhe, Trinken von kaltem Wasser bessern die Beschwerden. Für manche Patienten schmeckt alles bitter außer kaltem Wasser.

> Symptome in den Kapiteln: 1, 2, 3, 5, 7, 8, 14, 17, 18, 19, 20, 22.

Aesculus hippocastanum (Aesc) *Gemeine oder weiße Roßkastanie*

Wird vor allem bei Erkrankungen des venösen Systems eingesetzt, also bei Krampfadern und Hämorrhoiden.

Die Venen sind gestaut, erweitert. Krampfadern der Beine, des Enddarms (Hämorrhoiden); aber auch im Hals, in der Speiseröhre, in den Augen finden sich erweiterte und geschlängelte Venen.

Aesc hilft auch bei Rückenschmerzen in der Kreuzgegend, die durch Bücken oder Aufrichten vom Bücken schlimmer werden.

Die Schmerzen im Enddarm werden oft als ausstrahlend beschrieben, zur Kreuzgegend und in die Hüften.

Die Empfindungen im Enddarm, aber auch in anderen betroffenen Körperteilen mit gestauten Venen sind heiß, trocken, steif,
rauh oder voll. Deswegen sind die Patienten oft ziemlich reizbar.

Die Stühle sind hart, und es besteht Tendenz zur Verstopfung.

> Symptome in Kapitel 15.

Allium cepa (All-c) *Rote Zwiebel, Küchenzwiebel*
Spielt in erster Linie als Schnupfenmittel eine wichtige Rolle. Die
Leitsymptome sind jedem durch die Verwendung der Küchenzwiebel bekannt: starker, beißender, wundmachender Fließschnupfen mit starkem, mildem, nicht wundmachendem Tränenfluß aus den Augen, Besserung an der frischen Luft. In warmen Räumen wird alles schlimmer. Bei Schnupfen bestehen
Kopfschmerzen, die im Freien besser, im Zimmer wieder
schlechter werden. Die Kopfschmerzen werden auch beim
Schließen der Augen schlimmer. Die Nase läuft tropfend, wäßrig, reichlich. In vielen Fällem von akuten Heuschnupfensym-
ptomen kann es vorerst erheblich Linderung bringen, die
grundsätzliche Behandlung dieser Erkrankung erfordert jedoch
andere, tiefer wirkende Mittel. Auch der Heuschnupfen ist
schlimmer im warmen Zimmer, besser im Freien (trotz der Pol-
len!), schlimmer abends und nachts. Oft besteht eine Abneigung
gegen Zwiebeln.

> Symptome in Kapitel 4.

Aloe *Aloe soccotrina: eine Liliacee*
Verdauungsstörungen wie Magen-Darmentzündung, Dickdarm-
entzündung und Störungen des Enddarms mit Durchfällen und
Bauchschmerzen sind die Hauptwirkungsbereiche dieses Mittels.
Außerdem wirkt Aloe auch auf die Venen, so daß es zu venösen
Stauungen in einigen Bereichen kommt, vor allem im Enddarm
mit Krampfadern. Patienten, die Aloe benötigen, sind üblicher-
weise warm und vertragen Hitze nicht besonders gut. Die
Durchfälle treten oft in den frühen Morgenstunden auf und treiben die Patienten aus dem Bett. Auch tagsüber kann es oft zu
plötzlichem Stuhldrang und Durchfällen kommen, insbesondere
bei älteren Menschen, die oft große Mühe haben, den vorzeiti-

gen Stuhlabgang zurückzuhalten. Häufig bestehen gleichzeitig Hämorrhoiden, die Stühle sind wäßrig und haben Schleimbeimengungen. Oft besteht bei Erkrankungen ein abwärtsziehendes Gefühl im Bauch. Und immer besteht bezüglich der Dichtigkeit des Enddarms eine gewisse Unsicherheit.

> Symptome in den Kapiteln 12, 15.

Alumina (Alum) *Aluminiumoxyd, ausgeglühte Tonerde*

Mager, inaktiv, trocken und erschöpft: so lassen sich die Hauptcharakteristika von Alumina zusammenfassen. Es ist für viele Krankheiten einzusetzen, für Halsschmerzen, trockene Hautausschläge, für Zustände, die von trockenen Schleimhäuten herrühren, vor allem für Darmträgheit und Verstopfung. Der Stuhl ist hart, trocken und knotig, die Darmschleimhaut ist trocken und die Verdauung stellt ein großes Problem dar. Jeder Stuhlgang ist eine einzige große Anstrengung, und auch sonst scheint alles anstrengend. Es besteht eine deutliche Tendenz zu chronischen Erkrankungen, weshalb Alumina selten bei akuten Prozessen sondern eher als Konstitutionsmittel einzusetzen ist. Es besteht eine ausgesprochene Furcht vor Messern, spitzen Gegenständen, bei allgemeiner Langsamkeit und Verwirrung, wie gelähmt. Stechende Empfindungen wie von Splittern im Hals, im Enddarm.

> Symptome in Kapitel 13.

Antimonium tartaricum (Ant-t) *Brechweinstein, Tartarus emeticus oder Antimon-Kaliumtartrat*

Wirkt hauptsächlich auf die Atmung und den Kreislauf und erzeugt große Entkräftung und Schwäche. Es werden große Mengen von Schleim gebildet. Die Atmung klingt rasselnd, der Husten ist feucht und locker, die Atemwege sind hörbar voller Schleim. Dennoch gibt es oft nur wenig Auswurf. Beim Hustenanfall kann man den dicken Schleim förmlich sich bewegen hören, aber der Patient bringt ihn nicht hoch. Bei großen Schleimmengen entsteht nicht selten ein Erstickungsgefühl, oft geht der Hustenanfall mit Atemnot einher, bedingt durch die großen Schleimmengen. Vor allem bei Kindern wird es häufig zu leichter Blauverfärbung der Lippen kommen, zusammen mit Schwäche und Erschöpfung. Bei Kindern mit ihren naturgemäß noch engeren Atemwegen kann ein solche Schleimfülle auch bedrohlich werden, und immer, wenn das Kind mit erstickendem Husten kämpft, ist auch an Ant-t zu denken. Während der Erkrankung sind die kleinen Patienten reizbar und mürrisch, sie lassen sich außerordentlich ungern anfassen oder untersuchen, klammern sich an ihren Eltern fest und wollen nicht vom Schoß. Die Patienten sind häufig extrem müde und versinken durch die erschöpfenden Hustenanfälle schnell in einen betäubungsähnlichen Schlaf. Oft bestehen gleichzeitig Übelkeit und Erbrechen. Es ist vor allem für Kinder angezeigt sowie für ältere, erschöpfte Menschen mit starker schleimiger Bronchitis. Atemnot und Husten werden stets durch Hervorbringen des Auswurfs gebessert. Außer für eine gewöhnliche Bronchitis Ant-t durchaus auch für den Keuchhusten in Betracht zu ziehen.

> Symptome in Kapitel 7.

Apis mellifica (Apis) *Honigbiene*

Die Symptome, die jeder durch einen Bienenstich kennt, sind die Leitsymptome für den Einsatz von Apis bei akuten Erkrankungen: Brennen, stechender Schmerz, Rötung und Schwellung bei Infektionen, Entzündungen, Allergien. Vor allem die wäßrige, blaßrote Schwellung kann sehr ausgeprägt sein, manchmal hat man den Eindruck, das Gewebe steht so unter Druck, daß es gleich platzt.

Die Menschen, die Apis benötigen, sind gekennzeichnet durch intensive Geschäftigkeit, „Bienenfleiß", Vitalität und erscheinen als starke und ausdrucksstarke Persönlichkeiten. Sie können von ihren Tätigkeiten sehr eingenommen sein („Workaholic"). Häufiger ist das Mittel für Frauen angezeigt, die geistig und emotional ausgesprochen gesund wirken. Sie sind geradeheraus, häufig reizbar und können recht eifersüchtig reagieren. Innenschau, Geduld und Meditation liegen ihnen nicht besonders. Im allgemeinen haben sie einen ausgeprägten Familiensinn und können auf eine mögliche Bedrohung ihrer Lieben sehr heftig reagieren. Ansonsten sind sie praktisch und haben einen ausgeprägten Geschäftssinn.

Sie reagieren schlecht auf Hitze und haben wenig bis keinen Durst.

Vor allem Lokalsymptome wie Schwellungen und Entzündungen vertragen weder Hitze noch Berührung. Durch Kälte werden sie allgemein und lokal stets gebessert. Bewegung bessert ebenfalls.

Die Schmerzen sind in der Regel stechend oder brennend (Bienenstich). Starker Bewegungsdrang, Unruhe.

Bei Schmerzen, akuten Entzündungen plötzliches Schreien, schrilles Schreien.

Sie haben ein ausgeprägtes Bedürfnis nach Sexualität und leiden sehr, wenn zum Bespiel durch den Verlust eines Partners, ihre sexuellen Bedürfnisse zu kurz kommen. Häufig sind die Patientinnen attraktiv gekleidet, sie schminken sich gern und oft dominiert die Farbe Rot in ihrem Erscheinungsbild und ihren Vorlieben. Häufig sieht man bei der Hektik und Betriebsamkeit ein gewisses Bewegungsungeschick, Dinge fallen auf den Boden.

Das Fieber bei Entzündungen kann rasch sehr hoch werden. Schwellungen um die Augen, Bindehautentzündungen und -schwellungen, Halsentzündungen, die durch kalte Getränke oder Eis gebessert werden, starke Schleimhautschwellungen bei akuten Allergien. Nierenentzündungen mit wäßrigen Schwellungen in verschiedenen Körperbereichen, vor allem um die Augen. Eierstockszysten. Nesselfieber mit brennenden Schmerzen, Hautausschläge, Herpes und Herpes zoster.

> Symptome in den Kapiteln 2, 14, 18C,D, 20.

Argentum nitricum (Arg-n) *Silbernitrat, Höllenstein*

Warmblütig, unruhig, impulsiv, hektisch und hypochondrisch, so könnte mit einer Kurzformel das äußere Erscheinungsbild von Arg-n beschrieben werden. Tendenz zu Schwäche und Abmagerung und viele Ängste, vor allem Höhenangst und Erwartungsangst vor Prüfungen, Auftritten, Konzerten, Arztbesuchen sind wichtige Symptome dieses häufig benötigten Konstitutionsmittels. Die Hauptsymptome finden sich im nervlichen Bereich und bei den Gemütssymptomen. Vom Typus her sind diese Menschen extrovertiert und fröhlich, offen, zugewandt bis zur Übertreibung. Aufgrund einer impulsiven Charakterstruktur können solche Menschen ihre Impulse nur schwer kontrollieren und entwicklen deshalb eine Menge Ängste und Phobien. Zwangsgedanken, von einer Höhe springen zu müssen, Dinge zu werfen, einen Schraubenzieher in eine Steckdose stecken zu müssen, seine eigenen Kinder verletzen zu müssen, können diese Patienten regelrecht quälen. Sie sind sehr beeinflußbar und mitfühlend.

Angst um die eigene Gesundheit, Furcht allein, bei Gesellschaft gebessert. Impulsive Reizbarkeit mit heftiger Reue sind typische psychische Symptome.

Ängste: in engen Räumen, Höhe, Brücken, unheilbar krank zu sein, Unfälle, Ohmachten, Theater, Flugzeuge, zu spät zu kommen, auf weiten, offenen Plätzen.

Immer in Eile. Angst, zu spät zu kommen mit raschem Gehen. Abergläubisch mit Neigung zu fixen Ideen.

Arg-n ist eine der wärmsten Arzneien, mit deutlicher Verschlechterung in der Hitze. Kälte und kalte Anwendungen bessern. Periodische, starke Schwäche, immer wieder auftretend. Verlangen nach Süßigkeiten, die schlecht vertragen werden, Verlangen nach Salzigem. Splitterartige Schmerzen bei lokalen Problemen. Heiserkeit bei professionellen Sängern, Rednern etc. Starkes, lautes, explosives Aufstoßen. Blähungen, die durch Aufstoßen nicht gebessert werden. Durchfall durch Erwartungsangst.

❯ Symptome in den Kapiteln 6, 20.

Arnika (Arn) *Arnica montana: Bergwohlverleih*

Das Hauptmittel für Verletzungen, Erstmittel bei Prellungen, Blutergüssen, Verbrennungen, Verstauchungen, Zerrungen, nach Operationen. Bei Schock direkt oder nach Acon. Durch die Verletzung sind Blutgefäße gerissen, es kommt zum Blutaustritt mit Schwellungen und Schmerzen, blauroter Verfärbung. Starke Angst vor Berührungen, Schlägen, die sich auf der psychischen Ebene in einer Furcht vor näherkommenden Personen äußert, vor der Begegnung mit neuen, unbekannten Menschen. Vom Erscheinungsbild her imponiert ein vollbütiger, lebhafter Mensch mit gerötetem Gesicht. Schlag, Prellung, Quetschung sind die Hauptursachen von Verletzungen, die unbedingt Arnika benötigen. Beim Stichwort Schlag muß auch an die Folgen eines Schlaganfalls gedacht werden, bei dem es ja durch den Riss von Blutgefäßen zum Blutaustritt ins Gehirn gekommen ist.

Arn kann auch bei schweren chronischen Folgezuständen nach Unfällen oder Operationen eingesetzt werden, auch wenn das Trauma schon länger zurückliegt.

Für Arnika-Patienten ist es typisch, daß sie meinen, keine Hilfe zu benötigen, sie schicken den Arzt weg oder lehnen die Unterstützung durch ihre Angehörigen ab, wollen einfach ihre Ruhe, obwohl ihr Zustand objektiv ernst erscheint.

Alles fühlt sich zu hart an. Zerschlagenheitsgefühl. Nach Gehirnerschütterung, Verletzungen des Auges durch Schlag oder Fremdkörper. Nasenbluten beim Waschen, morgens, durch Temperaturwechsel. Gutes Mittel auch bei Wehen, wenn sich die Gebärmutter wie gequetscht und wund anfühlt. Auch nach der Entbindung bei starkem Gequetschtheitsgefühl, viel Blutverlust. Gliederschmerzen wie zerschlagen, Muskelkater nach Sport und Überanstrengung. Grippe und Influenza mit den genannten Symptomen.

> Symptome in den Kapiteln 9, 17, 20, 22.

Arsenicum album (Ars) *Weißes Arsenik*
Eines der größten Konstitutionsmittel mit ausgesprochen breitem Wirkungsbereich, das auch für viele akute Erkrankungen immer wieder in Frage kommt. Häufig kommt es zu plötzlichen, intensiven Krankheitszeichen, die Patienten sind unruhig, ängstlich, kalt und verfroren und sehr schwach. Sie leiden unter verrückt machenden, oft brennenden Schmerzen. Diese und andere Schmerzen werden durch Wärme gebessert. Die Verschlimmerungszeit liegt in der Nacht, und zwar in der ersten Zeit nach Mitternacht, dann sind auch Angst und Unruhe oft am stärksten.

Die starke Angstbetonung in der Persönlichkeit bedingt häufig ein sehr kontrolliertes und geradezu zwanghaftes Verhaltensmuster, das sich bis in die kleinsten Bereiche des Lebens auswirkt. In ihrer Familie haben sie gern das Heft in der Hand, sind sehr ordentlich, gewissenhaft und perfektionistisch, penibel im Hinblick auf ihr Äußeres und das ihrer Lieben, die sich nur schwer dem beharrlichen Zugriff der arsenischen Erziehung entziehen können.

Im körperlichen Bereich ist es bei Erkrankungen der Luftwege, im Magen-Darmbereich mit Erbrechen und Durchfällen, bei Hauterkrankungen oft ein unentbehrliches Arzneimittel, vor allem dann, wenn die Persönlichkeitsmerkmale zutreffen. Bei den Ängsten dominiert die Angst um die eigene Gesundheit, die

Arsen-Patienten oft zum Arzt bzw. zu Ärzten treibt, denn ein einzelner Arzt allein kann unmöglich genügend Kompetenz besitzen, um die Krankheit einzuschätzen und den Patienten zu beschwichtigen. Daneben bestehen Ängste beim Alleinsein, vor allem nachts, in der Dunkelheit, vor Einbrechern etc. Die Angst treibt sie oft nachts aus dem Bett, zwingt sie umherzugehen, die Türen zu kontrollieren, das Bett zu wechseln, sie entwicklen oft eine Reihe zwanghafter Symptome, die je länger, je schlechter kaschiert werden.

Diese Zwanghaftigkeit in der Persönlichkeit macht sich oft auch am Geld fest. Man findet eine ausgeprägte Sparsamkeit, die leicht in Geiz ausarten kann. Das Haushaltsgeld wird bis ins Kleinste kontrolliert, alles wird genau aufgeschrieben. Arsen-Eltern sparen oft bei scheinbar überflüssigem Luxus, sind dagegen sehr ausgabenfreudig, was die Belange der Gesundheit angeht. Das Vorhandensein dieser Charakterzüge und Eigenschaften rechtfertigt den Einsatz von Arsenicum album bei den unterschiedlichsten organischen Krankheiten.

〉 Symptome in den Kapiteln 4, 7, 11, 12, 18, 20, 21.

Arum triphyllum(Arum-t) *Zehrwurzel*

Eines der kleineren Mittel der Materia medica, das gleichwohl große Dienste zu leisten vermag. Es wird vor allem für Probleme im Bereich des Kehlkopfes eingesetzt, also für die Heiserkeit der Redner und Sänger, und hat auch einen wichtigen Anwendungsbereich bei allergischen Erkrankungen wie Heuschnupfen und allergischen Hauterkrankungen.

Schärfe ist das Leitsymptom der für Arum-t charakteristischen Wirkungsweise.

Die allergischen Symptome zeigen sich im Bereich des Mundes in Form von Rötung und Schwellung um den Mundbereich, eventuell ist die ganze untere Gesichtshälfte gereizt. Die Lippen sind rissig und aufgesprungen, die Stimme klingt heiser, Nase und Lippen jucken, und man sieht diese Menschen sich dauernd in der Nase bohren. Der Schnupfen ist scharf, wäßrig und wundmachend, oft kommt es zu nächtlichen Niesattacken. Verschlimmerung durch Wind, Besserung durch Wärme.

〉 Symptome in Kapitel 6.

Belladonna (Bell) *Tollkirsche, Irrbeere, Wutbeere*

Neben Acon das wichtigste und am häufigsten gebrauchte Mittel für akute fieberhafte Zustände mit anfallartig auftretenden Symptomen, die plötzlich beginnen und plötzlich enden. Es finden sich die typischen Entzündungszeichen, also Schwellung, Rötung, Hitze und Schmerz, mit raschem Beginn und Fortschreiten der Erkrankung. Die Plötzlichkeit ist eines der Hauptkennzeichen dieses Mittels. Die Anfälle sind von drastischer, absoluter Heftigkeit, aber zwischen den Anfällen ist von den Krankheitszeichen nicht allzuviel zu bemerken. In gesunden Phasen sind die meist kleinen Patienten fröhlich, sie lachen, tanzen, singen, fühlen sich glücklich. Wenn aber das Fieber kommt, können sie fast verrückt werden, haben regelrechte Wahnvorstellungen, der Körper wird heiß und pocht, das Herz klopft, und es besteht das Gefühl einer großen drohenden Gefahr.

Trockene Röte und Hitze des ganzen Körpers, gefolgt von Schweiß zusammen mit einer großen Empfindlichkeit auf äußere Reize wie Licht, Geräusche, Erschütterung, sind typisch für den akuten Belladonna-Zustand. Die lokalen Entzündungszeichen können den ganzen Körper betreffen. Hals und Rachen, Ohren, alle Schleimhäute des oberen Atemtrakts, die Gelenke, die Haut, die Blase, die Nieren, den Darm. Identisch sind jedoch die allgemeinen Entzündungszeichen. Kaltes Wetter, sogar Haareschneiden mit anschließender Abkühlung können einen Infekt auslösen, für den Bell benötigt wird. In der Regel sind die akuten fieberhaften Zustände mit starken Kopfschmerzen verbunden. Die Augen sind bei Fieber groß und weit mit glänzenden, erweiterten Pupillen.

Vom Erscheinungsbild her handelt es sich oft um vitale, kräftige, intelligente und robuste Menschen, vor allem Kinder mit hellem Teint und blondem Haar, die ein wenig zum Fettansatz neigen. Sie haben eine unübersehbare Neigung zu plötzlichen Wutausbrüchen, mit Treten, Beißen, Spucken, Kratzen etc. Sie sind freundlich, herzlich, unterhaltsam und gesellig, solange sie gesund sind, aber heftig und gewaltsam, wenn es ihnen schlecht geht.

> Symptome in den Kapiteln: 1, 2, 3, 4, 5, 7, 8, 10, 14, 16, 17, 18, 19, 23.

Bellis perennis (Bell-p) *Gänseblümchen, Tausendschön*
Eines der wichtigsten Verletzungsmittel, das nach Arnika eingesetzt wird, wenn tiefere Gewebe verletzt sind, mit starken Muskel-
schmerzen oder Muskelkater, Folgen von Verstauchungen oder
Quetschungen. Oft sieht man unter der Haut verstreute kleine
Blutungen („Knutschfleck"). Kann auch für entsprechende Opera-
tionsfolgen gut eingesetzt werden. Charakteristisch ist ein wun-
des, gequetschtes Gefühl in den verletzten Teilen mit starker
Berührungsempfindlichkeit. Kalte Luft und kaltes Baden ver-
schlimmern. Paßt vor allem nach Verletzungen im Bereich der
Beckenorgane und des Bauchraums, bei Betonung der linken
Seite. Leichte kontinuierliche Bewegung bessert ebenso wie lokale
Kühlung der verletzten Stelle, allgemein aber besteht ein Wärme-
verlangen und eine Verschlechterung durch Kälte und Zugluft.
❯ Symptome in Kapitel 20.

Berberis (Berb) *Berberitze, Sauerdorn*
Die Hauptwirkungsrichtung dieses Mittels geht in den Bereich
der ableitenden Harnwege (Nieren, Blase, Harnleiter), außerdem
ist es häufig bei Gelenkschmerzen angezeigt, insbesondere in
Kombination mit Harnwegssymptomen.

Kennzeichnend ist der wandernde, nach allen Richtungen aus-
strahlende Schmerz, unabhängig vom Ort seines Auftretens. Die
Schmerzen sind so stark, daß die Betroffenen nicht ruhig liegen
können, obwohl Bewegung die Schmerzen verstärkt. Jede Bewegung, Erschütterung, hartes Auftreten verstärkt die Schmerzen.
Berb ist sehr wirkungsvoll bei Nierenentzündungen oder Harnlei-
terentzündungen, vor allem der linken Seite, bei Kreuzschmerzen
in der Nierengegend, bei ausstrahlenden Gelenkschmerzen. Die
Menschen, die zu solchen Beschwerden neigen, sind oft müde,
erschöpft, wirken vorzeitig gealtert und abgearbeitet, reizbar und
gallig, oft mit leicht gelblichem Teint. Solche Zustände treten oft
nach langen Phasen exzessiven Lebenswandels mit wenig Schlaf
und reichlich Nachtleben auf, deren Folgen dann durch ebenso
reichhaltigen Konsum von Medikamenten wieder ausgeglichen
werden müssen. Das ist vor allem für die Ausscheidungsorgane
von nachteiligen Folgen, so daß sich die Spuren früher oder später auch in der Konstitution der Betreffenden niederschlagen.
❯ Symptome in Kapitel 14.

Bromium (Brom) *Brom*

Brom hat seine ausgeprägtesten Wirkungen im Bereich der Atemwege, besonders an Kehlkopf und Luftröhre. Es wirkt gut bei blonden Menschen mit zarter, empfindlicher Haut, dünnem blondem Haar und hellen Augenbrauen, die eine Neigung zu vergrößerten Drüsen (Speicheldrüse und Schilddrüse) haben, vorzüglich die linke Ohrspeicheldrüse wie bei Mumps. Erstickungsgefühl beim Husten, Heiserkeit, wundmachende Absonderungen, reichliches Schwitzen und große Schwäche sind typische Brom-Phänomene.

Stets bessern sich die Symptome im Seeklima, in der Hitze, vor allem bei feuchter Wärme; in der Zimmerluft, aber auch bei Zugluft verschlechtern sie sich. Diese Personen neigen dazu, sich leicht zu erhitzen, sie können dann immer wieder Nasenbluten bekommen, das aber ihren Zustand bessert. Früher wurde es bei Membranbildung im Kehlkopfbereich, wie zum Beispiel bei der Diphtherie, erfolgreich eingesetzt, auch heute kann es bei kruppartigem Husten mit membranartigen Belägen in Rachen und Kehlkopf exzellente Hilfe leisten. Ein Hinweis auf Brom ist lautes Schleimrasseln beim Husten, wobei kein Auswurf möglich ist. Asthma. Die Patienten sind schlechtgelaunt und streitsüchtig, neigen zu Schwindel. Die Hauptverschlimmerungszeit ist abends bis Mitternacht, Besserung tritt ein beim Herumgehen, bei Anstrengung und vor allem im Meeresreizklima.

> Symptome in den Kapiteln 4, 7, 18.

Bryonia (Bry) *Bryonia alba: weiße Zaunrübe.*

Ein Mittel für viele Erkrankungen, gekennzeichnet durch Stechen und Reißen, durch jede Bewegung verschlimmert, durch absolute Ruhe gebessert. Die Symptome entwickeln sich eher langsam, aber stetig zu sehr schmerzhaften Zuständen, die Patienten werden schlapp und müde, es besteht ein starkes Verlangen nach Ruhe und Liegen. Liegen auf der schmerzenden Stelle oder Druck lindert die Beschwerden. Darüberhinaus besteht ein enormer Durst, oft auf Kaltes.

Betroffen sind vor allem der Kopfbereich, die Brust, Gelenke und der Bauchraum, mit einer Betonung der rechten Seite. Bry ist daher gut einsetzbar für fieberhafte Infekte, die sich ähnlich wie bei Gels langsam entwickeln, für Gelenkentzündungen, stei-

314

fes Genick, Bronchitis und Husten, für eine Vielzahl von Erkrankungen mit trockenen Schleimhäuten, reizbarer und zorniger Gemütsverfassung und schlechter Laune.

Es paßt besonders gut bei trockenen, nervösen, schlanken Menschen mit cholerischem Temperament, Magen- und Gallenbeschwerden, rheumatischen Tendenzen, dunklem Haar, dunklem Teint, kräftiger Muskulatur und straffem Gewebe. Sie sind oft sehr materialistisch eingestellt und denken vor allem ans Geld. Wenn sie gesund sind, kreisen die Gedanken ums Geldverdienen, in kranken Tagen beherrscht sie die Furcht zu verarmen. Mit Bryonia haben wir oft, ähnlich wie bei Nux-v, den klassischen „Workaholic", der sich in erster Linie fürs Geschäftliche interessiert. Die Menschen erscheinen nach außen verschlossen, antworten auf Fragen ungern und mit gereiztem Tonfall. Wenn sie krank werden, werden sie sehr mürrisch und unglücklich. Kinder wollen nicht getragen oder hochgenommen werden. Der Bry-Patient hat Schwindel vom Heben des Kopfes, drückende Kopfschmerzen, trockene, ausgedörrte Lippen, einen trockenen Mund, exzessiven Durst und einen bitteren Geschmack im Mund bei empfindlichem Oberbauch.

Kopfschmerzen, als würde der Kopf bersten, besonders verschlimmert durch Bewegung, Öffnen der Augen, Bücken etc. Kann nicht aufsitzen wegen Übelkeit und Schwäche. Erbrechen bitterer Substanzen, von Galle. Durst, er trinkt nicht häufig, aber viel auf einmal, vor allem kaltes Wasser. Druck in der Magengrube, als liege ein Stein darin, verschwindet durch viel Aufstoßen.

❯ Symptome in den Kapiteln 1, 7, 8, 9, 10, 11, 17, 20.

Calcium carbonicum (Calc) *Austernschalenkalk*

Wichtiges Konstitutionsmittel, vor allem im Kindesalter. Kommt für eine Vielzahl von Erkrankungen in Betracht, die hier nicht einzeln dargestellt werden können. Das Erkennen des konstitutionellen Erscheinungsbildes ermöglicht seinen Einsatz unabhängig von einer Diagnose, die ohnehin für die homöopathische Mittelfindung in der Regel nicht weiterhilft. Es eignet sich für Kinder und Erwachsene, die einen hellen Teint und helle Haare haben, zu Fettansatz neigen und schlaffes, weiches Gewebe aufweisen. Sie sind ruhig, wirken manchmal etwas lethargisch, sind freundlich und können sich gut mit sich selbst beschäftigen. Sie können sich sehr ausdauernd einer Sache widmen und sind von langsamer Beharrlichkeit. Die Zahnung und auch die übrige Entwicklung verlaufen oft langsam, auch Sprechen und Gehen kommen oft nur mühsam voran. Auch im Erwachsenenalter wird die Ausbildung oft spät beendet, die Berufswahl erfolgt spät und nach einigen Umwegen, wenn aber das Ziel feststeht, können sie durch ihre langsame, stetige und fleißige Beharrlichkeit sehr erfolgreich sein. Sie haben einen gewissen Eigensinn oder als Kinder eine ausgesprochene Dickköpfigkeit, die unvermutet zu heftigen Wutausbrüchen dieser sonst eher friedfertigen Erdenbürger führen kann, zum Beispiel, wenn sie nicht in Ruhe gelassen oder gereizt werden. Sie sind blaß, schwitzen reichlich, vor allem am Kopf und am Oberkörper, sind sehr frostig und kälteempfindlich und auch die Hände und Füße sind immer kühl und feucht. Kopfschweiß vor allem nachts im Bett, beim Einschlafen. Sie sind körperlich träge und langsam und hassen körperliche Anstrengungen, Sport ist in der Regel nicht ihre Lieblingsbeschäftigung. Erwachsene haben stets Gewichtsprobleme. Kinder nehmen ihre Finger und alles sonst in den Mund. Oft riechen sie leicht säuerlich.

Ihrem Grundgefühl nach erleben sie sich als hilflos und schutzbedürftig, und sie haben viele Ängste, vor allem auch um die eigene Gesundheit. Sie neigen zu vielen Erkältungskrankheiten mit eitrigem Schnupfen, wunder, aufgequollener Oberlippe, dicken Lymphknoten, Kurzatmigkeit. Die Erkrankungen verlaufen in der Regel langwierig und haben eine Tendenz, chronisch zu werden.

Häufig findet sich ein starkes Verlangen nach Eiern, oft auch Abneigung gegen Milch und Fleisch. Der Verdauungstrakt ist häufig übersäuert, saure Dinge werden schlecht vertragen. Unverdauliche Dinge wie Ton, Sand und Kreide werden gerade von Kleinkindern problemlos und gern verspeist, zum Entsetzen der sprachlosen Umwelt.

Calc ist ein erstrangiges Mittel, um schleichende Krankheitszustände zu beenden, Entwicklungen zu beschleunigen und in Stillstände Bewegung zu bringen, vor allem im Kindesalter. Aber auch Erwachsene mit den typischen Calc-Eigenschaften können immer wieder von diesem Mittel profitieren, vor allem in Krisenzeiten, wenn fällige Entwicklungsschritte nicht vollzogen werden.

> Symptome in den Kapiteln 5, 19.

Calcium phosphoricum (Calc-p) *Calciumhydrogenphosphat*
Ausgesprochen nützliches Mittel in Wachstumsphasen von Kindern und Jugendlichen oder bei Erwachsenen, die unter den konstitutionellen Folgen starker Wachstumsschübe zu leiden haben. Besonders angezeigt bei verspäteter Zahnung, Knochenerkrankungen in Wachstumsphasen, Knochenschmerzen in Wachstumsphasen, anderen Beschwerden in Wachstumsphasen. Es paßt gut für feine, empfindliche, magere, langgewachsene und zartgliedrige Kinder, aber auch Jugendliche und Erwachsene mit dicklichen Bäuchen, die insgesamt einen schlecht ernährten Eindruck machen. Oft tragen sie eine unerklärliche, auch für sie selbst nicht verständliche Unzufriedenheit in sich. Sie haben meist kalte Extremitäten und eine schlechte Verdauung. Sie neigen zur Anämie, zu starker Schweißbildung, vor allem am Kopf, ähnlich wie Calcium carbonicum und Silicea. Sie sind vergeßlich und wollen immer irgendwohin, weg, haben keine Zufriedenheit und Ruhe an dem Ort, an dem sie sich gerade aufhalten.

Kopfschmerzen, vor allem bei geistigen Anstrengungen, das typische Schulkinderkopfweh ist eine wichtige Anzeige für dieses Mittel, das aufgrund seiner stark konstitutionellen Ausrichtung für zahlreiche Krankheitszustände geeignet erscheint, vor allem des Kopfes, der Drüsen, der Knochen, des Bauchraums, der Brust. Es besteht eine starke Empfindlichkeit bei Wetterwechsel, vor allem nach kalt, gegen kaltes Wetter, bei der Schneeschmelze, gegen Wind. Die Zahnung ist eine schwierige Zeit mit vielen Erkrankungen, ebenso die Pubertät mit dem ausgeprägten Längenwachstum und der damit einhergehenden Schwächung des Organismus.

Langsame Knochenbildung, langsame oder ausbleibende Frakturheilung. Eingesunkener, schlaffer Magen, Kopfschmerzen bei Schulmädchen. Beschwerden durch unglückliche Liebe, von und bei geistiger Arbeit. Assimilationsstörung; das Kind leidet jedesmal nach dem Stillen oder Füttern unter Kolik. Durchfälle mit übelriechenden Stühlen, unverdauten Speisen, heraussprudelnd, wäßrig. Starkes Verlangen nach Speck, Schinken, Geräuchertem. Langsame Entwicklung und schneller Verfall der Zähne. Rheumatische Beschwerden bei jedem Wetterwechsel. Besserung im Sommer, in warmer, trockener Luft. Schlechter bei feuchtem, kaltem, wechselhaftem Wetter, bei Ostwind, während der Schneeschmelze.

> Symptome in den Kapiteln 8, 9, 19.

Calendula (Calen) *Calendula officinalis: Gartenringelblume, Goldblume, Sonnwendblume*

Wird äußerlich und innerlich angewandt bei Verletzungen, offenen Wunden, die gezackt, unregelmäßig und verschmutzt sind, vor allem bei Schürfungen, Wunden mit Substanzverlusten. Die Schmerzen sind stark, wie zerschlagen, und stehen in keinem Verhältnis zur Verletzung. Blutstillendes Mittel nach Zahnextraktionen. Bei Verletzungen der Weichteile, zur Verhinderung von Wundinfektion und Eiterungen. Calen lindert den Wundschmerz und fördert den Heilungsprozeß. Auch zur äußerlichen Behandlung von Geschwüren, die gereizt, entzündet, schorfig sind, sowie zur Behandlung von Brandwunden und Verbrühungen mit oberflächlichen Hautschäden. Die Verbände müssen mit verdünnter Calendula-Lösung feucht gehalten werden, gleichzeitig wird Calendula C30 1x5 Globuli eingenommen.

> Symptome in Kapitel 20.

Camphora (Camph) *Kampfer, aus dem Holz des Kampferbaumes*

Es zeigt sich das Bild eines Kollapszustandes mit eisiger Kälte, wie er bei Durchfällen, bei Erbrechen, bei Blutverlusten, bei Überhitzung und Sonnenstich, bei Schweißverlusten, bei Schock, bei Blutentnahme etc. auftreten kann. Eisige Kälte des ganzen Körpers, plötzlicher Kräfteverlust, kleiner und schwacher Puls. Auch im ersten Stadium einer akuten Erkältung mit Frösteln und Niesen und dem charakteristischen Schwächezustand einsetzbar.

Typisch ist, daß der Patient trotz seines intensiven Kältegefühls keine Decke erträgt. Dennoch besteht eine ausgesprochene Empfindlichkeit gegen Kälte, auch gegen Berührung. Die Schmerzen werden besser durch Darandenken (sich darauf konzentrieren). Schwindel, Neigung zu Bewußtlosigkeit, Gefühl, als würde er gleich sterben. Grippe mit katarrhalischen Kopfweh-symptomen. Die Nase ist kalt und spitz. Die Zunge ist kalt und zittert. Kalter Schweiß im Gesicht, auf der Stirn, am ganzen Kör-per. Die Haut ist kalt, bleich, bläulich. Trotz aller Kälte ein Ge-fühl brennender innerer Hitze.

Auf der Gemütsebene zeigt sich ein starkes Verlassenheitsge-fühl, der Betroffene fühlt sich völlig allein auf der Welt („von Gott und der Welt verlassen"). Dies kann zu regelrechten Angst-zuständen führen, vor allem nachts. Auch innerhalb der Familie fühlen sich solche Menschen oft recht isoliert.
> Symptome in den Kapiteln 12, 21.

Cantharis (Canth) *Cantharis vesicatoria: Spanische Fliege*
Dieses Mittel wirkt besonders gut auf Störungen im Bereich der Sexualorgane und der Harnorgane. Es wird außerdem im Blasen-stadium bei Verbrennungen von günstiger Wirkung sein. Es fin-den sich starke Entzündungssymptome an den befallenen Teilen, die ganze Person scheint betroffen und aufgeregt.

Charakteristisch bei akuten Entzündungen der Blase sind ein unerträglicher, ständiger Harndrang, Wundheitsschmerz und starkes Brennen, blutiger Urin, krampfhafte Schmerzen beim Wasserlassen, Brennen in der Nierengegend, tropfenweises Ent-leeren heißen, rötlichen Urins, häufig mit Fieber, allgemeinem Krankheitsgefühl und der Tendenz der Entzündung, von der Blase in die Niere aufzusteigen.

Die Psyche scheint ebenfalls häufig mitbetroffen, die Patien-ten sind gereizt und aufgeregt, extrem geschäftig, teils übertrie-ben fröhlich und geschwätzig und dann wieder depressiv. Wenn die Schmerzen stark werden, können sie wütend und heftig wer-den, auch während der Behandlung. Die Erkrankungen begin-nen plötzlich und schnell und sollten auch unverzüglich behan-delt werden. Kann auch bei nicht so heftig verlaufenden Blasen-entzündungen gut zu Beginn eingesetzt werden.
> Symptome in den Kapiteln 14, 19, 20.

Carbo vegetabilis (Carb-v) *Holzkohle*
Schwäche, Blähungen, Lufthunger, Kälte, eingefallenes Gesicht sind die Hauptkennzeichen dieses Mittels. Zustände verringerter Lebensenergie auf allen Ebenen, Zerfall, mangelhafte Verbren-

nung sind typisch. Es paßt vor allem für Menschen mit geschwächter Blutzirkulation, mit Stauungen im Bereich der Venen und Kapillaren mit der Folge eines schlechten Gasaustausches des Bluts. Auch bei alten, gebrechlichen Menschen, geschwächten Menschen nach Infektionskrankheiten, bei Kreislaufschwäche aufgrund einer Herzerkrankung. Sie haben oft bläulich schimmernde oder verfärbte Hautpartien, vor allem im Gesicht und an den Lippen. Das Gesicht ist länglich, hager, müde und welk, die Haut trocken und kühl. Sogar ihren Atem empfinden sie als kalt. Kälte ist eine der Grundempfindungen dieses Mittels. Die Vitalität der Betroffenen ist spürbar und sichtbar vermindert, sie sind ausgemergelt und erscheinen stumpf, manchmal sogar dumm. Sie haben Körpersäfte wie Blut oder Schweiß im Übermaß verloren und leiden an ausgeprägtem Energiemangel. Manchmal bestehen diese seit einer schweren Krankheit, von der man sich nie mehr richtig erholt hat. Der Carb-v-Patient wird leicht ohnmmächtig, ist völlig ausgelaugt und scheint zu schwach, um durchzuhalten. Er hat ein schlecht ausgeprägtes Selbstbewußtsein, respektiert vor allem die anderen, fürchtet die Meinung der Mitmenschen und vermeidet deshalb oft den Kontakt zu neuen Menschen. Nach außen erscheint er höflich, angepaßt, vermittelnd und gewährend.

Carb-v wirkt vor allem auf die Schleimhäute des Magen-Darm-Traktes, sowie auf das Herz und den venösen Kreislauf. Die Symptome verschlechtern sich in der Hitze, durch Abkühlung, durch Säfteverluste, durch erschöpfende Krankheiten, durch unvorsichtigen Lebenswandel hinsichtlich Ernährung, Reizmittel und Schlaf, im Alter. Extreme Temperaturen werden schlecht vertragen, kalte Nachtluft, Frost und Feuchtigkeit ebenso.

Häufig sieht man Verdauungsstörungen mit starken Blähungen, der Kleiderdruck am Bauch wird nicht toleriert, es besteht starkes und heftiges Aufstoßen. Schwere Speisen werden nicht vertragen. Die Magengegend ist empfindlich gegen Berührung, Druck, Gürtel etc.

Heftiges Nasenbluten, langandauernd, oder wochenlang mehrmals täglich. Gesicht sehr blass, grau-gelb, eingefallen. Blähungen mit übelriechendem Gestank, Koliken. Windkoliken. Bauch scheint zum Platzen voll; häufiges Aufstoßen, was aber nur vorübergehend erleichtert. Schwäche, kollapsartiger Zustand. Will Luft zugefächelt bekommen. Atemnot, schlimmer beim Liegen, will Türen und Fenster offen haben. Das Zahnfleisch blutet leicht, es ist schwammig.

> Symptome in den Kapiteln 12, 13, 20, 21, 23.

Caulophyllum (Caul)

Wirkt in erster Linie auf die Gebärmutter und die weiblichen Organe und hat wichtige Anwendungsbereiche für Schwangerschaft und Entbindung. Außerdem ist es manchmal hilfreich bei Gelenkproblemen. Inneres Zittern und eine gereizte, hysterische Grundstimmung, vor allem bei der Entbindung und während der Wehen, lassen oft an dieses Mittel denken. In der Entbindungsphase wird es dann eingesetzt, wenn Schwäche und Untätigkeit der Gebärmutter bestehen, die Wehen verzögert auftreten, der Gebärmutterhals fest bleibt und die Kontraktionen unkoordiniert verlaufen und an verschiedenen Stellen auftreten. Die Wehen sind ineffektiv und die Schwangere wird nervös und unruhig. Oft besteht gleichzeitig Frieren und Verschlimmerung durch Kälte. Weitere Anwendungsmöglichkeiten bestehen bei starken Nachwehen, Neigung zu Fehlgeburten in den ersten drei Monaten der Schwangerschaft, vergeblichem Kinderwunsch, Menstruationsstörungen.

Bei Gelenkproblemen handelt es sich um Arthritis, insbesondere wenn die Fingergelenke betroffen sind.

> Symptome in Kapitel 17.

Causticum (Caust) *Ätzstoff Hahnemanns, Ätzkalk*

Causticum kann eine Wirkung auf praktisch alle Organsysteme haben. Für die Behandlung akuter Störungen eignet es sich bei Infektionen der oberen Luftwege mit Husten und Heiserkeit, Blasenstörungen, lähmungsartigen Erscheinungen, Bindegewebsveränderungen vor allem der Bänder, Verbrennungen.

Vom Charakter her fällt eine starke Ernsthaftigkeit auf. Caust-Persönlichkeiten sind sensibel, empfindlich, emotional. Oft sind sie extrem mitfühlend, traurige Ereignisse in den Nachrichten lassen sie vor Mitleid weinen, sie können den Anblick unglücklicher Menschen nicht ertragen. Oft ergreifen sie soziale Berufe oder werden politisch aktiv, um die Mißstände dieser Welt bekämpfen zu helfen. Dies kann jedoch in Haß und Rebellion umschlagen gegen jene, die unterdrücken oder Mißstände schaffen. Viele Rebellen und Revolutionäre, Häuserbesetzer, Barrikadenkämpfer haben Causticum-Züge in sich. Als Kinder sind sie empfindich und erregbar, mit einem starken Mitgefühl für ihre soziale Umwelt und ihre Familienmitglieder. Auch viele Ängste können bei solchen Kindern bestehen, vor allem vor der Dunkelheit. Ebenso ist zwanghaftes und perfektionistisches Verhalten als Ausdruck eines starken Kontrollbedürfnisses zu erkennen. Es scheint besonders für Personen mit dunklem Teint und straffem, gespanntem Gewebe geeignet zu sein.

Es zeigt seine Wirkung hauptsächlich bei chronischen rheumatischen, arthritischen Leiden, Nervenlähmungen mit ziehenden und reißenden Schmerzen in Muskeln und Fasergeweben. Außerdem für alle möglichen Katarrhe der Atemwege. Alle diese Krankheiten werden durch trocken-kaltes Wetter ausgelöst oder verschlimmert. Feuchte Wetterlagen bringen Besserung. Die Atemwegssymptome werden oft durch Trinken gebessert.

Sie sind frostig und verfroren und werden stets schlechter durch Kälte. Zugluft verschlimmert die Allgemeinsymptome und die Lokalsymptome. Oft zeigen sich einseitige Nervenlähmungen, häufiger rechts, des Gesichts, der Arme etc. Blasenprobleme mit Lähmungserscheinungen: Inkontinenz bei Kindern, alten Menschen, nachts. Häufige Blasenentzündungen, die bei trocken-kaltem Wetter beginnen oder schlechter werden. Urintröpfeln bei Niesen, Husten, Lachen. Heiserkeit mit dauerndem Räusperzwang, nach kaltem Wetter oder bei Rednern oder Sängern. Der Auswurf ist so zäh, daß er auch mit heftigstem Husten nicht hochkommt. Verlangen nach Salzigem, Geräuchertem, Abneigung gegen Süßes.

❯ Symptome in den Kapiteln 6, 7, 8, 14, 20.

Chamomilla (Cham) *Echte Kamille*
Vor allem bei Kinderkrankheiten mit charakteristischen psychischen und emotionalen Symptomen einzusetzen. Übellaunigkeit, Unruhe und kolikartige Schmerzen sind sehr typisch und Voraussetzung für seinen Einsatz. Als **Zahnungsmittel** erster Wahl heute zur Standardausrüstung der Familien gehörend. Es besteht

eine starke Schmerzempfindlichkeit, die Schmerzen scheinen unerträglich und erzeugen Ärger, Wut, Unruhe, Reizbarkeit. Die Kinder wollen getragen werden, man darf sie nicht mehr absetzen, dann schreien sie wieder. Dabei sind sie launisch, wollen imperativ etwas in der Hand haben, um es gleich darauf in hohem Bogen wegzuwerfen. Es paßt besonders gut bei nervösen, erregbaren, vollblütigen Personen mit hellem oder braunem Haar. Weinen im Schlaf, bei Zahnschmerzen, Bauchkoliken.

Beschwerden nach Ärger, Zorn, bei Schmerzen, Fieber, Blutungen. Eine Wange rot, die andere blaß. Neuralgien, neuralgische Zahnschmerzen. Durchfall bei der Zahnung, Fieber bei der Zahnung. Auch bei Wehenschmerzen und entsprechenden emotionalen Zügen gut einsetzbar. Oft sind die Füßte so warm, daß sie nachts unter der Decke hervorgestreckt werden.

> Symptome in den Kapiteln 3, 17, 19, 22.

Chelidonium (Chel) *Chelidonium majus: Schöllkraut*
Wird vor allem bei Verdauungsstörungen mit Leberbeteiligung eingesetzt, hat darüber hinaus aber eine ganze Reihe anderweitiger Organwirkungen, die in der Regel rechts lokalisiert sind. Bei den meisten Beschwerden (Kopfschmerzen, Rückenschmerzen etc.) sind Leberstörungen begleitend vorhanden. Es paßt gut für blonde, magere, reizbare Menschen mit blassen, etwas eingesunken wirkendem Gesichtsausdruck. Nach außen wirken sie aber als starke Persönlichkeiten, die sich für ihre Rechte und Meinungen einsetzen. Sie denken sehr ungern über sich und ihre eigenen emotionalen Befindlichkeiten nach und sind sehr mißtrauisch.

Melancholie wegen kleiner Probleme, mit Leberstörungen. Eiseskälte am Hinterkopf bis in den Nacken. Schmutziggelbe Farbe der Augen. Rechtsseitige Beschwerden, rechtsseitige Kopfschmerzen. Verschlimmerungszeit 4 Uhr morgens. Gelbsucht. Bauchschmerzen rechts oben, Leberprobleme, Bauchschmerzen, die in die rechte Schulter ausstrahlen. Bauchschmerzen besser durch Essen, besser beim Liegen auf der linken Seite. Schmerz der rechten Schulter oder des rechten oberen Rückens.

> Symptome in Kapitel 13.

China (Chin) *Cinchona officinalis: Chinarindenbaum*

Mit diesem Mittel wurde durch Hahnemann die erste homöopathische Arzneimittelprüfung durchgeführt, es steht sozusagen am Beginn der homöopathischen Epoche. Schwäche und Erschöpfung mit Reizbarkeit sind die Leitsymptome dieses Mittels. Oft besteht eine Vorgeschichte erschöpfender, auszehrender Krankheiten. Vom Typus her sind diese Menschen robust, dunkelhaarig und mit dunklem Teint, untersetzt, stabil, aber nach Krankheiten mit Säfteverlusten (Durchfälle, Erbrechen, Entbindungen, Malaria mit entsprechendem Schweißverlust etc.) sind sie entkräftet und erschöpft. Sie sind nervös und überempfindlich. Viele Beschwerden haben eine ausgeprägte Periodizität, kehren also täglich um die gleiche Stunde wieder. Zugluftempfindlichkeit. Einzusetzen nach Durchfällen, Erbrechen, bei Verdauungsstörungen, nach Blutungen, bei kollapsartigen Zuständen, in der Entbindungsphase und Stillzeit.

Geistige und emotionale Reizbarkeit. Ärgerlich bei Liebkosungen, Zärtlichkeiten. Kopfschmerzen, die durch Druck und warmes Umhüllen gebessert werden. Hitze des Gesichts beim Hereinkommen aus der frischen Luft. Kalte Nasenspitze. Wichtiges Mittel nach Entbindungen, bei „Babyblues" mit Erschöpfung und Reizbarkeit. Äußerste Berührungsempfindlichkeit, Kälteempfindlichkeit, aber Besserung durch starken Druck. Verschlechterung nach dem Essen.

> Symptome in den Kapiteln 12, 13, 17, 20, 21.

Cimicifuga(Cimic) *Cimicifuga racemosa oder Actaea racemosa: Amerikanisches Wanzenkraut, Schwarze Schlangenwurzel*

Ein ausgesprochen „weibliches" Mittel, das für Gesundheitsstörungen im Zusammenhang mit Menstruation, Schwangerschaft, Entbindung, Stillzeit, Wechseljahren häufig Verwendung findet. Paßt bei schlanken, nervösen, hysterischen und hypochondrischen Menschen mit muskulären und krampfartigen Schmerzen. Agitiertheit und Schmerz, Depressivität. Gefühl, wie von einer schwarzen Wolke eingehüllt zu sein. Rechnet stets mit dem Schlimmsten. Pessimistische Lebenseinstellung. Ängstlicher Gesichtsausdruck. Häufiges Seufzen, vor allem während der Schwangerschaft und in der Menopause. Während der Entbindung sieht man nervöses Schaudern, Lärm- und Geräuschemp-

findlichkeit, Ohnmacht bei Schmerzen, nervöses Zusammenkrümmen, einen rigiden Muttermund, Krämpfe in den Hüften. Die Nachwehen sind zu schmerzhaft. Unaufhörliches Reden, große Niedergeschlagenheit.
› Symptome in den Kapiteln 16, 17.

Cinnabaris (Cinnb) *Mercuris sulphuratus ruber, Zinnober: rotes Quecksilbersulfid*
Schnupfen und Erkrankungen der Nasennebenhöhlen (Sinusitis) sind der Haupteinsatzbereich dieses Mittels. Die Menschen, die Zinnober benötigen, sind häufig sehr sarkastisch und leicht gekränkt. Sie behaupten, es gehe ihnen gut, wenn sie krank sind. Cinnb kann in niedriger Potenz im Wechsel mit Kali-bi bei Sinusitis und Schnupfen eingesetzt werden. Es bestehen Kopfschmerzen mit Speichelfluß, Nasenbluten und Kältegefühl in der Stirn. Neuralgische Schmerzen in den Augen.

Röte des ganzen Auges. Über der Nasenwurzel ein drückendes Gefühl wie von einer zu schweren Brille. Schmerz über der Nasenwurzel, der nach beiden Seiten in die Knochen ausstrahlt. Schweiß auf der Nase.
› Symptome in Kapitel 14.

Cocculus (Cocc) *Menispermum cocculus: Kockelsamen*
Schwindel und Reisekrankheit sind Krankheitszustände, die in erster Linie nach Cocculus verlangen, das aber einen größeren Wirkungsrahmen hat. Es bestehen oft auch spasmodische und lähmungsartige Zustände, oft nur einer Körperhälfte. Es paßt gut zu hellhaarigen, furchtsamen und nervösen Personen, die in ihrem Auftreten oft ernst und introvertiert wirken. Sie lesen ausgesprochen gern und haben immer ein Buch dabei. Die Zeit vergeht ihnen fast immer zu schnell. Sie sind empfindlich, sensibel, romantisch; es paßt vor allem für Teenager, mehr für Mädchen und junge Erwachsene.

Schwindel und Übelkeit beim Fahren und Reisen, Seekrankheit. Für Kinder als Prophylaxe vor Antritt einer Autofahrt. Migräne beim Fahren im Wagen, Schwindel und Leeregefühl im Kopf. Krampfartige Muskelschmerzen im Wangenbereich, schlimmer beim Öffnen des Mundes („verbissen").
› Symptome in Kapitel 21.

Coffea (Coff) *Coffea cruda: ungeröstete Kaffeebohnen*
Im hier vorgegebenen Rahmen ist es vor allem als Schmerzmittel
angezeigt, und zwar bei großer Schmerzempfindlichkeit. Es bestehen aber gemäß dem bekannten Wirkungsprofil (Kaffee)
deutliche Wirkungen auf das Nervensystem und den Kreislauf.
Die psychischen Veränderungen mit Aufgeregtheit, Ausgelassen-
heit, Gesprächigkeit, Geselligkeit und anschließender Abschlaf-
fung sind jedem bekannt. Der Coffea-Typ ist empfindlich, nervös und reagiert übermäßig auf Sinnesreize. Oft finden sich
auch eine gewisse Willensschwäche und Nachgiebigkeit, andererseits auch ekstatische Zustände.
   Negative Auswirkungen von extremer Freude oder Überra-
schungen. Allgemeine Verschlechterung durch Stimulation oder
starke Emotionen. Kaffee verschlechtert das Befinden. Schlaflosigkeit, der Patient erwacht durch das leiseste Geräusch. Bei
neuralgischen Schmerzen.
> Symptome in Kapitel 22.

Colchicum (Colch)
Geruchsüberempfindlichkeit mit Übelkeit und Erbrechen machen dieses Mittel zu einem erstrangigen Hilfsmittel bei
Schwangerschaftsübelkeit und morgendlichem Erbrechen.
Diese Menschen sind oft geschwächt und unruhig, mit star-
kem Kältegefühl und Kollapsneigung. Colch eignet sich gut
nach anstrengenden Nachtwachen und intensivem Studieren.
In der Schulmedizin war es lange ein wichtiges Mittel gegen
Gicht, und auch in der Homöopathie kann es bei arthritischen,
gichtähnlichen Gelenkbeschwerden eingesetzt werden. Außer-
dem wirkt es gut auf die Nieren.
   Starke Geruchsempfindlichkeit, vor allem gegen Speisen, mit
Übelkeit, Erbrechen, Ohnmacht. Schwangerschaftsübelkeit, mit
Geruchsüberempfindlichkeit. Gelenkschmerzen, Gicht, starke
Entzündung der Gelenke, wandernde Gelenkschmerzen. Durch-
fall, vor allem in den Herbstmonaten.
> Symptome in Kapitel 17.

Colocynthis (Coloc)
Coloc ist ein ausgezeichnetes Mittel gegen kolikartige, krampfhafte Schmerzen, die oft nach massiver Kränkung oder Beleidigung auftreten. Der Patient krümmt sich vor Schmerzen. Es paßt

gut für Patienten, die reizbar sind und sich leicht ärgern lassen. Sie neigen zu Übergewicht und haben oft einen hellen Teint und blonde Haare. Bei Schmerzen finden diese Patienten nie die richtige Lage, haben ein schmerzverzerrtes Gesicht, schreien plötzlich und können niemand um sich ertragen. Manchmal werfen sie etwas durch die Gegend.

Bauchschmerzen nach Kränkungen, die Patienten krümmen sich vor Schmerzen. Bauchschmerzen kolikartig, anfallsweise. Wärme und Druck lindern die Beschwerden. Der Patient weint vor Kopfschmerzen. Sogar die Haarwurzeln schmerzen.

❯ Symptome in Kapitel 11.

Conium (Con) *Conium maculatum: gefleckter Schierling*
Dieses Gift, mit dem (in Urtinktur) der griechische Philosoph Sokrates getötet wurde, erfreut sich in der Homöopathie durch sein breites Wirkungsspektrum großer Beliebtheit, vor allem bei chronischen Prozessen. Es hat aber auch in der Akutmedizin einige hervorragende homöopathische Anwendungsmöglichkeiten. Durch seine ausgeprägte Affinität zu Drüsen hat es wichtige Einsatzmöglichkeiten bei Tumoren der weiblichen Brust, bei Lymphknotenverhärtungen und bei Vergrößerungen und Verhärtungen von Hoden und Prostata. Es wirkt außerdem auf das Nervensystem mit zahlreichen Schwindelsymptomen und auch auf die Sexualsphäre. Die Menschen, die auf Conium besonders gut ansprechen, scheinen oft praktisch, realitätsnah, „erdig" und materiell orientiert zu sein. Sie wirken rigide, dogmatisch, langsam, passiv, mit klaren Gedanken und Konzepten, die sie sich nicht ausreden lassen. Oft ist es für Krankheiten älterer Menschen angezeigt. Häufig findet sich in der Biographie eine erzwungene Unterdrückung der Sexualität, wie zum Beispiel bei Priestern oder Nonnen, aber auch bei Menschen, die ihren Lebenspartner durch Tod verloren haben.

Schwindel, schlechter im Liegen, schlechter beim Umdrehen im Bett, bei Arteriosklerose. Allgemeine Verschlechterung oder Entstehung von Symptomen durch Unterdrückung der Sexualität. Schwellungen und Verhärtungen aller Drüsen des Körpers, vor allem Brust, Prostata, Lymphdrüsen. Zunehmende Schwächezustände, Depression, Senilität.

❯ Symptome in Kapitel 21.

Cuprum metallicum (Cupr) *Metallisches Kupfer*

Krampfartige Beschwerden und Krämpfe sind die wichtigsten Erscheinungsformen bei zahlreichen Krankheitsbildern, die nach Cupr verlangen. Die Menschen, die sich gut für dieses Mittel eignen, haben auch auch etwas Verkrampftes in ihrem Wesen. Sie wirken verschlossen, zwanghaft, reserviert. Die Hauptwirkungsrichtungen von Cupr zeigen sich an den Atemwegen mit spastischem, asthmatischem Husten, dem Verdauungssystem mit krampfartigen Schmerzen und Koliken, Erbrechen und Durchfall sowie der Muskulatur mit den typischen Extremitätenkrämpfen. Es wird darüberhinaus durch erfahrene Homöopathen bei Anfallsleiden und Epilepsien eingesetzt. Es wirkt am besten bei blonden, geistig und körperlich erschöpften Menschen (durch Schlafmangel und geistige Überarbeitung). Auch für Sänger, denen plötzlich die Stimme versagt, kann es sehr hilfreich sein. In der Vorgeschichte findet sich häufig eine sehr unterdrückende, autoritäre, auf Disziplin ausgerichtete Erziehung.

Krämpfe und Spasmen der Muskulatur, vor allem der Hände, Beine, Waden. Verschlossene Patienten, die langsam und abgestumpft wirken. Schlechter nach unterdrückten Absonderungen, nach unterdrückten Menses. Unwillkürliche Grimassen, die der Patient zu verbergen sucht. Gesicht wird blau während eines Krampfanfalls oder Asthmaanfalls. Hustenanfälle, die sehr bedrohlich sein können. Krampfhafter Husten mit gurgelndem Geräusch. Husten besser durch kalte Getränke. Plötzliche Erstickungsanfälle, schlechter 3 Uhr nachts. Eingeschlagene Daumen, Hände zu Fäusten geballt. Keuchhusten.

> Symptome in den Kapiteln 7, 12, 13, 16, 17.

Drosera (Dros) *Drosera rotundifolia: Rundblättriger Sonnentau*

Wirkt besonders auf die Atemorgane und ist eines der wichtigsten Hustenmittel, vor allem bei Keuchhusten, Krupphusten, quälendem nächtlichem Husten bei Bronchitis, insbesondere bei Kindern. Der Hustenreiz sitzt meist im Kehlkopf. Der Kehlkopf fühlt sich trocken und rauh an. In der Erkrankung herrscht eine düstere, niedergeschlagene Stimmung vor.

Heftige Hustenanfälle, so daß der Patient schier keine Luft holen kann und blau anläuft. Husten, der nach Mitternacht schlimmer wird, Husten mit Erbrechen. Husten, der wegen seiner Heftigkeit Nasenbluten hervorruft. Gefühl wie von Sand oder einer Feder im Kehlkopf.

❯ Symptome in den Kapiteln 6, 7.

Dulcamara (Dulc) *Solanum dulcamara: Bittersüß*
Eines der wichtigsten Mittel mit dem Leitsymptom der Verschlechterung bei naßkalter Witterung. Es wirkt vor allem auf die Schleimhäute der Bronchien, der Blase, der Augen, auf die Haut, auf die Gelenke und den Rücken. Dulc-Patienten haben einen eher kräftigen, zum Fettansatz neigenden Körper, sind frostig mit blassem Gesicht, aber roten Wangen. Sie sind häufig nicht sehr gut gelaunt, mürrisch und unzufrieden, sehr streitbar und haben in ihren Familien dauernd Auseinandersetzungen. Die Familie und die damit verbundenen Probleme sind überhaupt ihr Lieblingsthema.

Eigensinnig und sehr auf der eigenen Meinung beharrend. Dominierend. Allgemeine Verschlechterung durch feuchtes oder naßkaltes Wetter. Allgemeine Verschlechterung durch Wetterwechsel, vor allem auch, wenn auf warme Tage kühle Abende folgen. Verschlechterung durch Unterdrückung von Hautausschlägen. Erkältlichkeit: Bindehautentzündung, Durchfall, Blasenentzündung, Rückenschmerzen etc. nach Kälte. Zugempfindlichkeit. Kopfschmerzen nach Nasennebenhöhlenentzündung, wenn die Absonderung aufhört. Lippenherpes.

❯ Symptome in den Kapiteln 8, 14, 23.

Euphrasia (Euph) *Euphrasia officinalis: Augentrost*
Schon der deutsche Name dieser Pflanze besagt, daß dieses Mittel eine wichtige Rolle bei der Behandlung von Augenerkrankungen spielt. In dieser Funktion wurde und wird es in der Volksmedizin gebraucht, und auch als Homöopathikum ist hier sein Hauptwirkungsbereich. Es eignet sich hervorragend für Bindehautentzündungen, die zu reichlichem, scharfem, wundmachendem Tränenfluß Anlaß geben. Dabei ist es unerheblich, ob solche Zustände infektiöser oder allergischer Natur sind. Häufig bestehen gleichzeitig Kopfschmerzen, Lichtempfindlichkeit, Blinzeln, geschwollene Augenlider, reichlicher, milder Fließschnupfen. Alles wird schlechter in der Sonne und bei Wind, aber auch

im warmen Zimmer. Besserung der Symptome an der frischen Luft und nach vorsichtigem Auswischen der Augen.

> Symptome in Kapitel 5.

Ferrum phosphoricum (Ferr-p) *Phosphorsaures Eisen*
Obwohl von diesem Mittel bis heute keine ausreichenden Arzneimittelprüfungen vorliegen, hat es sich vor allem bei der Behandlung von fieberhaften Infekten und damit verbundenen Entzündungen aller Art bewährt. Es kommt häufig dann zum Einsatz, wenn die anderen Mittel wie Bell, Acon, Bryonia oder Gels nicht klar angezeigt sind. Tatsächlich nimmt es zwischen all diesen Mitteln eine Art Zwischenstellung ein, und es ist häufig hilfreich bei Infekten, die nicht allzu heftig beginnen und keine klaren Symptome zeigen. Dennoch gibt es auch Ferr-p-typische Symptome. Es sollte vor allem in den ersten Stadien einer fieberhaften Erkrankung eingesetzt werden. Häufig besteht Nasenbluten oder eine erhöhte Blutungstendenz, Blutbeimengungen im Auswurf oder im Nasenschleim. Rote Flekken auf dem ansonsten bleichen Gesicht. Starker Durst auf kalte Getränke. Ohrenschmerzen bei akuten fieberhaften Ereignissen. Die Beschwerden sind insgesamt eher rechts lokalisiert. Geeignet bei nervösen, empfindlichen, blassen, anämischen, eher blonden Personen. Bevorzugt finden sich. Im Schlaf sind die Augen halb offen.

> Symptome in den Kapiteln 1, 3, 4, 6, 8, 18.

Acidum fluoricum (Fl-ac) *Acidum hydrofluoricum: Fluorwasserstoffsäure, Flußsäure*
Im hier vorgegebenen Rahmen wird dieses Mittel vor allem bei Krampfadern, Geschwüren und Hämorrhoiden empfohlen, obwohl es einen weiteren Anwendungsbereich hat, wenn auch, aufgrund seiner eher langsamen und schleichenden Wirkungsweise, eher für chronische, konstitutionell anzugehende Krankheiten. Der Typus, für den dieses Mittel am besten wirkt, erscheint vital, ungebunden, kraftvoll, den Genüssen des Lebens zugetan und materialistisch orientiert. Einerseits scheinbar hilfsbereit, ist er andererseits in persönlichen Beziehungen eher rücksichtslos. Deshalb finden wir hier Menschen mit häufig wechselnden Beziehungen, die unter diesen Wechseln nicht zu leiden

330

scheinen. Bei Warzen und Naevi, also braunen Hautmalen, kann es gute Dienste leisten.

Allgemein schlechter durch Wärme, sehr warmblütig. Schlechter im Sommer. Besserung durch kaltes Baden. Füße heiß, müssen nachts entblößt werden.

> Symptome in Kapitel 15.

Gelsemium (Gels) *Gelsemium sempervirens: Gelber Jasmin, Giftjasmin*

Dieses Mittel hat ein breites Anwendungsspektrum und gehört wegen seiner starken Wirkung bei Infekten, Kopfschmerzen, Ängsten wie Prüfungsangst und Lampenfieber, aber auch wegen seiner häufigen Verwendung unter der Geburt unbedingt in jede Hausapotheke. Eigentümlich ist eine offensichtliche Langsamkeit in der Entwicklung der Symptome, die oft nervlich akzentuiert sind. Es kommt zu motorischen Lähmungen, Entkräftung und völliger Schlappheit, Schwindeligkeit, Schläfrigkeit, Stumpfheit und Zittern. Der Puls ist langsam, und es entwickelt sich ein apathischer Zustand, vor allem bei den typischen grippalen Infekten, die sich allmählich entwickeln und erst nach vielen Stunden bis wenigen Tagen ihren Höhepunkt erreicht haben. In der Regel besteht auch bei hohem Fieber völlige Durstlosigkeit, das Gesicht erscheint rötlich, dunkel, aufgedunsen, die Patienten wirken berauscht und wollen nichts mehr hören und sehen. Häufig bestehen starke Kopfschmerzen, die oft im Nacken beginnen und dann auf die Stirn übergreifen und sich dort festsetzen. Die Augen können nur noch halb geöffnet werden, die Lider sind schwer, die Glieder sind schwer und schmerzen.

Gels wirkt am besten auf Kinder und junge Menschen, auf Frauen, auf sensible Menschen, Künstler, Musiker, vor allem vor öffentlichen Auftritten, auf lernende Personen vor Prüfungen. Bei jeder Verabredung sind sie vor Aufregung zu früh, wenn sie warten, müssen sie vor Aufregung dauernd auf die Toilette. Auch in der Eröffnungsphase einer Geburt, wenn der Muttermund noch starr bleibt und sich nicht weiter als 5 cm öffnen will, die Schwangere einerseits ängstlich und aufgeregt wegen der bevorstehenden Wehen ist, andererseits immer schwächer und teilnahmsloser wird, ist Gels sehr hilfreich.

Beschwerden bei und durch Erwartungsspannung. Lampenfieber etc. Beschwerden durch Furcht, Schrecken, schlechte Nachrichten, Erregung. Zittern vor Anstrengung, Furcht, Erwartungsspannung. Große Schwäche und Müdigkeit, völlig regungslos und erschöpft. Die Augenlider sind schwer und hängen halb über die Augen. Doppelbilder. Durstlosigkeit. Durchfall bei Erwartungsangst.

❯ Symptome in den Kapiteln 1, 2, 10, 17, 18, 20.

Glonoinum (Glon) *Nitroglycerin*

Glonoinum ist vor allem im Zusammenhang mit Störungen des Nervensystems nach starker Sonneneinwirkung von Bedeutung. Es bestehen immer große Mattigkeit und Reizbarkeit im Zusammenhang mit Kopfschmerzen aufgrund einer Blutfülle des Gehirns. Nach Sonneneinwirkung wie Sonnenstich, Hitzschlag etc. ist der Patient verwirrt und weiß nicht mehr so recht, wo er sich befindet.

Pulsierende, berstende Kopfschmerzen. Kopfschmerzen, die in der Sonne schlimmer werden. Am Kopf wird keine Hitze vertragen. Allgemeine Verschlimmerung durch Sonne. Hitzschlag. Sonnenstich.

❯ Symptome in Kapitel 20.

Hamamelis (Ham) *Hamamelis virginiana: Virginische Zaubernuß, Hexenhasel*

Probleme im Bereich des venösen Kreislaufs mit extremer Venenschwäche, Blutungsneigung. Die Venen sind erweitert, brüchig, neigen zu Entzündungen und Blutungen. Schmerzhaftigkeit des betroffenen Körperteils, wie zerschlagen. Auch nach Operationen und zur Behandlung blutender offener Wunden gut einsetzbar. Neigung zu Nasenbluten mit dunklem, venösem Blut. Blutende Hämorrhoiden. Manchmal bestehen Kombinationen von diesen Symptomen wie Nasenbluten und Hämorrhoiden oder Krampfadern.

❯ Symptome in den Kapiteln 15, 20.

Hepar sulfuris (Hep) *Hepar sulphuris calcareum: Hahnemanns Kalk-Schwefelleber, ein durchgeglühtes Gemisch aus Austernschalenkalk und Schwefelblüten*

Zwei Merkmale zeichnen dieses Mittel aus: extreme Kälteempfindlichkeit und Neigung zu Eiterungen. Es eignet sich besonders für blonde Menschen mit hellem Teint, die zu Lymphknotenschwellungen neigen, mit einer Tendenz zu eiternden Entzündungen. Sie sind empfindlich und außerordentlich reizbar, sprechen hastig, essen hastig, vor allem in Zeiten von Streß und Ärger. Am auffälligsten aber ist ihre Empfindlichkeit gegen den leisesten Luftzug, sie schließen dauernd die Fenster und brauchen immer etwas Warmes um ihren Hals. Alle entzündlichen Prozesse, die in Eiterung überzugehen drohen, kommen für Hepar sulfuris in Frage.

Überempfindlichkeit gegen alle äußeren Reize, vor allem Schmerz. Reizbar, ängstlich und hypochondrisch. Frostig und schlimmer durch Kälte, eines der verfrorensten Mittel. Abkühlen auch nur eines kleinen Körperteils ist unerträglich und verschlechtert die Symptome. Zugluft ist unerträglich und verschlechtert. Übelriechende Absonderungen, vor allem Eiter, auch Schweiß. Schwellung und Verhärtung von Drüsen und Lymphknoten. Stechende, splitterartige Schmerzen. Starke Empfindlichkeit gegen Schmerzen, neigt dazu, sich zu beklagen.

› Symptome in den Kapiteln 2, 3, 5, 23.

Hypericum (Hyper) *Hypericum perforatum: Johanniskraut*
Die in Schulmedizin und Naturheilkunde gebräuchlichen Zubereitungen sehen es vor allem in seinen auf die Nerven beruhigend wirkenden Eigenschaften als mildes Sedativum vor, während es in der Homöopathie der Behandlung der Verletzung von Nervensubstanz vorbehalten ist, etwa nach Gehirnerschütterungen, nach Verletzungen peripherer Nerven, nach Wirbelsäulenprellungen etc., bei Verletzungen an Fingern, Zehen, Nägeln, also in besonders nervenreichen Zonen. Auch bei Zahnschmerzen kann es sehr hilfreich sein. Die Schmerzen sind oft einschießend, oder es finden sich Kribbeln und Taubheit abwechselnd mit stechenden, plötzlichen Schmerzen.

› Symptome in den Kapiteln 9, 20, 22.

Ignatia (Ign) *Ignatia amara, Strychnos ignatii: Ignatiusbohne*
Das emotionale Element steht bei Ignatia oft im Vordergrund. Es besteht eine ausgeprägte Überempfindlichkeit aller Sinne und eine gewisse Krampfneigung, die Koordination der Funktionen

ist gestört. Es eignet sich ganz besonders für schlanke, zarte Menschen, vor allem Frauen, von empfindlicher, leicht erregbarer Natur mit nervösem Temperament, schneller Auffassung und Reaktion, häufig auch hysterischen Zügen. Ihrem Grundcharakter nach sind diese Menschen mild und nachgiebig, bei eher dunklem Teint. Selten sind die Probleme wirklich organisch, obwohl sie sehr oft organisch empfunden werden. In der Vorgeschichte stößt man auf schockartige Erlebnisse wie massive Kränkungen oder Liebeskummer oder Tod von Familienangehörigen etc. Damit ist Igantia eines der großen „Kummermittel", wobei das auslösende Ereignis nicht zu lange zurückliegen oder zumindest wie frisch im Gedächtnis sein sollte. Stets sind die Reaktionen hysterisch bzw. mit einer krampfartigen, spastischen Komponente. Diese Menschen sind oft romantisch und idealistisch veranlagt, so daß Enttäuschungen nur schwer verwunden werden können.

Beschwerden nach Kummer (Kopfschmerzen, Aussetzen der Menses, Krämpfe etc.). Beschwerden nach romantischen Enttäuschungen, Liebeskummer etc. Leicht verletzte Gefühle, leicht gekränkt. Häufiges, unwillkürliches Seufzen. Versuche, das Weinen zu unterdrücken, enden in heftigem Schluchzen. Abneigung gegen Trost, Trost verschlechtert die Situation. Hysterische Symptome wie Taubheitsgefühle, Krämpfe etc. nach emotionalen Traumen. Allgemeine Besserung von Symptomen auf Reisen, Verlangen nach Reisen. Kloßgefühl im Hals. Hustenanfälle, die durch das Husten stärker werden.

> Symptome in den Kapiteln 7, 10, 11.

Ipecacuanha (Ip) *Uragoga ipecacuanha: Brechwurzel*
Ipecacuanha verursacht krampfartige Reizungen in Brust und Magen und ist deshalb für alle Arten von Husten sowie für Magenprobleme mit Übelkeit und Erbrechen ein wichtiges Mittel. Vor allem für Husten bei Kindern und Keuchhusten findet es oft Verwendung. Außerdem findet man häufig eine Neigung zu reichlichen, hellroten Blutungen (Nasenbluten, Zwischenblutungen etc.). Wenn Übelkeit und Erbrechen in einem Erkrankungsfall dominieren, muß an Ip gedacht werden. Erbrechen bessert die Beschwerden nicht, die Übelkeit hält an. Es paßt am besten bei reizbaren, dicklichen und dennoch schwächlichen Kindern

334

und Erwachsenen mit blassem, eingefallenem Gesicht und eingesunkenen Augen mit dunklen Ringen. Oft besteht eine Vorgeschichte von längeranhaltenden Blutverlusten.

Reizbarkeit. Periodizität der Beschwerden. Allgemeine Verschlechterung durch Erbrechen. Warmblütige Menschen, Neigung zu Blutungen. Bemerkenswert saubere Zunge trotz Übelkeit und Erbrechen. Asthmoide Bronchitis und Husten mit Erbrechen, vor allem bei Kindern. Rasselnder Husten bei feuchtem Wetter, blutige Beimengungen beim Auswurf.
> Symptome in den Kapiteln 7, 11.

Jalapa (Jal) *Exogonium purga, Convulvulus purga*
Ein „kleines" Mittel, das bei Unruhezuständen von Säuglingen mit Blähungen, Sich-Krümmen, Schlafstörungen, von großer Hilfe sein kann. Sie sind untröstlich und schreien die ganze Nacht, den Tag über schlafen sie dann.
> Symptome in Kapitel 19.

Kalium bichromicum (Kali-bi) *Kaliumdichromat*
Das Hauptkennzeichen dieses Mittels sind die dicken, fadenziehenden, klebrigen Sekrete aus Nase und Nasennebenhöhlen, aber auch der übrigen Schleimhäute. Kali-bi ist ein ausgesprochenes Polychrest, das auf viele Organbereiche wirkt. Im hier gegebenen Rahmen wird es jedoch vor allem für Schnupfen, Sinusitis und damit zusammenhängende Kopf- und Gesichtsschmerzen dargestellt. Auch der Persönlichkeit von Kali-bi-Patienten haftet eine gewisse Zähigkeit an; diese Menschen neigen zum Fettansatz, sind hellhaarig und von hellem Teint und leiden häufig an katarrhalischen Erkrankungen, vor allem auch der oberen Luftwege. In ihrer gesamten Einstellung und Denkweise sind sie eher materialistisch mit einem Hang zum Dogmatismus, etwas engstirnig und in der Erklärung und Darstellung ihrer Beschwerden umständlich und detailversessen. Sie haben starre Regeln, lieben die Routine und haben einen ausgeprägten Familiensinn, der ihnen Geborgenheit und Sicherheit verspricht.

Kopfschmerzen, die sich bei Druck auf die Nasenwurzel bessern. Chronische eiternde Mittelohrentzündung. Trockene Verstopfung der Nase, vor allem auch bei Neugeborenen. Chronische Kiefernhöhlenentzündung. Schweiß auf der Oberlippe. Die Beschwerden beginnen oft bei warmem oder heißem Wetter.

> Symptome in den Kapiteln 4, 10.

Kalium bromatum (Kali-br) *Kaliumbromid*

Ein ausgezeichnetes Mittel für Unruhezustände, vor allem bei Kindern, mit nächtlicher Verschlimmerung, starker Angst, Traurigkeit und schlechten Träumen, die sich auf den Wachzustand auswirken. Die Kinder wollen, nachdem sie erwacht sind, nicht mehr allein sein und haben schreckliche Angst, wieder einzuschlafen. Die Hände und Füße sind auch tagsüber dauernd in Bewegung, ständig wird an irgendetwas herumgenestelt. Bei Kindern findet man häufig eine Tendenz zu hartnäckiger Verstopfung, eine Neigung zum Verschlucken beim Trinken, häufige Nabelkoliken, Zahnungsbeschwerden. Sie sind dick, blond und hellhäuig, sie sprechen langsam und zögernd. Oft antworten sie einsilbig mit „Nein" auf jede gestellte Frage.

> Symptome in Kapitel 19.

Kalium carbonicum (Kali-c) *Kaliumcarbonat*

Dies ist eines der großen Konstitutionsmittel, das häufig für die Behandlung chronischer Krankheitszustände zum Einsatz kommt, aber auch bei einigen Akutproblemen häufig unverzichtbar ist, insbesondere bei Husten und Bronchitis, vielen Verdauungsstörungen und vor allem bei schwangerschaftstypischen Beschwerden. Die für alle Kali-Salze typische Schwäche ist besonders ausgeprägt bei diesem Mittel, ebenso die nächtliche Verschlimmerung mit einer deutlichen Häufung zwischen 2 Uhr und 4 Uhr morgens, mit häufigem Erwachen in dieser Phase. Die typischen Kali-Schmerzen sind heftig und stechend, in der Regel werden sie durch Bewegung gebessert. Bei Vorhandensein von Fieber sollten Kali-Salze eher nicht eingesetzt werden. Unverträglichkeit von kaltem oder naßkaltem Wetter ist ebenfalls ein kennzeichnendes Merkmal. Schwäche, Rückenschmerzen und Schweiß sprechen für den Einsatz von Kali-c. Außerdem bestehen häufig Störungen im Wasserhaushalt mit Schwellungen der oberen Augenlider, die morgens am ausgeprägtesten sind.

Vom Erscheinungsbild her handelt es sich in der Regel um durchschnittliche Menschen mit schlaffem Gewebe, dunklem

Haar, die zu Flüssigkeitsansammlungen und Fettleibigkeit neigen. Sie wirken erschöpft und ausgelaugt, haben eine graugelbe Gesichtsfarbe und Sommersprossen. Sie sind sehr intellektuell und rationalisieren alles, wirken dadurch kühl und unnahbar. Sie streben ein geordnetes Leben in ruhigen Bahnen an und neigen zu einer dogmatischen Einstellung mit klaren Regeln und Strukturen. Oft wirken sie in Gesprächen rigide und gehen ungern Kompromisse ein. Sie sind gerne gut gekleidet, machen einen ordentlichen Eindruck, vermitteln Würde und Selbstbewußtsein. Sie sind sehr kontrolliert und spielen die Schwere ihrer Krankheit herunter, so daß man das Ausmaß ihrer Gesundheitsprobleme oft unterschätzt.

Abneigung gegen Berührung. Leichtes Erschrecken und Auffahren, vor allem bei Geräuschen. Geschwollene obere Augenlider, wie kleine Säckchen. Während der Schwangerschaft Rückenschmerzen, mit der Neigung, immer eine Hand im Rücken zu haben. Bei den Wehen plötzliche Schwäche, das Gefühl, nichts geht mehr, mit starken Rückenschmerzen, will die Lumbalgegend dauernd massiert haben. Asthma, das nachts zwischen 2 Uhr und 4 Uhr schlimmer ist. Keuchhusten. Entzündungen der oberen Luftwege, mit Husten und stechenden Schmerzen, rechts schlimmer.

> Symptome in den Kapiteln 7, 13, 17.

Kalium phosphoricum (Kali-p) *Kaliumphosphat*

Mit diesem Mittel haben wir eines der besten Nervenmittel der Homöopathie. Es eignet sich ausgezeichnet für erschöpfte, schwache, müde Menschen, die in ihrer nervlichen Kraft völlig ausgelaugt sind, Schüler, Heranwachsende, Studenten und andere, oft jüngere Menschen, die vor allem geistig intensiv arbeiten müssen und dadurch immer wieder erschöpft und krank sind. Es wirkt am besten bei blassen, reizbaren Personen, die gegen alle äußeren Eindrücke sehr empfindlich sind. Für solche Zustände existiert der Begriff Neurasthenie. Überanstrengte Geschäftsleute, ausgelaugte stillende Mütter, die zusätzlich durch nervöse Babies strapaziert sind. Auch für Zustände von Ruhelosigkeit bei Babies und Kindern.

Leichtes Auffahren durch Geräusche, ruhelose Füße. Normale Unterhaltungen werden als anstrengend empfunden. Kopfschmerz bei Schulkindern und Studenten. Dunkle Augenringe. Auch für grippale Infekte und Erkältungen im Zusammenhang mit dem beschriebenen Erschöpfungssyndrom. Zittern der Hände durch Nervosität.

> Symptome in Kapitel 1.

Kalium sulphuricum (Kali-s) *Kaliumsulfat*

Kali-s gilt in vieler Hinsicht als das „mineralische Pulsatilla", mit dem es tatsächlich zahlreiche Ähnlichkeiten aufweist. Es ist wie dieses besonders häufig bei Ohrenentzündungen, Arthritis, Nebenhöhlen- und Atemwegserkrankungen angezeigt, wird aber im Gegensatz zu Pulsatilla eher zu selten eingesetzt. Von Typus her finden wir die bei den meisten Kalis anzutreffende, auf Sicherheit und Routine bedachte konservative Grundhaltung, außerdem Mangel an Selbstbewußtsein und Schüchternheit. Im Gegensatz zu den anderen Kalis aber ist Kali-s warmblütig und verschlechtert sich durch Hitze oder warme Anwendungen, verlangt wie Puls nach Abkühlung und frischer Luft und fühlt sich schlechter im warmen Zimmer.

Entzündungen der Ohren, oft eitrig, mit gelber Absonderung. Akute und chronische Verstopfung der Nase, gelbliche Absonderung. Schnarchen, Heuschnupfen, Asthma abends und nachts, besser im Freien. Kopfschmerzen, schlechter im warmen Zimmer, besser an der frischen Luft. Verlangen nach Süßem, Abneigung gegen Eier und warme Getränke.

> Symptome in den Kapiteln 3, 4.

Kreosotum (Kreos) *Buchenholzkohlenteer*

Kreos wirkt hauptsächlich auf die Schleimhäute des Verdauungstrakts, auf das Blut und die Zähne und ist für Zahnungsbeschwerden und Zahnschmerzen ein wertvolles Mittel. Es paßt zu rasch gewachsenen und relativ großen Kindern, die durch diesen raschen Wachstumsvorgang nicht gut entwickelt sind. Introvertierte Menschen, die behaupten, es gehe ihnen gut, während sie in Wirklichkeit krank sind, mit einer Neigung zu Zornausbrüchen und dem Drang, Dinge zu werfen, wenn sie sich ärgern.

Reizbarkeit, Verdrießlichkeit bei Kindern. Empfindlich gegen Musik. Wundheit und Entzündung der Schleimhäute. Übler Mundgeruch, vor allem bei Zahnfleischentzündungen und Karies. Schlechte Zähne, frühzeitiger Zerfall der Zähne. Schwierige Zahnung, das Kind ist reizbar und weint andauernd.

> Symptome in den Kapiteln 19, 22.

Lac caninum (Lac-c) *Hundemilch*

Ein Konstitutionsmittel mit breitem Wirkungsspektrum, das hier im Rahmen der Akutanzeigen für Halsinfekte und für Beschwerden während der Stillzeit dargestellt wird. Die körperlichen Symptome sind durch Veränderlichkeit charakterisiert, durch Seiten- oder Organwechsel. Die häufigste Variante ist der Wechsel von rechts nach links und dann wieder zurück. Starke Empfindlichkeit gegen Lärm, Licht, Berührung ist ebenfalls typisch für Lac-c. Die Menschen, für die Lac-c am besten paßt, sind eher verwirrt, ängstlich und nervös, sie fahren leicht auf, schreien auf, reagieren sehr emotional. Ängstlicher Gesichtsausdruck, muß langsam sprechen, um nicht zu stottern. Geistesabwesend. In der Vorgeschichte findet sich eine sehr problematische Beziehung zur Mutter (beide Geschlechter).

Furcht vor Schlangen, Krankheiten, Tod, Ohnmacht. Besorgt um die Gesundheit. Miserables Selbstvertrauen, geringes Selbstwertgefühl. Fehler beim Sprechen oder Schreiben. Halsschmerzen, die zu den Ohren ausstrahlen, besser durch kalte Getränke. Gutes Mittel bei Problemen während des Abstillens.

> Symptome in den Kapiteln 2, 17.

Lachesis (Lach) *Trigonocephalus lachesis, Lachesis mutus, Surukuku: Buschmeisterschlange*

Eines der wichtigsten Mittel für viele Entzündungszustände, auch heftig verlaufende, aber auch ein großes Konstitutionsmittel mit breitestem Wirkungsspektrum. Es ist vor allem für Entzündungszustände angezeigt, die die Abwehr des Körpers überrennen und in Eiterung und Sepsis überzugehen drohen, mit dunkler, bläulich-roter Verfärbung und starker Berührungsempfindlichkeit der entzündeten Stelle. Vor allem die Modalitäten lenken frühzeitig den Blick auf dieses Mittel: morgendliche Verschlechterung aller Symptome, der Patient schläft sich in die Verschlechterung hinein. Linksseitigkeit aller Beschwerden. Hitzeempfindlichkeit und Verschlechterung durch Hitze. Starke Berührungsempfindlichkeit, oft aber Besserung auf starken Druck.

Die Persönlichkeit von Lach-Patienten (vor allem Patientinnen) ist sehr eindrucksvoll. Es handelt sich um warmblütige, dunkelhaarige, häufig schlanke und attraktive Personen, die sehr extrovertiert sind und, einmal ins Reden gekommen, kaum zu halten sind. Die Gesprächigkeit von Lachesis ist beinah sprichwörtlich. Sie tragen offene Hemden und Blusen, weil sie am Hals nichts Enges ertragen können, Rollkragenpullis sind unerträglich. Sie leiden bei Wetterwechsel von kalt nach warm, also vor allem im Frühjahr und im Sommer, und bei großer Hitze. Oft besteht ein ausgesprochener Hang zur Eifersucht, die so stark werden kann, daß sie innerhalb einer Beziehung eine außerordentliche Belastung darstellt. Eifersucht, ebenso töricht wie unwiderstehlich, ist eines der Leitsymptome von Lachesis. Ausgeprägtes Mißtrauen und Neid runden dieses Bild einer sehr intensiven und nicht selten leidenschaftlichen Persönlichkeit ab.

Es besteht eine deutliche Blutungsneigung, das Blut ist dunkel und schwärzlich, blutende Wunden, blutende Krampfadern oder Hämorrhoiden. Die Enzündungen verlaufen heftig und schmerzhaft und drohen schnell in Eiterung überzugehen.

Alles schlechter vor der Menstruation. Besserung, sobald die Menstruation oder eine andere Absonderung eintritt. Schlechter mit der Menopause. Schlechter bei Unterdrückung von Absonderungen. Linksseitige Symptome oder Beginn links, dann rechts. Allgemeine Verschlechterung im Frühjahr und Herbst. Verschlechterung durch Unterdrückung der (bei Lach starken) Sexualität. Hitzewallungen. Verschlechterung durch Liegen auf der linken Seite.

❭ Symptome in den Kapiteln 2, 3, 10, 15, 16, 17, 18, 20, 23.

Ledum (Led) *Ledum palustre: Sumpfporst, Wilder Rosmarin*
Ledum ist vor allem wegen seiner Wirkung als Akutmittel nach Stichen, Bissen und anderen Wunden bekannt. Außerdem ist es bei chronischen rheumatischen Problemen häufig angezeigt. Allgemeine Verfrorenheit bei lokaler Hitzeunverträglichkeit und Besserung der Verletzungen (Insektenstiche vor allem) durch kalte Anwendungen. Vor allem die Anwendung von Eis bessert. Auch die rheumatischen Beschwerden bessern sich durch Kälteeinwirkung und werden im Bett und in der Wärme schlechter. Insgesamt herrscht ein allgemeiner Mangel an Lebenswärme.

Auch Zerrungen und Distorsionen sprechen oft gut auf dieses Mittel an, besonders wenn sich die verletzten Gliedmaßen kalt anfühlen und gekühlt werden wollen.

> Symptome in den Kapiteln 8, 20.

Lycopodium (Lyc) *Lycopodium clavatum: Bärlappsporen; Kolbenbärlapp*

Eines der Konstitutionsmittel mit dem weitesten Wirkungsspektrum, das für viele chronische, aber auch akute Gesundheitsstörungen von unschätzbarer Hilfe sein kann. Fast immer sind Symptome im Bereich der Harnorgane oder der Verdauungsorgane vom Rachen bis in den Enddarm zu finden. Es paßt am besten für eher magere Menschen mit wachem Intellekt, schwacher muskulärer Entwicklung. Vor allem die obere Körperhälfte erscheint schwächlich und dünn, während die unteren Partien eher aufgedunsen und voller Flüssigkeit sind. Das Gesicht ist faltig und ausgemergelt, frühzeitig gealtert. Der Bauch ist oft aufgebläht und voller Luft. Dunkler Teint. Es gibt aber auch Lyc-Personen beiderlei Geschlechts, die ausgesprochen attraktiv und „gut gebaut" erscheinen, eine gute Figur abgeben. Bei Neugeborenen zeigt sich oft ein großer, gut entwickelter Kopf bei schwächlichem Körperbau. Sie sehen ältlich aus mit vielen Falten und gelblichem Hautkolorit. Sie neigen zu Blähungskoliken, vor allem nachmittags zwischen 16 und 20 Uhr oder morgens zwischen 4 und 8 Uhr. Auch die heranwachsenden Kinder sehen stets etwas älter aus als ihrem Alter enstsprechend. Mit ihren dunklen Augen und dem intensiven, lebhaften Blick haben sie eine Art frühreifer Würde an sich, die sie schnell zum Anführer werden läßt. Sie drücken sich gewählt aus, widersprechen ihren Eltern, neigen zum Ungehorsam und wissen alles besser.

Bei Erwachsenen besteht ein gewisser Zug zur Arroganz. Sie wissen über alles Bescheid und vertragen keinen Widerspruch. Im häuslichen Bereich zeigen sich paschahafte Züge bei Männern oder diktatorische Eigenschaften bei Frauen, eine gewisse Unnahbarkeit und Unduldsamkeit. Häufig handelt es sich um Menschen mit ausgesprochen intellektuellen Zügen, hinter denen sich dennoch eine starke Unsicherheit verbirgt. Zu Beginn der Krankheit spielen sie ihre Probleme herunter, für jedes Symptom gibt es eine rationale Erklärung, andererseits verlangen sie

341

nach sofortiger Behandlung, bleiben aber stets skeptisch hinsichtlich der Wirkung der eingesetzten Medikamente.

Probleme mit dem Selbstwertgefühl, mangelndes Selbstvertrauen. Arrogant, dominierend, rechthaberisch in der Familie und bei Untergebenen, unterwürfig gegen Vorgesetzte. Intellektuell und zurückgezogen, depressiv. Angst um die eigene Gesundheit, vor Konflikten, um die Karriere. Lampenfieber. Weint bei sentimentalen Ereignissen oder wenn man ihm dankt. Rechtsseitige Probleme oder von rechts nach links gehend. Allgemeine Verschlechterung von 16 bis 20 Uhr oder 4 bis 8 Uhr morgens. Allgemeine Verschlechterung morgens beim Erwachen. Allgemeine Besserung abends, um Mitternacht. Allgemeine Verschlechterung beim Hungern, beim Auslassen einer Mahlzeit. Allgemeine Besserung im Freien, bei grundsätzlicher Verfrorenheit. Frühzeitig graue Haare, rechts stärker als links. Stets mit Verdauungsbeschwerden behaftet. Schläft nur auf der rechten Seite.

❯ Symptome in den Kapiteln 2, 3, 9, 10, 11, 13, 14, 17, 19.

Magnesium carbonicum (Mag-c) *Basisches Magnesiumcarbonat*

Wirkt besonders auf den Magen-Darm-Kanal mit ausgeprägter Übersäuerung. Paßt gut für schlaffe Personen mit vielen Schmerzen, die ausgelaugt und nervös sind, zu Blähungen neigen, vor allem für Frauen, Kinder, Säuglinge. Oft erscheinen die Patienten leidend und säuerlich, sowohl ihrem Ausdruck als auch ihrem Geruch nach. Sie vertragen überhaupt keinen Streit und haben ein ausgeprägtes Bedürfnis nach Harmonie und Frieden. Fast immer wird über Schwäche, Müdigkeit und Erschöpfung geklagt. Der Akku ist leer. Die Patienten haben Angst, vor allem vor der Zukunft, die den ganzen Tag anhält und erst abends im Bett einer großen Erleichterung Platz macht. Die Kinder nehmen nur schlecht an Gewicht zu, haben eine schlecht entwickelte Muskulatur und können ihren Kopf nicht gut hochhalten. Oft besteht eine gewisse Leberschwäche. Es wird vor allem gegen akute und chronische Verdauungsstörungen erfolgreich eingesetzt, also Durchfälle, Verstopfung, Koliken etc., außerdem bei Zahnschmerzen.

Empfindlich gegen die geringste Berührung, Aufschrecken. Friedensstifter, harmoniesüchtig, verträgt keinen Streit. Allgemeine Verschlechterung 3 bis 4 Uhr morgens. Schlechter vor oder während der Menses. Morgenmuffel, wacht völlig unerfrischt auf.

> Symptome in den Kapiteln 11, 12, 13, 19, 22.

Magnesium phosphoricum (Mag-p) *Zweibasisches Magnesiumphosphat*

Ein hervorragendes Mittel gegen zahlreiche Schmerzzustände, vor allem bei ausstrahlenden, krampfartigen Schmerzen. Es wirkt am besten bei nervösen, jungen, kräftigen Menschen, aber auch bei müden, erschöpften, trägen Personen mit starker Schmerzempfindlichkeit. Ebenso geeignet bei zahnenden Kindern, überhaupt ein gutes Mittel für Zahnschmerzen und schmerzhafte Menstruationsstörungen. Die typischen Schmerzen kommen plötzlich, anfallartig und verschwinden ebenso plötzlich wieder.

Deutliche Besserung der Schmerzen durch Wärme und Druck. Reizbarkeit mit vielen Ängsten. Gesichtsneuralgien, rechtsseitig, besser durch Wärme und Druck. Dysmenorrhoe, Bauchkoliken während der Menstruation, besser durch Wärme und Druck. Schreibkrämpfe, Krämpfe bei Menschen, die viel mit den Händen arbeiten (Pianisten, Schneider etc.).

> Symptome in den Kapiteln 10, 11, 12, 16, 17, 19.

Medorrhinum (Med) *Tripper-Nosode*

Dieses Mittel hat sich aufgrund einiger Prüfungen und zahlreicher klinischer Erfahrungen einen wichtigen Platz in der homöopathischen Behandlung von Rheuma, Heuschnupfen, Asthma, Hauterkrankungen, Infekten der Schleimhäute erworben, wobei es in der Regel bei chronischen Verläufen in Betracht kommt und deshalb vom homöopathischen Arzt eingesetzt wird. Auch bei Windeldermatitis der Säuglinge und bei Schwächungen des Immunsystems mit häufigen Infektionskrankheiten ist es einsetzbar. Es paßt gut bei empfindlichen und hyperaktiven Menschen mit auffälligem, extremem Verhalten auf allen Ebenen. Oft stößt man in der Vorgeschichte auf eine schlechte Verträglichkeit oder eine schlechte Wirkung von Impfungen.

Allgemeine Besserung am Meer und durch Baden im Meerwasser. Besserung abends. Liebt die Nacht. Chronischer Schnup-

fen, chronische Sinusitis. Dauerndes Räuspern. Verlangen nach
Saurem. Schlaf auf dem Bauch, in Knie-Ellenbogen-Lage.
〉 Symptome in Kapitel 19.

Mercurius solubilis (Merc) *Elementares Quecksilber nach
Hahnemann*
Ein großes Polychrest, für viele akute und chronische Krankheiten unverzichtbar. Haut und Schleimhäute, die Leber, andere
Drüsen, die Genitalien, nahezu alle Organbereiche fallen in seinen Wirkungsbereich. Typisch ist der intensive schlechte Geruch aller Absonderungen. Starkes Schwitzen, übelriechend,
auch und vor allem nachts, der Geruch ist nicht mehr aus den
Kleidern zu bekommen. Paßt am besten bei hellhaarigen Menschen mit schlaffem Hauttonus und schlaffer Muskulatur. Diese
Menschen sind unruhig, zurückhaltend und mißtrauisch. Vor
allem bei Entzündungen im Hals- und Rachenbereich als Akutmittel unentbehrlich, ist es auch bei Durchfällen, Blasenentzündungen, Hauteiterungen etc. ein wichtiges Mittel.
   Introvertiert, verschlossen, mißtrauisch. Heftige Impulse, kann
sehr destrukiv und aggressiv sein. Allgemeine nächtliche Verschlimmerung. Allgemeine Verschlechterung durch Wärme und
Kälte, „Barometer". Verschlechterung bei feuchter Witterung.
Starkes Schwitzen, das nicht erleichtert, nächtliches Schwitzen.
Zahneindrücke an der Zunge zu sehen. Metallischer Geschmack
im Mund, übelriechender Atem. Starker Speichelfluß, vor allem
nachts im Bett. Zahnfleischentzündungen, Zahnschmerzen.
〉 Symptome in den Kapiteln 1, 2, 3, 4, 5,18, 22, 23.

Mercurius corrosivus (Merc-c) *Quecksilbersublimat*
In diesem Quecksilbersalz finden sich viele Züge von Mercurius
wieder, es wirkt aber vor allem auf den Enddarm und die Blase
und paßt bei krampfartigen Schmerzen bei Durchfällen oder
Blasenentleerung und bei blutigen Schleimhautabsonderungen.
Ansonsten gelten die bei Mercurius dargelegten Eigenschaften.
〉 Symptome in Kapitel 14.

Acidum muriaticum (Mur-ac)
Bei Hämorrhoiden häufig ein ausgezeichnetes Mittel. Oft findet
sich ein Erschöpfungszustand, der in die Nähe des Zusammen-

bruchs reicht, im Falle von Mur-ac vor allem im körperlichen Bereich, weniger in der geistig-emotionalen Sphäre. Der Patient kann so erschöpft sein, daß er nicht mehr aus dem Bett hochkommt und 18–20 Stunden am Stück schläft. Die Schleimhäute des Mundes und des Verdauungstrakts sind oft betroffen, vor allem der Analbereich. Verschlechterung durch Kälte und kalte Anwendungen, Besserung durch Wärme und Ruhe, aber auch leichte Bewegung.

> Symptome in Kapitel 15.

Natrium muriaticum (Nat-m) *Natriumchlorid, Kochsalz*
Dieses Mittel ist eines der großen „Kummermittel" der Homöopathie, es wird vor allem bei psychisch akzentuierten Beschwerden eingesetzt und hat ein klar erkennbares Persönlichkeitsprofil. Naturgemäß spielt es eher bei chronischen Vorgängen eine Rolle, kann aber auch bei Menstruationsstörungen, während der Schwangerschaft, bei Hauterkrankungen und bei allen Folgen von Kränkung akut eingesetzt werden.

Es eignet sich am besten für magere Menschen, die manchmal sogar ausgezehrt wirken, nach Verlust von lebenswichtigen Körpersäften, bei blutarmen, bleichen Personen mit katarrhalischen Problemen. Ihre Gesichtsfarbe ist blaß, erdig, gelblich, die Haut oft fettig. Es sind introvertierte Menschen, die ihre Privatsphäre brauchen und lieben. Sie werden in Gegenwart anderer nicht gern mit ihrem Eigennamen angesprochen, sind sehr zurückhaltend in der Preisgabe persönlicher Daten, ihrer Telefonnummer etc. In Gesellschaft sitzen sie oft etwas zurück, mit den Armen vor der Brust verschränkt, und wenn sie sprechen, schauen sie auf ihre Schuhe oder an die Wand, aber nie direkt in die Augen der anderen. Sie sind äußerst empfindlich gegen Kränkungen und Verletzungen und sehr leicht zu beleidigen. Kränkungen vergessen sie nie, sie verschließen den Schmerz in sich, tragen ihn ihr Leben lang mit sich herum und sind außerordentlich nachtragend. Wenn sie andererseits einmal Vertrauen gefaßt haben, sind sehr sehr solidarisch und hilfsbereit. Sie sind ziemlich humorlos, können andererseits selbst bei unpassenden Gelegenheiten plötzlich laut lachen, bei einer Trauerfeier oder in der Kirche. Wenn sie lachen, dann so heftig, daß ihnen die Tränen kommen.

Sie sind also schwierige Persönlichkeiten, und sie haben selbst oft das Gefühl, es schwer zu haben im Leben. Sie denken oft und andauernd über Vergangenes nach, über früher erlebte Kränkungen und Enttäuschungen, aber sie können Trost und Mitgefühl nicht oder nur sehr schwer akzeptieren. Wenn sie es zulassen, können sie gegen ihren Willen laut und schluchzend weinen, untröstlich, das ganze Leid der Welt in sich empfindend.

Verschlossen, verantwortlich, voller Würde und sehr anfällig für Kummer. Beschwerden durch Kummer und Enttäuschungen. Depression bis hin zu suizidalen Gedanken. Ernsthaft, überverantwortlich, extrem genau. Brütet über vergangenen unerfreulichen Geschehnissen. Viele Ängste: Einbrecher, Dunkelheit, Gewitter. Klaustrophobie. Allgemein warmblütig und verschlechtert durch Hitze und Sonne. Verschlechterung um 10 Uhr vormittags. Kopfschmerzen. Migräne, schlechter durch Licht, Sonne, Lesen, vor und während der Menses. Kopfschmerzen bei Kummer, bei Schulkindern. Herpes. Heuschnupfen. Chronischer oder wiederkehrender Schnupfen.

> Symptome in den Kapiteln 16, 17, 19, 23.

Nux vomica (Nux-v) *Brechnuß von Strychnos nux-vomica, Krähenaugen*

Nux-v ist das typische Mittel für die Zivilisationsfolgen, die Krankheiten des „modernen Lebens" mit seinem Streß, seiner Hektik, dem Vorrang der Arbeit und des Berufs, mit dem Überkonsum von Genußmitteln und Stimulanzien, von Alkohol, Tabak, Kaffee, zu wenig Schlaf und dem nachfolgenden Kater.

Der typische Nux-vomica-Patient ist ziemlich mager, dünn, schnell, aktiv, nervös und reizbar, ja geradezu cholerisch, ungeduldig, temperamentvoll. Er leistet eine Menge geistige Arbeit. Er ist geistig angespannt bei vorwiegend sitzender Lebensweise (lange Büroarbeit, intensives Studium, viele Geschäfte etc.). Die Erscheinung dieser Menschen ist oft kräftig und vital, mit einem festen und kompakten, muskulösen Körper und einer im wesentlichen gesunden Konstitution. Die Symptome erscheinen erst in den oben skizzierten Zusammenhängen der Überarbeitung und der exzessiven Lebensführung.

Reizbar, ungeduldig, ehrgeizig, mit starkem Antrieb. Konkurrenzdenken. Leicht gekränkt, erträgt keinen Widerspruch und keine Kritik. Cholerisch, kann aus Wut Dinge zerbrechen oder durch die Gegend werfen. Ungeduldig, haßt es anzustehen, im Wartezimmer zu warten etc. Verfroren und empfindlich gegen Kälte, kalten, trockenen Wind. Allgemeine Besserung durch Wärme und warme Anwendungen. Alles schlechter morgens, alles besser abends, arbeitet abends und nachts am besten. Neigung zu streß- und ärgerbedingten Magenschmerzen. Rückenschmerzen, nach Verheben, nach Sitzen, die nachts im Bett schlimmer werden. Schlafstörungen durch Überreiztheit, erwacht 3 oder 4 Uhr morgens. Ausgezeichnetes Katermittel.

> Symptome in den Kapiteln 4, 5, 9, 10, 11, 13, 14, 15, 17, 19, 20, 22.

Okoubaka (Okoub) *Brotfruchtbaum*
Ein bisher nicht geprüftes Mittel, das sich aufgrund klinischer Erfahrung für zahlreiche Lebensmittelunverträglichkeiten, wie sie vor allem bei Auslandsreisen auftreten können, als unentbehrlicher Bestandteil der Reiseapotheke entwickelt hat.

> Symptome in den Kapiteln 12, 20.

Opium (Op) *Papaver somniferum, Schlafmohn*
Opium ist in seinen modernen Verarbeitungsformen in der Drogenszene durch die toxische, substantielle Anwendung zu trauriger Berühmtheit gelangt. Es spielt in der Homöopathie eine wichtige Rolle bei chronischen, aber auch bei einigen akuten Krankheitszuständen, letzteres vor allem bei der Behandlung von Schockzuständen und Traumafolgen. Wenn nach erschreckenden, schockierenden Erlebnissen, sei es auf körperlicher, emotionaler oder geistiger Ebene, die Furcht einfach nicht mehr weicht, kann Opium ähnlich wie Acon solche Folgen sanft und sicher beheben.

> Symptome in Kapitel 21.

Paeonia (Paeon) *Paeonia officinalis*
Paeonia ist wirkungsvoll bei Hämorrhoiden, analen Fissuren mit großer Berührungsempfindlichkeit des Analbereiches. Die Hämorrhoiden sind sehr schmerzhaft.

> Symptome in Kapitel 15.

Phosphorus (Phos) *Gelber Phosphor*

Das phosphoreszierende, schillernde, auflodernde und rasch wieder verlöschende dieses chemischen Elements, das ein großes und wichtiges Konstitutionsmittel und häufig bei chronischen, aber auch bei akuten Erkrankungen angezeigt ist, findet sich auch bei den Menschen, die gut auf Phosphor ansprechen. Es hat eine ausgesprochen deutliche Beziehung zu den oberen Luftwegen, zur linken Körperseite und zum Herzen, zu den Brustorganen, aber auch zu Blutungen und Knochen. Schlank, fein, groß, hellhäutig, helle, manchmal rötliche Haare, voller Energie, die rasch in sich zusammenfallen kann, warm, aber leicht erschöpft, so stellt sich der Phosphor-Typus dar. Intelligent, freundlich, zugewandt, offen für äußere Eindrücke, die ihn allerdings rasch überfordern können, sind weitere typische Eigenschaften. Diese Empfindlichkeit für Atmosphärisches, das seismographische Erfühlen von Schwingungen und Zuständen der unmittelbaren und weiteren Umgebung zeigt sich in einer starken Beeinflußbarkeit, aber auch in der starken Empfindlichkeit gegen und Ängstlichkeit bei Gewitter. Überhaupt ist der phosphorische Mensch voller Ängste (Dunkelheit, Gewitter, Einbrecher, in Flugzeugen, vor Prüfungen, in der Höhe etc.). Es bestehen auch viele Ängste um die eigene Gesundheit, weshalb Phosphor-Persönlichkeiten häufig zum Arzt gehen. Sie wollen zu ihrem Hausarzt ein gutes persönliches Verhältnis haben und betrachten ihn oft fast als eine Art Freund, der sie bezüglich aller Ängste um die eigene Gesundheit immer wieder zu beruhigen hat.

Starkes Verlangen nach Gesellschaft. Sehr mitfühlend, gut tröstbar, Verlangen nach Mitgefühl. Schlank, groß, mit feinen Zügen und langen Fingern, langen Wimpern. Meistens sehr frostig, es gibt aber auch ausgesprochen warmblütige Phosphor-Menschen. Starke Empfindlichkeit gegenüber Wetterwechsel. Schlechter durch Fasten, besser durch Essen. Schlechter beim Liegen auf der linken Seite, liegt am liebsten rechts. Starker Durst nach und Besserung durch kalte Getränke. Besserung durch Reiben oder Massieren des betroffenen Teils. Linksseitige Symptome. Leicht ausgetrocknet, anfällig für Kreislaufzusammenbruch und Kollaps. Blutungen, hellrot. Leichtes und häufiges Nasenbluten. Verlängertes Bluten nach Zahnextraktionen, Operationen. Wiederkehrende Atemwegsinfekte, jede Erkältung schlägt auf die Brust. Trockener, kitzelnder Husten, Bronchitiden, schlechter durch kalte Luft, Anstrengung, Reden, Lachen. Schmerzlose Heiserkeit, Stimmverlust, Kehlkopfentzündung. Ausgeprägtes Verlangen nach Süßigkeiten und Schokolade, Eiscreme, kalten Speisen, Wein. Schläft gut, auch kurzer Schlaf erfrischt, immer besser nach Schlafen.

› Symptome in den Kapiteln 6, 7, 9, 10, 20.

Acidum phosphoricum (Ph-ac) *Phosphorsäure*
Wie bei allen Säuren ist auch bei diesem Mittel die Schwäche sehr ausgeprägt. Schwäche, Durst, Apathie, Schwindel, oft im Zusammenhang mit psychischen Auslösern wie Kummer, Verlust etc., sind die Hauptmerkmale von Ph-ac. Der Betroffene fühlt sich von seinem Schmerz überwältigt und kann nicht mehr reagieren, verliert seine Vitalität und die Lust am Leben, bis zur völligen Gleichgültigkeit. Es paßt am besten für nachgiebige, milde, verträumte Personen von ursprünglich kräftiger Konstitution, die aufgrund traumatischer psychischer Ereignisse in diesen Schwächezustand hineingeraten und aus eigener Kraft nicht mehr herauskommen. Sie sehen krank und eingefallen aus, mit Ringen um die Augen. Für Kinder kommt es oft in Frage bei Schwächezuständen nach Phasen exzessiven Wachstums, aber auch nach Verlust der Eltern, Scheidung etc.

Depressive, apathische Menschen, fühlen sich innerlich wie tot. Beschwerden durch Kummer oder enttäuschte Liebe. Kollapszustände nach Kummer, akuten Krankheiten wie Durchfällen, Drogen- oder Alkoholmißbrauch. Kollaps nach Säfteverlusten. Verlangen nach erfrischenden, saftigen Dingen wie Obst, Früchte, Säfte.

› Symptome in den Kapiteln 10, 17.

Phytolacca (Phyt) *Phytolacca decandra, Kermesbeere*
Bei diesem Mittel findet man viele mercuriusähnliche Symptome, es wirkt vor allem und gut auf drüsige Organe, also die Mandeln, die Lymphknoten, die weibliche Brust, die Speicheldrüsen. Schmerzhaftigkeit, Wundheit, Ruhelosigkeit, starke Entkräftung sind fast immer festzustellen, dazu eine deutliche nächtliche Verschlechterung der Symptome. Die Symptome erscheinen relativ schnell, der Hals sieht, ähnlich wie bei Lachesis,

dunkelrot oder bläulich-rot aus. Bei akuten Drüsenaffektionen und Stillproblemen.
> Symptome in den Kapiteln 2, 17, 18.

Plantago (Plant) *Plantago major: Breitwegerich*
Wichtiges Mittel für Nervenschmerzen, vor allem bei Zahnschmerzen, aber auch bei Ohrenschmerzen, wenn eine neuralgische Komponente zu erkennen ist. Periodische Gesichtsschmerzen gehören ebenso zu seinem Wirkungsbereich. Der Schmerz geht vom einen Ohr zum anderen durch den Kopf hindurch. Die Zähne sind berührungsempfindlich, oft kariös, fühlen sich wie zu lang an.
> Symptome in Kapitel 22.

Podophyllum (Podo) *Podophyllum peltatum: Maiapfel*
Dieses Mittel wirkt besonders auf die Leber und den Verdauungstrakt, hauptsächlich auf die Schleimhäute und die Drüsen: Reizung, übermäßige Absonderungen, Entzündungen mit Durchfällen weisen auf Podo. Es paßt besonders zu Personen von galligem Temperament mit wächserner Gesichtsfarbe, schlaffem Gewebe, die die Angewohnheit haben, die Lebergegend mit der Hand zu reiben. Sommerdurchfälle sind die klassische Anwendung für Podophyllum. Die Durchfälle sind reichlich, explosiv, wäßrig, mit und ohne Schmerzen und oft schlimmer frühmorgens um 4 Uhr.
> Symptome in Kapitel 12.

Pulsatilla(Puls) *Pulsatilla pratensis: Küchenschelle, Kuhschelle*
Ein großes Konstitutionsmittel, für akute und chronische Krankheiten gleichermaßen einsetzbar. Es gilt als wechselhaftestes homöopathisches Mittel, sowohl hinsichtlich variierender Symptome als auch hinsichtlich des Charakterbildes. Fast kein Bereich, der nicht bei Erkrankungen von Pulsatilla profitieren könnte, wenn die Ähnlichkeit gegeben ist. Diese bezieht sich vor allem auf die Allgemeinsymptome und die Gemütssphäre.
Man sagt, daß Pulsatilla in erster Linie ein Frauenmittel sei, was ich aufgrund eigener Erfahrungen eher für zweifelhaft halte, man wird es für Männer immer dann passend finden, wenn zu den wichtigen Symptomen ein eher femininer Habitus hinzukommt, eine gewisse Weichheit des Auftretens, des Hände-

drucks, der Art, sich zu kleiden, eine Neigung, in Konflikten eher nachgiebig zu reagieren etc. Der klassische Puls-Typus ist blond, blauäugig, unentschlossen, langsam, passiv, phlegmatisch, nachgiebig, emotional. Trost wird gesucht und gern angenommen, Lachen und Weinen können sehr schnell wechseln, und überhaupt wechselt der emotionale Zustand sehr schnell. Wechselhaftigkeit und Weichheit, Schüchternheit trotz guter Kontaktfähigkeit, leichtes Weinen („nah am Wasser"), Trostbedürfnis. Gut geeignet für Kinder.

Veränderliche Stimmungen, leicht beeinflußbar, Verlassenheitsgefühl. Warmblütig, Hitze verschlimmert, Sonne verschlimmert. Verlangen nach frischer Luft, nach Wind. Besserung durch langsames Gehen im Freien. Verschlimmerung zur Dämmerungszeit oder abends. Schlechter nach fettem, reichhaltigem Essen. Schlechter während der Schwangerschaft, Menopause, vor oder während der Menstruation. Bei Steißlage des Kindes im Mutterleib. Bei vergeblichem Kinderwunsch. Kopfschmerzen, häufig als Migräne, am Ende der Menses. Trockener Mund, dennoch durstlos. Auch bei Fieber durstlos. Wandernde Schmerzen, dauernder Symptomwechsel.

❯ Symptome in den Kapiteln 3, 4, 5, 7, 8, 9, 10, 11, 13, 16, 17, 18, 19, 22.

Pyrogenium (Pyrog) *Pyrexin, Sepsin*
Bei infektiösen Zuständen, die in allgemeine Vergiftung (Sepsis) überzugehen drohen, kann bei entsprechender Symptomatik Pyrogenium sehr hilfreich sein. Stark infektiöse Zustände mit großer Ruhelosigkeit und Zerschlagenheitsschmerzen, übelriechenden Absonderungen und hohem Fieber stehen im Mittelpunkt der Symptomatik. Angst, Geschwätzigkeit und wirre Ideen in der Fieberphase sind für die psychische Sphäre wegweisende Symptome. Vor allem für die Behandlung akuter infektiöser Zustände, wenn die scheinbar angezeigten Mittel wie Bell, Acon etc. nicht oder nicht richtig wirken.

❯ Symptome in Kapitel 1.

Rheum (Rheum) *Rheum palmatum: Rhabarber*
Saure Durchfälle bei Kindern und Zahnungsbeschwerden umreißen das Bild dieses Mittels, das im Konzert der homöopathi-

schen Mittel eine kleine, aber feine Rolle spielt. Die Kinder sind weinerlich, reizbar und schreien. Vor allem nachts ist alles deutlich schlimmer, die Launen tyrannisieren die ganze Familie.

> Symptome in Kapitel 19.

Rhus toxicodendron (Rhus-t) *Giftsumach*
Ein vor allem für die Behandlung akuter Erkrankungen geradezu unentbehrliches Mittel, wirkt es doch bestens bei rheumatischen Gelenk- und Rückenschmerzen, bei Hauterkrankungen, bei Verletzungen und auch bei einigen Kinderkrankheiten mit Hautausschlägen. Es paßt am besten auf vollblütige Personen, deren Haut, vor allem Gesicht, fettig glänzt. Es finden sich Schwellungen um die Augen, und häufig neigen diese Menschen zu rheumatischen Beschwerden. Häufig ist die rechte Körperseite etwas mehr betroffen. Es wird auch bei der Behandlung chronischer Krankheiten häufig und mit Erfolg eingesetzt und wirkt auf nahezu alle Organsysteme. Die betreffenden Menschen machen in gesunden Phasen oder wenn die Schmerzen nicht zu schlimm sind einen fröhlichen Eindruck, sie sind unruhig, machen Witze. Sie wechseln häufig das Thema, sind ungeduldig und irgendwie immer in Eile. Ihre Ängste entwickeln sie nachts (Angst vor Gift, vor schlechtem, verdorbenem Essen, vergiftet zu werden).

Allgemeine Verschlechterung bei kaltem und naßkaltem Wetter. Besserung bei warmem Wetter, warmem Baden. Verschlechterung bei Zugluft. Schlechter bei bewölktem, nebligem, verhangenem Wetter. Schlechter bei Durchnässung. Schlechter in Ruhe, besser bei Bewegung, und zwar nicht bei beginnender, sondern bei fortgesetzter Bewegung (bei Arthritikern das morgendliche „Einlaufen"). Schlechter morgens beim Aufstehen. Wichtiges Herpesmittel. Verlangen nach kalter Milch.

> Symptome in den Kapiteln 8, 9, 18, 20, 23.

Ruta (Ruta) *Ruta graveolens: Gartenraute*
Wird vor allem für rheumatische und Bindegewebsprobleme sowie nach Verletzungen eingesetzt, insbesondere wenn Knochenhaut und Knorpel betroffen sind. Auch für Verletzungen der Augen und der Gebärmutter. Es paßt zu robusten, sanguinischen Personen, die bei Erkrankungen emotional stark aus dem

Gleichgewicht kommen, was so gar nicht zu ihrer pragmatischen und realistischen Grundhaltung zu passen scheint.

Angst und Panikstörungen, die bei akuten fieberhaften Erkrankungen auftreten können. Steifheit durch den ganzen Körper. Gelenke und Rücken sind die bevorzugt erkrankten Organe.
> Symptome in den Kapiteln 8, 9, 20.

Sepia (Sep) *Sepia succus: Tintenfisch, getrockneter Inhalt des Tintenfischbeutels*
Sepia ist mit Sicherheit eines der meistverschriebenen Polychreste und gilt als großes und wichtiges Frauenmittel, das für zahlreiche chronische Gesundheitsstörungen eingesetzt wird. Auch als Akutmittel hat es bei einigen Beschwerden hervorragende Wirkung. Oft findet sich ein hormoneller Hintergrund. In der Regel wirkt es am besten bei dunkelhaarigen, sportlichen, drahtigen Frauen mit dunklem Teint und einer Neigung zu venösen Problemen, vor allem in den unteren Körperpartien. Während es früher häufig für ausgelaugte Frauen gegeben wurde, die durch die häuslichen Mehrfachbelastungen mit vielen Kindern und großem Haushalt körperlich am Ende schienen, wird es heute mehr für den modernen Typus der Frau eingesetzt. Im Beruf kompetent und erfolgreich wie ihre männlichen Kollegen und ein Heim mit Kindern und einem Lebenspartner, denen es an nichts fehlen soll. Durch diese Selbstüberforderung kommt es zu körperlichen Verschleißerscheinungen, aber auch zu psychischen Spannungen. Migräne, Menstruationsstörungen, Hämorrhoiden und Krampfadern sind nur einige der Probleme, die bei Sepia-Frauen auftauchen können. Für Probleme während der Schwangerschaft ist es mit Sicherheit das am häufigsten in Frage kommende Mittel, ebenso für alle Störungen, die in Perioden des hormonellen Wechsels entstehen können (Pubertät, Pilleneinnahme, Menopause). Es ist vor allem aufgrund seiner psychischen und allgemeinen Symptome gut zu erkennen.

Harte und scheinbar gleichgültige Personen. Sarkastisch, kann sehr schneidend und streitsüchtig sein, gefolgt von Reue. Gleichgültigkeit oder sogar Abneigung gegen die eigene Familie. Reizbarkeit. Als Mutter oder Hausfrau überfordert, schreit bei jeder Kleinigkeit mit ihren Kindern. Verstärkte Reizbarkeit vor den

Menses. Abneigung gegen Gesellschaft, alleine geht es besser. Verfroren und schlechter durch Kälte. Besser durch heftige körperliche Betätigung wie Sport, durch jede Ablenkung. Abends besser, 2h bis 5h morgens schlechter. Schlechter vor oder während der Menstruation. Schlechter während der Schwangerschaft, erholt sich nie mehr richtig nach Fehlgeburt. Großes Verlangen zu tanzen, besser durch exzessives Tanzen. Besser bei Gewitter, fröhlich bei Gewitter. Linksseitige Kopfschmerzen. Gefühl eines Klumpens im Unterleib, im Enddarm. Abwärtsdrängendes Gefühl während der Menstruation, im Unterleib. Neigung zu Harnwegsinfekten.

❯ Symptome in den Kapiteln 10, 14, 16, 17, 23.

Silicea (Sil) *Silicea terra: Acidum silicicum, Kieselsäure*
Großes Eiterungs- und Entzündungsmittel, vorteilhaft für akute und chronische Zustände. Rangiert mit Hepar sulfuris und Mercurius solubilis unter den drei großen Eiterungsmitteln. Ob durch Fremdkörper, Verletzungen, durch Infektionen oder Entzündungen verursacht, wenn Eiterung droht oder bereits eingetreten ist, muß aufgrund der allgemeinen und persönlichen Charakteristika Silicea berücksichtigt werden.

Sil paßt am besten für schlanke, zarte, delikate Menschen mit feinen, manchmal fast aristokratischen, ästhetischen Zügen. Die Haut ist blass. Diese Menschen haben oft einen Mangel an Durchsetzungsvermögen, an „Biß", sie wirken schüchtern und zurückhaltend. Andererseits sind sie hartnäckig bis zur Dickköpfigkeit, geben nicht nach. Sie sind extrovertiert und haben keine Mühe, ihre Probleme zu äußern.

Nachgiebig, fein, empfindlich, beherrscht. Ängstlich besorgt um Kleinigkeiten und Details. Lampenfieber, Erwartungsspannung. Dickköpfige Kinder, die bei jedem Tadel weinen. Verfroren und empfindlich gegen Kälte, sucht die Sonne auf. Schlechter durch Zugluft oder beim Abdecken. Verschlechterung durch unterdrückten Schweiß, vor allem Fußschweiß. Müde und erschöpft, beinah kollaptisch. Verzögerte Entwicklung bei Kindern. Häufige Erkältungen und Infekte. Große Lymphdrüsen, die hart werden und eitern. Saure Schweiße, vor allem am Kopf und an den Füßen. Kopfschweiß, vor allem nachts im Schlaf. Otitis, Sinusitis, Bartholinitis, chronifizierend. Unverträglichkeit von

Milch, Säuglinge vertragen die Muttermilch nicht. Brustentzündung bei stillenden Müttern.
> Symptome in den Kapiteln 3, 9, 10, 17, 20, 22, 23.

Spigelia (Spig) *Spigelia anthelmia: Wurmkraut, Wurmgras*
Ohrenschmerzen, Zahnschmerzen, Kopfschmerzen von neuralgischem Charakter und eher links sind die akuten Wirkungsbereiche dieses Mittels, das auch eine deutliche Wirkung bei Herzbeschwerden hat. Es wirkt hervorragend bei Trigeminusneuralgie. Es ist besonders geeignet für arthritische, rheumatische, geschwächte Menschen mit stechenden Schmerzen. Sehr berührungsempfindlich. Die Körperteile fühlen sich kalt an, es gehen Schauder durch den ganzen Körper. Die linke Seite dominiert bei den Schmerzen. Berührung und Bewegung verschlimmern die Schmerzen, die eine Neigung zeigen, periodisch aufzutreten.
> Symptome in den Kapiteln 3, 10, 22.

Spongia (Spong) *Spongia tosta: Euspongia officinalis, gerösteter Meerschwamm*
Wichtiges Mittel für Erkrankungen der oberen Luftwege, bei deutlichem Bezug zur Schilddrüse und anderen Drüsen. Bei Husten und Krupp ist es oft unentbehrlich. Vom Typus her eignet es sich vor allem für Kinder mit blonden Haaren und hellem, rosigem Gesicht, aber schlaffem Gewebe und vergrößerten Drüsen. Erschöpfung und Schwere des Körpers bereits nach kleinen Anstrengungen mit Blutandrang zu Brust und Gesicht, Ängstlichkeit und beschwerlichem Atmen.
> Symptome in den Kapiteln 6, 7.

Staphisagria (Staph) *Delphinium staphisagria, Stephanskörner, Rittersporn*
Verletzung ist hier ein Schlüsselbegriff. Damit sind sowohl körperliche Verletzungen, vor allem durch scharfe Schnittwunden, als auch und vor allem psychische Traumata gemeint. Tatsächlich ist Staph eines der wichtigsten Kränkungsmittel und wird meist aufgrund von psychischen Symptomen oder des allgemeinen Eindrucks verordnet. Die Menschen, für die es angezeigt ist, sind in ihrem Auftreten freundlich und „lieb", sehr besorgt um ihre Mitmenschen. Auch wenn sie nach außen eher hart und

maskulin wirken, sind sie sehr verletzlich und sensibel. Sie neigen dazu, schmerzhaften Konfrontationen auszuweichen, und dies geht so weit, daß sie auch für ihre eigenen Rechte nicht kämpfen. Sie wirken nachgiebig und ohne Groll, aber plötzlich können sie aus dem kleinsten Anlaß explodieren. Sie werfen Dinge durch die Gegend oder zerbrechen etwas. Dann fallen sie wieder zurück in ihre Grundhaltung der nachgiebigen Resignation. Oft stößt man auf eine unglückliche Liebesgeschichte in der Vergangenheit, von der sie sich nicht mehr richtig erholt haben, oder sie wurden als Kinder geschlagen oder mißbraucht. Geschlagene Kinder oder geschlagene oder mißhandelte Frauen entwickeln sehr oft Symptome, die auf Staphisagria ansprechen. Beschwerden nach Kummer, jahrelanger Kummer in der Vorgeschichte.

Beschwerden durch unterdrückten Zorn, nach Beleidigungen, Kränkungen. Niedriges Selbstwertgefühl. Allgemeine Verschlechterung nach einem kurzen Mittagsschlaf. Schlechter nach dem Schlaf. Neigung zu Blasenentzündungen nach dem ersten Sexualverkehr. Zitternde Extremitäten vor Ärger.

> Symptome in den Kapiteln 5, 11, 20, 22.

Stramonium (Stram)   *Datura stramonium: Gemeiner Stechapfel, Teufelsapfel, Tollkraut*
Diesem Mittel haftet Gewalt, Schrecken und Furcht an, sowohl hinsichtlich seiner Vergiftungssymptome als auch bezüglich der Krankheiten, für die es homöopathisch wirksam ist. Vor allem nächtliche Angstzustände von Kindern finden oft mit Stram ein deutliche Besserung. Es wirkt sehr gut bei Kindern und jüngeren Erwachsenen, und häufig sind die Störungen stark im psychischen Bereich akzentuiert. Auch körperliche Erkrankungen haben auffällige psychische Begleitsymptome. Als Kinder sind diese Patienten stark auf ihre Mutter bezogen, nach der sie vor allem nachts, wenn sie aus ihren schrecklichen Träumen erwachen, vehement verlangen und sich an sie klammern. Sie sind aber auch sehr agil und kräftig, erklettern jeden erreichbaren Baum und neigen zu Unfällen. Als Heranwachsende lieben sie zerschlissene oder sonst auffällige Kleider, auf jeden Fall möglichst schrecklich im Aussehen. Sie wollen ihre Umwelt erschrecken. Sie sind kräftig, kraftvoll, unkonventionell, aber in

ihnen wohnt ein unerklärlicher Schrecken. Sie haben sozusagen dauernd Kontakt zum Unheimlichen, zum Unterbewußtsein, das sie nur mühsam unter Kontrolle halten können.

Wütend und gewaltsam. Könnte einen Mord begehen. Beißen, Schlagen, Spucken, Treten etc. Furcht: vor dem Tod, vor der Dunkelheit, vor Wasser, zu ertrinken, zu ersticken, allein zu sein, vor Tieren, nachts etc. Stottern. Fieberkrämpfe.

❭ Symptome im Kapitel 19.

Sulphur (Sulph) *Schwefel*
Möglicherweise das homöopathische Arzneimittel schlechthin. Es wirkt als Reinigungs- oder Ausleitungsmittel. Kein Organbereich, der nicht davon betroffen wäre, wobei seine Beziehung zum Stoffwechsel und zu Haut und Schleimhäuten dominiert. Der „Philosoph in Lumpen", ein intellektueller, von sich überzeugter, mit scharfem Verstand ausgestatteter, magerer Mensch mit schmutziger Haut, hängenden Schultern und nachlässiger Kleidung umschreibt das Erscheinungsbild. Daneben gibt es aber auch den erdigen, praktischen, kräftigen und vollblütigen Sulphur-Typus, reizbar, ruhelos, hastig, dauernd am arbeiten, und das am liebsten mit beiden Händen in der Erde. Die Haut ist immer empfindlich und weist alle möglichen Krankheitszeichen auf. Sie ist fettig, schmutzig, sieht ungewaschen aus, mit häufig unangenehmem Geruch. Sie lieben das kreative Chaos, ihr Zimmer ist nie aufgeräumt, und sie würden sich Eingriffe in diese ihre „Ordnung" strikt verbieten. Schon bei den Kindern ist dieser Charakterzug deutlich zu erkennen. Sie sammeln alles und heben alles auf, Zeitschriften, Briefmarken, Bierdeckel, Steine, Bücher, je nach intellektueller oder eher pragmatischer Ausrichtung. Ihre Symptome werden stets nachts in der Bettwärme stärker, die Hämorrhoiden jucken dann vermehrt, die Haut ebenfalls, und die Füße brennen und müssen unter der Bettdecke hervorgestreckt werden. Sprichwörtlich ist auch die Schlaflosigkeit des Sulphurpatienten.

Egoismus, Prahlerei. Faulheit. Schmutzig, ungewaschen. Abneigung gegen Wasser und Waschen. Gleichgültig gegenüber der äußeren Erscheinung. Intellektuell, philosophisch, rationalisierend, theoretisierend. Extrovertiert, freundlich, kontaktfähig, will aber der Boss sein. Besorgt um Zukunft, Kinder, Familie. Ehrgeizig, kritisch. Allgemeine Verschlechterung im Winter. Allgemeine Verschlechterung um 11 Uhr vormittags, mit Hunger, Kopfschmerzen. Allgemeine und lokale Verschlechterung durch Stehen. Allgemeine Verschlechterung durch und Abneigung gegen Baden. Übelriechende Absonderungen. Exzessiver Genuß von Süßigkeiten. Brennende Schmerzen.

> Symptome in den Kapiteln 9, 10, 11, 12, 13, 15, 17, 18, 19.

Symphytum (Symph) *Symphytum officinale: Beinwurz, Beinwell, Schwarzwurzel, Beinheil*
Symphytum wird in der Homöopathie sehr organbezogen eingesetzt, und zwar bei Verletzungen, insbesondere Prellungen des Auges sowie bei Knochenverletzungen, zur besseren Ausheilung von Knochenbrüchen.

> Symptome in den Kapiteln 5, 20.

Veratrum album (Verat) *Weiße Nieswurz, Weißer Germer, Brechwurz*
Verat dient häufig als Konstitutionsmittel, vor allem bei Menstruationsschmerzen, Bauchkoliken, Migräne und einigen Formen von Gemütsstörungen, hat aber auch bei Durchfallerkrankungen mit Kollapssymptomen, vor allem auch bei Tropenreisen, große Wichtigkeit erlangt. Bei dieser Indikation ist es mit Arsen das wichtigste Mittel. Es paßt gut bei schlanken, cholerischen oder melancholischen Menschen mit energischem Temperament sowie nicht selten bei hyperkinetischen Kindern, die destruktive Tendenzen aufweisen (Zerschneiden von Kleidern).

Verfroren und schlechter durch Kälte. Gefühl innerer Kälte. Schwäche und kollabierte Zustände. Reichlicher und kalter Schweiß am Kopf, vor allem auf der Stirn. Kalter Atem, bei Kollaps. Magen-Darm-Entzündungen mit Durchfall und Erbrechen gleichzeitig. Durchfall und Erbrechen mit Bauchkoliken bei der Menstruation. Starke Menstruationsbeschwerden mit Kälte, Koliken und Kollaps.

> Symptome in den Kapiteln 12, 16, 20, 21.

Vespa (Vesp) *Vespa crabro: Hornisse*
Die Haut und die weiblichen Genitalorgane sind der Hauptwirkungsbereich dieses Mittels, das im hier vorliegenden Rahmen

als Folgemittel für Insektenstiche, vor allem bei allergischen Hautreaktionen und Schleimhautschwellungen dargestellt wird. Behandlung durch den Arzt.

❯ Symptome in Kapitel 20.

IV
Anhang

1. Verzeichnis der im Text erwähnten Mittel und Kapitelverweis

Allgemeine Vorbemerkungen

Sämtliche im Textteil aufgeführten Mittel sind hier in alphabetischer Reihenfolge aufgelistet. Die Zahlen hinter den Mitteln geben an, in welchem Kapitel Beschreibungen und Symptome der Mittel angegeben sind. In der gleichen Reihenfolge werden die Mittel im Materia Medica Teil zusammenhängend dargestellt. Eine individuell zusammengestellte Hausapotheke muß nicht alle hier versammelten Mittel enthalten, vielmehr genügt die Auswahl derjenigen Mittel, die für die eigenen Gesundheitsprobleme, wie man sie aus Erfahrung kennt, am besten zutreffen. Die Hausapotheke für eine Grundauswahl wird am Ende vorgeschlagen, sie kann sozusagen die Basis bilden für die eigene Zusammensetzung. Wann immer möglich, sollte die Zusammensetzung der Hausapotheke individuell mit dem homöopathischen Arzt ihres Vertrauens besprochen werden.

1. Aconitum napellus (Acon): 1, 2, 3, 5, 7, 8, 14, 17, 18, 19, 20, 22
2. Aesculus hippocastanicum (Aesc): 15
3. Allium cepa (All-c): 4
4. Aloe soccotrina (Aloe): 12, 15
5. Alumina (Alum): 13
6. Antimonium tartaricum (Ant-t): 7
7. Apis mellifica (Apis): 2, 14, 18C,D, 20
8. Argentum nitricum (Arg-n): 6, 20
9. Arnika (Arn): 9, 17, 20, 22
10. Arsenicum album (Ars): 4, 7, 11, 12, 18, 20, 21
11. Arum triphyllum (Arum-t): 6
12. Belladonna (Bell): 1, 2, 3, 4, 5, 7, 8, 10, 14, 16, 17, 18, 19, 23

13. Bellis perennis (Bell-p): 20
14. Berberis (Berb): 14
15. Bromium (Brom): 4, 7, 18
16. Bryonia alba (Bry): 1, 7, 8, 9, 10, 11, 17, 20
17. Calcium carbonicum (Calc): 5, 19
18. Calcium phosphoricum (Calc-p): 8, 9, 19
19. Calendula (Calen): 20
20. Camphora (Camph): 12, 21
21. Cantharis (Canth): 14, 19, 20
22. Carbo vegetabilis (Carb-v): 12, 13, 20, 21, 23
23. Caulophyllum (Caul): 17
24. Causticum (Caust): 6, 7, 8, 14, 20
25. Chamomilla (Cham): 3, 17, 19, 22
26. Chelidonium (Chel): 13
27. China (Chin): 12, 13, 17, 20, 21
28. Cimicifuga (Cimic): 16, 17
29. Cinnabaris (Cinnb): 4
30. Cocculus (Cocc): 21
31. Coffea (Coff): 22
32. Colchicum (Colch): 17
33. Colocynthis (Coloc): 11
34. Conium (Con): 21
35. Cuprum metallicum (Cupr): 7, 12, 13, 16, 17
36. Drosera (Dros): 6, 7
37. Dulcamara (Dulc): 8, 14, 23
38. Euphrasia (Euphr): 5
39. Ferrum phosphoricum (Ferr-p): 1, 3, 4, 6, 8, 18
40. Acidum fluoricum (Fl-ac): 15
41. Gelsemium (Gels): 1, 2, 10, 17, 18, 20
42. Glonoinum (Glon): 20
43. Hamamelis (Ham): 15, 20
44. Hepar sulfuris (Hep): 2, 3, 5, 23
45. Hypericum (Hyper): 9, 20, 22
46. Ignatia (Ign): 7, 10, 11
47. Ipecacuanha (Ip): 7, 11
48. Jalapa (Jal): 19
49. Kalium bichromicum (Kali-bi): 4, 10
50. Kalium bromatum (Kali-br): 19
51. Kalium carbonicum (Kali-c): 7, 13, 17

52. Kalium phosphoricum (Kali-p): 1
53. Kalium sulphuricum (Kali-s): 3, 4
54. Kreosotum (Kreos): 19, 22
55. Lac caninum (Lac-c): 2, 17
56. Lachesis (Lach): 2, 3, 10, 15, 16, 17, 18, 20, 23
57. Ledum (Led): 8, 20
58. Lycopodium (Lyc): 2, 3, 9, 10, 11, 13, 17, 19
59. Magnesium carbonicum (Mag-c): 11, 12, 13, 19, 22
60. Magnesium phosphoricum (Mag-p): 10, 11, 12, 16, 17, 19
61. Medorrhinum (Med): 19
62. Mercurius solubilis (Merc): 1, 2, 3, 4, 5, 18, 22, 23
63. Mercurius corrosivus (Merc-c): 14
64. Acidum muriaticum (Mur-ac): 15
65. Natrium muriaticum (Nat-m): 16, 17, 19, 23
66. Nux vomica (Nux-v): 4, 5, 9, 10, 11, 13, 14, 15, 17, 19, 20, 22
67. Okoubaka (Okoub): 12, 20
68. Opium (Op): 21
69. Paeonia (Paeon): 15
70. Phosphorus (Phos): 6, 7, 9, 10, 20
71. Acidum phosphoricum (Ph-ac): 10, 17
72. Phytolacca (Phyt): 2, 17, 18
73. Plantago major (Plant): 22
74. Podophyllum (Podo): 12
75. Pulsatilla (Puls): 3, 4, 5, 7, 8, 9, 10, 11, 13, 16, 17, 18, 19, 22
76. Pyrogenium (Pyrog): 1
77. Rheum (Rheum): 19
78. Rhus toxicodendron (Rhus-t): 8, 9, 18, 20, 23
79. Ruta (Ruta): 8, 9, 20
80. Sepia (Sep): 10, 14, 16, 17, 23
81. Silicea (Sil): 3, 9, 10, 17, 20, 22, 23
82. Spigelia (Spig): 3, 10, 22
83. Spongia (Spong): 6, 7
84. Staphisagria (Staph): 5, 11, 20, 22
85. Stramonium (Stram): 19
86. Sulphur (Sulph): 9, 10, 11, 12, 13, 15, 17, 18, 19
87. Symphytum (Symph): 5, 20
88. Veratrum album (Verat): 12, 16, 20, 21
89. Vespa(Vesp): 20

2. Hausapotheke

1. Aconitum
2. Apis mellifica
3. Argentum nitricum
4. Arnika
5. Arsenicum album
6. Belladonna
7. Bryonia
8. Calcium carbonicum
9. Calcium phosphoricum
10. Calendula
11. Camphora
12. Cantharis
13. Carbo vegetabilis
14. Causticum
15. Chamomilla
16. China
17. Cocculus
18. Cuprum metallicum
19. Drosera
20. Ferrum phosphoricum
21. Gelsemium
22. Hepar sulfuris
23. Hypericum
24. Ignatia
25. Jalapa
26. Kalium bichromicum
27. Kalium carbonicum
28. Lachesis
29. Ledum
30. Lycopodium
31. Magnesium carbonicum
32. Magnesium phosphoricum
33. Mercurius solubilis
34. Natrium muriaticum
35. Nux vomica
36. Okoubaka
37. Phosphorus

3. Reiseapotheke

A. Reisevorbereitungen, Impfungen etc.

Vor Reiseantritt sollte die eigene Gesundheit auf besondere Schwächen wie Reisekrankheit, Hitze- oder Kälteempfindlichkeit, Neigung zu Durchfallerkrankungen etc. überprüft werden. Anschließend kann die Reiseapotheke individuell zusammengestellt werden. Der Impfschutz ist zu überprüfen und gegebenenfalls mit dem Hausarzt den örtlichen Gegebenheiten anzupassen. Es wird heutzutage allerdings deutlich zu viel geimpft und durch übertriebene Prophylaxe werden resistente Erreger erzeugt, die dann in den tropischen Gastländern Probleme verursachen. Eine gute Gesundheit und verantwortliche Lebensweise ist bis jetzt unbestritten die beste Prophylaxe. Noch ein Wort zur Impfung: Es gibt immer wieder homöopathische Ratgeber, in denen von homöopathischen Impfungen die Rede ist. Dies kann so nicht stehenbleiben. Es gibt keine homöopathische Impfung, die den gleichen Schutzmechanismus über die Induzierung von Antikörpern beim Organismus herstellt wie die konventionelle Impfung. Die Verabreichung von Nosoden oder anderen Mitteln vor Reisebeginn kann zwar einen gewissen Schutz erzeugen, kommt aber nicht einem Impfschutz gleich. Auch hier wird vor der Einnahme von zu vielen homöopathischen Mitteln gleichzeitig gewarnt. Die Grundimpfungen sollten vorhanden sein, der Rest richtet sich nach eventuell bestehenden Seuchen in den betroffenen Gebieten.

B. Die wichtigsten Mittel für Reisekrankheiten

B.1 **Reisekrankheit, Flugangst, Höhenangst, Seekrankheit, Jetlag**
Arg-n, Borx, Cocc, Nux-v

B.2 **Fieberhafte Infekte, Entzündungen von Ohren, Hals, Luftwegen**
Acon, Bell, Bry, Gels, Merc,

B.3 **Verdorbener Magen, Kopfschmerzen, Übelkeit**
Nux-v, Okoub, Spig

B.4 Durchfallerkrankungen, Verdauungsprobleme
Ars, Carb-v, Chin, Nux-v, Verat

B.5 Harnwegsinfekte
Acon, Bell, Canth

B.6 Hämorrhoiden
Nux-v

B.7 Verletzungen, Blutungen, Bisse, Insektenstiche
Apis, Arn, Calend, Lach, Led, Phos, Staph, Symph

B.8 Hautreaktionen, Allergien, Sonnenunverträglichkeit
Apis, Bell, Nat-m, Rhus-t, Sulph

B.9 Schock, Kreislaufzusammenbrüche, Ohnmachten
Acon, Ars, Camph, Carb-v, Verat

B.10 Schmerzen, Zahnschmerzen
Acon, Hyper, Mag-p, Spig, Staph

B.11 Sonnenstich, Hitzefolgen
Bell, Gels, Glon, Nat-m

C. Kurzbeschreibung der Mittel der Reiseapotheke

Aconitum (Acon)

Wichtiges Akutmittel für viele plötzlich auftretenden Beschwerden, Infekte, Schmerzen. Hohes Fieber. Bei Harnwegsinfekten, fieberhaften Infekten, Sonnenstich, Schockreaktionen nach Unfällen. Angst und Unruhe. Trockenheit, starker Durst. Heftiger Beginn. C30, am besten verkleppert oder 1x5 Globuli.

Apis mellifica (Apis)

Bei allen Zuständen mit starken wäßrigen Schwellungen von Haut und Schleimhäuten. Starke Unruhe, auffallendes Fehlen von Durst. Halsschmerzen, Blasenentzündungen. Zweitmittel nach Insektenstichen mit den typischen Schwellungen, nach Ledum. Sehr berührungs- und hitzeempfindlich. C30, verkleppert oder 1x5 Globuli.

Arnika (Arn)

Wichtigstes Mittel bei Verletzungen. Stumpfe Verletzungen, Prellungen, Verstauchungen, Blutergüsse, Verbrennungen. Bei Schock nach Acon, bei Verbrennungen vor Caust oder Canth. C30, 1x5 Globuli.

367

Argentum nitricum (Arg-n)

Erwartungsangst, Höhenangst, Angst vorm Fliegen und im Flugzeug. Impulsiv, hektisch, die Zeit vergeht zu schnell. Angst in engen Räumen. Kurz vor dem Ereignis oder bei Auftreten der Symptome 1x5 Globuli C30.

Arsenicum album (Ars)

Wichtiges Mittel bei akuten Durchfallerkrankungen mit Angst, Unruhe, Kälte, brennenden Schmerzen und Durst auf kleine Schlücke warme Getränke. Erschöpft, dem Kollaps nahe. C30, 1x5 Globuli oder verkleppert.

Belladonna (Bell)

Bei allen pötzlich beginnenden Zuständen, starken Schmerzen, hohem Fieber. Schmerzen beginnen und enden plötzlich. Entzündungszeichen: rot, geschwollen, heiß, klopfend, schmerzend. Für Halsschmerzen, Ohrenschmerzen, Blasenentzündungen, Folgen von Sonne und Sonnenstich, heftige Kopfschmerzen. Plötzliche Schmerzen im Flugzeug (Zähne, Ohren etc.). C30, Globuli, 1x5 oder verkleppert.

Bryonia (Bry)

Wichtiges Infektmittel mit viel Durst und absolutem Ruhebedürfnis. Oft Folgen von Hitzeeinwirkung. Gelenkentzündungen, Halsschmerzen, Husten. Jede Bewegung verschlimmert, Druck bessert. C30, 1x5 Globuli.

Borax (Borx)

Angst im Flugzeug, vor allem bei der Landung, bei jeder Abwärtsbewegung. Seilbahnen und Sessellifts, Lifts sind große Probleme. Alternativ zu Cocc und vor allem Arg-n. C30, 1x5 Globuli vor dem Streß.

Calendula (Calen)

Wichtiges Verletzungsmittel, vor allem bei Schürfungen, entweder in Urtinktur (1:10 verdünnt) mit feuchten Kompressen oder C30, 1x5 Globuli innerlich. Auch Folgemittel nach Verbrennungen für die Weiterbehandlung.

Camphora (Camph)

Kollaps mit Kälte, erträgt trotzdem keine Decke, nach Durchfällen, Sonnenstich, starken Schweißverlusten. Ohnmachtsanfälle und Entkräftung. Extremitäten kalt und blau. C30, 1x5 Globuli oder verkleppern.

Cantharis (Canth)

Blasenentzündungen mit brennenden Schmerzen, heftigem und häufigem Harndrang und blutigem Urin und die Behandlung von Verbrennungen mit Blasenbildung sind die wichtigen Einsatzgebiete für Canth, das C6, 3x3 über einige Tage zu nehmen ist, bei akuter Cystitis auch C30, 1x5.

Carbo vegetabilis (Carb-v)

Für die Folgen von akuten Säfteverlusten wie Blutungen, vor allem Durchfällen, Erbrechen mit nachfolgenden Verdauungsstörungen, Blähungen. Kälte, kollaptisch, kalter Schweiß. C30, 1x5 Globuli oder verkleppern, oder C6, 3x3 über einige Tage in der Folgebehandlung.

China (Chin)

Nach Säfteverlusten, Blutungen, Schweiß, Durchfall, Erbrechen, mit Schwäche, Fieber, Reizbarkeit. Erschöpfung. C30, 1x5 Globuli oder C6, 3x3 über einige Tage.

Cocculus (Cocc)

Wichtigstes Mittel für Reisekrankheit: Schwindel, Übelkeit und Erbrechen, zum Beispiel im Schiff, im Auto, im Zug, im Flugzeug. Am Morgen der Reise und kurz vor Beginn je 1x5 Globuli C30.

Gelsemium (Gels)

Schlechte Hitzeverträglichkeit, Wetterwechsel von kalt nach warm mit Infekten, Fieber, Erschöpfung, Schwäche, rotem Gesicht und auffälligem Fehlen von Durst. Kopfschmerzen. Folgemittel nach Sonnenstich (zuerst Bell oder Glon). C6, 3x3 einige Tage, oder C30, 1x5 Globuli.

Glonoinum (Glon)

Kopfschmerzen unmittelbar durch die Sonne, Hitzschlag mit

Kopfschmerzen, Sonnenstich. Verträgt keinen Hut, keine Berührung am Kopf. Völlegefühl, Blutandrang im Kopf. Pochende Schmerzen. C30, 1x5 Globuli.

Hypericum (Hyper)

Wichtiges Mittel für Schmerzen und Verletzungen, vor allem bei Schädelverletzungen, Rückenmarksverletzungen, Verletzungen und Schmerzen von Nervengewebe wie Fingerspitzen. Zahnschmerzen. Gehirnerschütterung. D12, Globuli, 3x3 über mehrere Tage, oder akut C30, 1x5 Globuli.

Lachesis (Lach)

Blutungen, nach Bissen, Verletzungen, blutende Krampfadern, Beschwerden der linken Seite. Halsentzündungen mit blauroter Verfärbung von Mandeln und Schleimhäuten. Bläuliche, eiternde Entzündungen der Haut. Nasenbluten. Berührungsempfindlich, Hitzeempfindlich, alles schlimmer morgens. C30-Globuli, 1x5.

Ledum (Led)

Erstmittel nach Stichen, vor allem Insektenstichen, Wespenstichen, Tierbissen etc. Akut einzusetzen in den ersten Minuten, Apis ist das Folgemittel. C30, 1x5 Globuli.

Magnesium phosphoricum (Mag-p)

Eines der besten homöopathischen Schmerzmittel, vor allem für krampfartige Schmerzen im Bauchraum, aber auch Gesichtsschmerzen, Zahnschmerzen, die wellenartig auftreten. Nervenschmerzen. C30, 1x5 Globuli.

Mercurius solubilis (Merc)

Eitrige Entzündungen der Haut, des Halses, der Mandeln, der Zähne. Durchfälle. Nachtschweiß, übelriechende Absonderungen, empfindlich auf extreme Temperaturen. Alles nachts schlimmer. D12, 3x3 Globuli über einige Tage.

Natrium muriaticum (Nat-m)

Aufgrund der Hitzeempfindlichkeit wichtiges Mittel bei Sonnenallergien, immer wiederkehrenden Fieberschüben mit Kopfschmerzen in heißem Klima. Nesselausschläge, Hautprobleme in der Sonne. Hitze verschlimmert. Deutliche Abneigung gegen Zuwendung und Trost. C6, 3x3 Globuli über einige Tage. Oder C30, 1x5 Globuli vor Antritt einer Reise in warme Gegenden bei Hitzeempfindlichkeit.

Nux vomica (Nux-v)

Wichtiges Mittel für „Folgen des modernen Lebens" mit Reizmittelgebrauch, nach Jetlag, bei Verstopfung, Hämorrhoiden, Verdauungsstörungen, Magenschmerzen, Übelkeit, Reiseunpäßlichkeit. Besserung abends und in der frühen Nacht, schlechter morgens nach dem Erwachen, kommt schwer in die Gänge. C30, 1x5 Globuli am Ende der Reise zur Anpassung an die neuen Gegebenheiten. Nach schwer verdaulichen Mahlzeiten und bei der Ernährungsumstellung C6, 3x3 Globuli über einige Tage. Bei akuten Hämorrhoidenbeschwerden: C30, 1x5.

Okoubaka (Okoub)

Für Magen- und Verdauungsprobleme aufgrund unbekömmlicher Nahrung, ungewohnter Ernährungsweise, nach Fischvergiftungen und anderen toxischen Zuständen. D6, 3x1 Tablette über mehrere Tage.

Phosphor (Phos)

Bei Blutungen und Blutverlusten (starke Menstruation, Nasenbluten etc.). Schwäche, starker Durst, Übelkeit, die durch Trinken schlimmer wird. Beschwerden nervöser Personen auf Reisen. C30, 1x5 Globuli akut, eventuell nach 30 Minuten wiederholen (Blutungen).

Rhus toxicodendron (Rhus-t)

Wichtig für rheumatische Beschwerden, Gelenk- und Muskelschmerzen, vor allem nach Überanstrengung und in naßkalter Witterung. Unruhe, Bewegung bessert. Auch gut bei Hautproblemen, Herpes etc., vor allem, wenn Kälte verschlimmert und Wärme eher bessert. C6, 3x3 Globuli, bei akuten Kreuzschmerzen nach Verheben oder steifem Genick C30, 1x5 Globuli.

Spigelia (Spig)
Vor allem bei Kopfschmerzen mit neuralgischem Charakter, Ohrenschmerzen bei Schwimmen und Tauchen, Zahnschmerzen nach Kälte. Linksseitige Schmerzen. C30, 1x5 Globuli bei Schmerzen.

Staphisagria (Staph)
Bei Verletzungen mit scharfen Gegenständen, Schnittwunden, Stichverletzungen mit Messern. Zahnschmerzen. C30, 1x5 Globuli.

Sulphur (Sulph)
Folgemittel für viele akute Erkrankungen, die nicht gut ausheilen. Hautausschläge, die brennen und jucken und nachts und in der Wärme besser werden. Für Durchfälle, die morgens aus dem Bett treiben. Wasser und Waschen verschlechtert die Beschwerden. C6, 3x3 Globuli einige Tage.

Symphytum (Symph)
Verletzungsmittel bei Verletzungen der Knochen, Knochenbrüchen, bei Augenverletzungen, Prellungen und Quetschungen mit Bällen etc. D6, 3x3 Globuli.

Veratrum album (Verat)
Durchfälle, Erbrechen, Bauchschmerzen mit Kreislaufkollaps, eisiger Kälte, kaltschweißig, kalter Stirnschweiß. Auch bei starken Menstruationsschmerzen mit Durchfall und Erbrechen. Verlangen nach Wärme, sehr kälteempfindlich. C30, 1x5 Globuli, eventuell nach 1 Stunde wiederholen, oder verkleppern.

4. Diagnosen – Beschwerden – Krankheitsbezeichnungen: Stichwortregister

V
Literatur

Bei dieser Literaturliste handelt es sich nur um einen kleinen Ausschnitt; Vollständigkeit kann hier nicht angestrebt sein. Zuerst sind einige Titel für den homöopathisch-medizinisch interessierten Laien bzw. zur Selbstbehandlung angeführt. Dann folgen für Interessierte einige Lehrbücher, Grundlagenwerke sowie einige wichtige Werke der Homöopathie.

Schriften für Patienten – Laienhomöopathie

1. Möllinger, Heribert: Homöopathie – Die große Kraft der kleinen Kugeln
2. Cummings/Ullmann: Das Hausbuch der Homöopathie
3. Hammond: Krankheiten homöopathisch behandeln
4. Graf, Friedrich P.: Homöopathie für Hebammen und Geburtshelfer

Lehrbücher

6. Köhler, Gerhard: Lehrbuch der Homöopathie, 2 Bände
7. Braun, Arthur: Methodik der Homöopathie
8. Illig, K.-H.: Lehrbuch der Homöopathie, 4 Bände

Nachschlagewerke

a) komprimierte Symptomensammlungen

9. Nash, E. B.: Leitsymptome in der homöopathischen Therapie
10. Voegeli: Leit- und wahlanzeigende Symptome in der Homöopathie
11. Gerd-Witte, Heinrich: Kompendium der homöopathischen Arzneisymptome

b) Arzneimittellehren

12. Voisin, Henri: Materia Medica des homöopathischen Praktikers.
13. Charette, Gilbert: Homöopathische Arzneimittellehre für die Praxis. Übersetzung Dr. Stockebrand
14. Vithoulkas, George: Materia Medica Viva, bisher 6 Bände
15. Coulter, Catherine: Porträts homöopathischer Arzneimittel

Materia Medica: Nachschlagewerke der Prüfungssymptome

16. Allen, Timothy F.: The Encyclopedia Of Our Materia Medica, 10 Bände
17. Clarke, John Henry: A Dictionary of Practical Materia Medica, 3 Bände
18. Hering, Constantin: The Guiding Symptoms Of Our Materia Medica, 10 Bände

Repertorien

19. Kent, James Tyler: Kent's Repertorium. Übersetzt und herausgegeben: Dr. Georg von Keller und Dr. Künzli v. Fimelsberg
20. Barthel, Horst/Klunker, Will: Synthetisches Repertorium, 3 Bände
21. Barthel, Horst: Repertorium Generale
22. Boericke, William: Homöopathische Mittel und ihre Wirkungen

Grundlagenwerke

23. Vithoulkas, George: Medizin der Zukunft
24. Gebhardt, K. H. (Hrsg.): Beweisbare Homöopathie
25. Fritsche, Herbert: Samuel Hahnemann. Idee und Wirklichkeit der Homöopathie
26. Hahnemann, Samuel: Organon der Heilkunst. 6. Auflage
27. Ders.: Reine Arzneimittellehre, 6 Bände
28. Ders.: Die chronischen Krankheiten, 5 Bände
29. Kent, James Tyler: Theorie und Philosophie der Homöopathie. Bearbeitung: Dr. Künzli v. Fimelsberg

Sonstige Literatur

28. Coulter, Harris: Dreifachimpfung – ein Schuß ins Dunkle
29. Dahlke, Rüdiger: Bewußt Fasten
30. Dethlefsen/Dahlke: Krankheit als Weg
31. Dahlke: Krankheit als Sprache der Seele

Adressen

Deutsche Gesellschaft zur Förderung naturgesetzlichen Heilens e.V., Felix-Fechenbach-Straße 39, 32756 Detmold. Sie gibt eine lesenswerte Zeitschrift „Homöopathie aktuell" für Patienten heraus und kann auch Auskünfte erteilen über gute homöopathische Ärzte.

Deutscher Zentralverein homöopathischer Ärzte DZVhÄ Dr. Heinrich Kuhn, Alte Steige 3, 72213 Altensteig. Für alle die Homöopathie betreffenden Informationen, es gibt ein Mitgliederverzeichnis mit allen homöopathischen Ärzten in Deutschland. Unterteilt in Landesverbände, die Adressen können ebenfalls beim DZVhÄ erfragt werden.

Gesünder leben

Denis Lamboley
Einschlafen und durchschlafen – ohne Medikamente
Wirksame natürliche Methoden, gesunden Schlaf zu finden
Band 4655
Sanfte Alternativen: Das hilfreiche Buch für alle gesundheitsbewußten
schlafgestörten Menschen. Informativ und praxisnah.

Kathi Keville / Mindy Green
Aromatherapie
Die umfassende Einführung in eine alte Heilkunst
Band 4630
Die Autorinnen zeigen mit vielen Beispielen und Rezepturen, wie die
unterschiedlichen Aromen ihre wohltuende Wirkung auf Körper und
Seele entfalten.

Beth MacEoin
Homöopathie für Babys und Kinder
Sanft und wirksam heilen – der Leitfaden für Eltern
Band 4527
Die erfahrene Ärztin und Homöopathin zeigt, was hilft: von Zahnen
bis zu Insektenstichen. Das praktische Hausbuch.

Heribert Möllinger
Homöopathie – Die große Kraft der kleinen Kugeln
Ein praktischer Leitfaden für Patienten
Band 4366
Mit diesem Leitfaden in der Hand kann man sich bestens auf eine
Homöopathie vorbereiten.

Irmgard Müller
Die pflanzlichen Heilmittel bei Hildegard von Bingen
Heilwissen aus der Klostermedizin
Band 4193
Praktische Anwendungen, gestützt auf profundes Wissen um die thera-
peutischen Eigenschaften der Pflanzen. Mit zahlreichen Abbildungen.

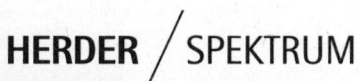

HERDER / SPEKTRUM

Lawrence LeShan
Vom Sinn des Meditierens
Schlüssel zu einem erfüllteren Leben
Band 4615
Klar, anschaulich und mit vielen Beispielen zeigt der Therapeut und
Meditationsmeister, wie man durch meditieren Gelassenheit und per-
sönliche Stärke entwickelt.

Dagmar C. Walter
Bach-Blüten für die Kinderseele
Die Entwicklung von Kindern fördern und stärken
Band 4551
Das praxisorientierte Handbuch: Alles über Anwendung und Wir-
kungsweise der Bach-Blüten-Therapie.

Dr. med. Helmut Niederhoff
Kinderkrankheiten von A–Z
Schnell erkennen – Richtig reagieren – Umfassend vorbeugen
Band 4482
Das Hausbuch: alles, was man wissen muß, um ein gesundes Kind zu
haben. Prägnant, verständlich und auf dem neuesten Stand.

Gina Kaestele
Essen im Einklang mit Seele und Körper
Das richtige Maß finden – ein praktisches Selbsthilfeprogramm
Band 4395
Eine befreiende Erkenntnis: So finden sie ohne Frust und mit Genuß
zum seelischen und körperlichen Gleichgewicht.

Eckhart H. Müller
Ausgebrannt – Wege aus der Burnout-Krise
Band 4266
Wie sehen die ersten Anzeichen des Burnout aus? Was kann man tun,
um eine echte Krise wirksam zu verhindern?

HERDER / SPEKTRUM

Wolfgang G. A. Schmidt (Hrsg.)
Der Klassiker des Gelben Kaisers zur Inneren Medizin
Das Grundbuch chinesischen Heilwissens
Band 4260
Das Basisbuch der über 2000jährigen Geschichte traditioneller chinesischer Medizin endlich auf deutsch: Heilwissen über Körper, Geist und Seele und über die Einflüsse der Umwelt auf den Menschen.

Hildegard von Bingen
Heilkraft der Natur – Physica
Rezepte und Ratschläge für ein gesundes Leben
Band 4159
Naturlehre und Heilwissen der heiligen Hildegard: der Klassiker der sanften Medizin. Mit praktischem Register und Querverweisen.

Wolfgang G. A. Schmidt
Die alte Heilkunst der Chinesen
Ihre Kultur und ihre Anwendung
Band 4136
Akupunktur, natürliche Heilmittel und die praktischen Geheimnisse aus der Tradition einer sanften Medizin.

Niklaus Brantschen
Fasten neu erleben
Warum, wie, wozu?
Band 4058
Fasten ist mehr als nicht essen. Es weckt Sehnsucht nach einem veränderten Leben: gesund werden, aber auch fastend sich selber finden.

Hildegard von Bingen
Heilwissen
Von den Ursachen und der Behandlung von Krankheiten
Übersetzt und herausgegeben von Manfred Pawlik
Band 4050
Ein Klassiker der sanften Medizin, heute aktueller denn je: alle Ratschläge der genialen heilkundigen Frau in einem Band.

HERDER / SPEKTRUM

Entspannen

Stella Weller
Yoga für ein langes Leben
Einfache und gesundheitsfördernde Übungen für jeden Tag
Band 4685
Stella Weller zeigt mit vielen Beispielen, wie Yoga das Befinden positiv
beeinflußt und gibt Tips, wie man auf einfache Weise Zugang zu den
eigenen Energien findet.

Mircea Eliade
Der Yoga des Patanjali
Der Ursprung östlicher Weisheitspraxis
Band 4658
Yoga von seinem Ursprung – für heute erschlossen. Von dem bedeu-
tendsten Kenner. Wertvoll nicht nur für Praktizierende.

Miriam Freedman / Janice Hankes
Streßfrei und entspannt
10-Minuten-Yogaübungen am Arbeitsplatz
Band 4548
Wie man den Streß am Arbeitsplatz ruhig und gelassen angehen kann
– schon auf dem Weg dorthin. Ein praktischer Ratgeber.

Jon Kabat-Zinn
Im Alltag Ruhe finden
Das umfassende praktische Meditationsprogramm
Band 4533
Eine Fülle von Tips, wie sich alltägliche Situationen in meditative
Übungen umwandeln lassen und wie man neue Kraft aus eigener
Stärke gewinnt.

Hans-Harald Niemeyer
Yoga erleben – Gelassenheit im Alltag finden
Band 4518
Wie Yoga auf den ganzen Menschen wirkt, zeigt der erfahrene Lehrer
in diesem Begleitbuch für Übende und Neugierige.

HERDER / SPEKTRUM